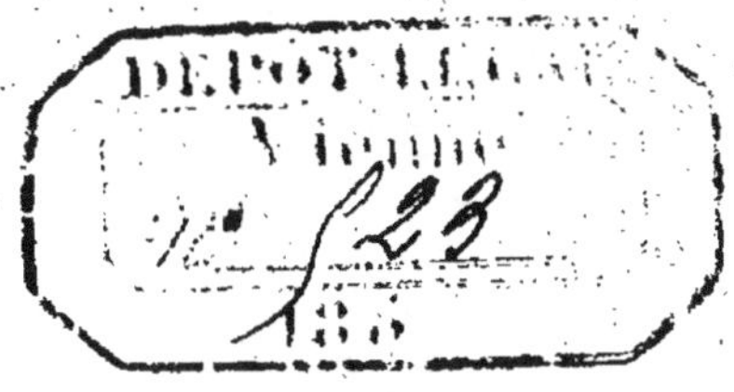

GUIDE

D'ALCALOÏDOTHÉRAPIE

DOSIMÉTRIQUE

GUIDE

D'ALCALOÏDOTHÉRAPIE

DOSIMÉTRIQUE

PAR

LE DR ALBERT SALIVAS

ANCIEN PRÉSIDENT

de la Société de Thérapeutique Dosimétrique
de Paris

—

Deuxième édition

PARIS

INSTITUT DOSIMÉTRIQUE

CHARLES CHANTEAUD

DIRECTEUR

54, RUE DES FRANCS-BOURGEOIS

—

1904

A MONSIEUR CHARLES CHANTEAUD

PHARMACIEN DE PREMIÈRE CLASSE

Chevalier de Charles III
Commandeur d'Isabelle la Catholique
Commandeur de l'Ordre du Christ du Portugal
Créateur de la Pharmacie Dosimétrique

———

A vous, mon cher Monsieur Charles Chanteaud, je crois devoir dédier ce petit livre ; à vous, qui par vos granules si précieux m'avez depuis vingt ans permis d'obtenir mes meilleurs résultats thérapeutiques, tout en me faisant acquérir cette modeste expérience de l'Alcaloïdothérapie, dont je souhaiterais aujourd'hui de faire profiter mes confrères.

Que votre modestie pourtant ne s'effarouche pas ; vous n'avez pas à craindre d'éloges dithyrambiques de ma part ; je n'ai jamais su flatter. En matière scientifique, d'ailleurs, plus encore qu'en toute autre chose, les louanges, même sincères, même méritées, sont superflues. La simple constatation des faits suffit. Or, en ce qui vous concerne, les faits ont assez d'éloquence par eux-mêmes, pour que je puisse les laisser parler seuls.

Qui a, en trouvant un procédé exact de granulation, rénové la Pharmacopée galénique ? A qui doit-on d'avoir facilité, en médecine, la vulgarisation des alcaloïdes ? Qui a permis au praticien de faire de l'Alcaloïdothérapie d'une façon assez hardie pour atteindre, chez ses malades, les effets utiles, sans avoir jamais à craindre les dangers d'une intoxication ?

Autant de questions, autant de réponses non douteuses.

Ce sera votre éternel honneur d'avoir compris, il y a trente ans, l'importance de la Thérapie Dosimétrique et d'avoir su faire passer dans la pratique cette admirable doctrine, en même temps que réalisé le vœu de Sydenham, qui aurait voulu que toute la pharmacie pût contenir dans la pomme de sa canne.

Voilà les faits ! Est-il besoin de les commenter ?

A vous donc, mon cher Monsieur Charles Chanteaud, avec le légitime hommage de mon travail, l'expression de mes meilleurs sentiments.

Dr Albert SALIVAS.

AVANT-PROPOS

Nombre de travaux ont paru jusqu'ici sur la thérapie dosimétrique, qui sont remarquables, soit par la profonde science qu'ils révèlent, soit par les sages conseils cliniques qu'ils renferment. Malheureusement, des théories qui s'y trouvent développées, quelques-unes sont plutôt du ressort de la philosophie médicale que de l'art de guérir proprement dit, et des indications pratiques qu'on y puise, beaucoup sont incomplètes ou confuses, et certaines même ne reposent que sur de simples vues de l'esprit. En d'autres termes, tous ces travaux contiennent trop ou trop peu, les uns ne traitant que de questions de pathologie pure et de points de doctrine transcendante, les autres ne répondant que d'une façon fort imparfaite aux desiderata du praticien, alors même qu'ils sont spécialement écrits pour lui. Entre ces deux catégories de travaux, il y avait donc place pour de nouveaux livres d'une utilité plus immédiate et plus sûre. L'excellent manuel du docteur Toussaint, la *Thérapeutique simpliste*, a été le premier de ces livres-là ; j'ai l'ambition grande de voir mon *Guide d'Alcaloïdothérapie dosimétrique* en devenir le second.

Deux mots d'explication sur le titre d'*Alcaloïdothérapie dosimétrique.*

Dans ma pratique journalière, je me sers le plus souvent d'alcaloïdes, éléments actifs et nettement définis des plantes que je préfère, partageant sur ce point l'opinion de beaucoup de bons esprits, aux plantes elles-mêmes. Est-ce à dire que je n'use que d'alcaloïdes ? Nullement. En plus des alcaloïdes, j'emploie, quand les circonstances l'exigent, tous autres médicaments utiles ; mais, je le répète, par principe, c'est d'abord aux alcaloïdes que j'ai recours. De là mon choix du nom d'*Alcaloïdothérapie.*

Maintenant, pourquoi le qualificatif de *dosimétrique*? Pour une raison bien simple.

De quelque agent qu'il s'agisse, agent alcaloïdique ou autre, je ne le prescris jamais que *par petites doses égales entre elles, proportionnées à la puissance d'action du produit, données à des intervalles de temps variant avec la violence du symptôme qu'il faut combattre, et répétées jusqu'à effet.* En d'autres termes, j'applique toujours la loi posologique formulée il y a une trentaine d'années par le professeur belge Burggraeve. J'ai donc pris le qualificatif de *dosimétrique* tout à la fois pour rappeler d'un mot aux thérapeutes dosimètres que je fais la même thérapie qu'eux, et pour avertir les thérapeutes non dosimètres qui pourraient désirer connaître notre méthode, qu'ils trouveront dans le présent travail toutes les indications pratiques la concernant.

J'ai divisé mon *Guide* en deux parties.

La première partie est un *Résumé de Pharmacologie* où tous les médicaments recommandés dans l'ouvrage sont passés en revue, et étudiés brièvement.

La seconde partie, plus considérable, est un *Précis de*

Thérapeutique et de Clinique, où, laissant de côté toute discussion pathologique et toute controverse doctrinale, je m'en tiens à notre traitement des affections courantes, m'attachant même uniquement à celles de ces maladies pour lesquelles ce traitement a abouti à des résultats patents et indiscutables. Quant aux autres, celles pour lesquelles la thérapie dosimétrique n'a pas fait ses preuves, je n'en parle pas.

Dans un *Appendice,* je décris d'une façon sommaire le traitement des principales maladies des enfants, en insistant, pour chacune d'elles, sur les doses de granules à prescrire et sur leur mode d'administration.

Faciliter la tâche de nos amis tout en prouvant à nos adversaires que notre méthode repose sur des bases scientifiques les plus sérieuses, tel est donc le but que je me suis assigné en composant mon *Guide d'Alcaloïdothérapie dosimétrique.* Ce but, à mes confrères de décider si je l'ai atteint!

Dr Albert SALIVAS.

Paris, 1er janvier 1904.

PREMIÈRE PARTIE

RÉSUMÉ DE PHARMACOLOGIE

MÉDICAMENTS EN GÉNÉRAL

On peut faire de la thérapie dosimétrique avec toute substance active dont l'effet physiologique est bien connu. Il ne faut, pour cela, que se conformer rigoureusement aux principes de cette méthode, c'est-à-dire administrer les médicaments par petites doses à des intervalles rapprochés et jusqu'à effet. Mais notre expérience nous a fait adopter de préférence un certain nombre d'agents, et, abandonner, au contraire, un certain nombre d'autres très usités pourtant dans la médecine classique. Il en résulte que notre pharmacologie diffère assez sensiblement de la pharmacologie galénique.

Dès le premier jour de la création de notre méthode, nous nous sommes adressés aux alcaloïdes comme médicaments de choix, devançant ainsi, d'une vingtaine d'années, nos confrères allopathes. C'est pour cette raison que nous pouvons être considérés comme les promoteurs de l' « Alcaloïdothérapie pratique ».

La place prépondérante que nous donnons aux alcaloïdes n'est pas la seule particularité qu'on puisse remarquer dans notre pharmacologie. Ainsi que je l'ai déjà fait remarquer, il est un certain nombre d'agents, notamment le bromure de potassium, la phénacétine, le salol, etc., que cette pharmacologie ne renferme pas et qu'on lui demanderait en vain.

MODES DE PRÉPARATION

Si la forme pharmaceutique du médicament n'a pas théoriquement, en thérapie dosimétrique, d'importance fondamentale, il est loin d'en être de même dans la pratique, surtout lorsqu'il s'agit de substances aussi actives que les alcaloïdes. Ces merveilleux agents ne sont, en effet, inoffensifs qu'à la condition absolue d'être prescrits par petites doses régulières répétées à intervalles réglés, et si les lois de la thérapie dosimétrique permettent de régler les intervalles, c'est la forme pharmaceutique seule qui permettra d'observer la régularité des doses.

La difficulté d'administrer les médicaments à petites doses régulières, voilà donc quelle devait être et quelle fut au début la pierre d'achoppement de notre méthode. C'est, du reste, cette difficulté qui entrave encore le progrès de l'Alcaloïdothérapie dans la médecine classique. Je crois, par conséquent, que je ne puis parler de la pharmacologie alcaloïdique avant d'avoir passé en revue les divers modes de préparation des médicaments qui la constituent et justifié celui que je préconiserai uniquement dans cet ouvrage.

1º SOLUTIONS

Donner des *solutions* titrées par cuillerées à intervalles réglés, c'est ce qui vient tout d'abord à l'esprit, et c'est le moyen en honneur chez beaucoup de thérapeutes. Nous, nous ne nous en servons pourtant que très exceptionnellement.

Faites avec telle ou telle partie de la plante qui renferme l'alcaloïde recherché, les solutions n'ont forcément qu'un dosage inexact. Cela tient à des causes multiples que nous connaissons tous : caractère sauvage ou cultivé de la plante, climat et altitude du pays qui l'a vu naître, terrain sur lequel elle s'est développée, époque de la récolte, temps écoulé depuis qu'elle a été cueillie, manière et soins avec lesquels sa solution a été obtenue, toutes causes qui empêchent de jamais connaître, même d'une façon approximative, la proportion vraie de ses principes essentiels ! De là les résultats, le plus souvent infidèles, et quelquefois fort dangereux, des solutions médicamenteuses.

Les solutions d'alcaloïdes présentent, dans la pratique, d'autres graves inconvénients. Sont-elles alcooliques, elles risquent d'avoir leur titre changé par l'évaporation, d'où la nécessité de les utiliser aussitôt qu'elles ont été préparées : sont-elles aqueuses, elles s'altèrent facilement et deviennent vite un lieu d'élection pour les micro-organismes.

Si, en plus de ce qui précède, je fais observer que ces solutions ont, comme les poudres, le grand désavantage de déplaire aux malades par leur odeur ou par leur goût, on comprendra sans peine pourquoi, en règle générale, nous nous gardons bien de nous en servir.

2º PILULES

Les *pilules*, préparées suivant les prescriptions du Codex, seraient préférables si leur dosage était exact. Malheureusement il n'en est pas ainsi. Cela tient au procédé même, procédé incompatible avec une régularité suffisante dans le fractionnement des substances médicamenteuses, dès que l'on veut descendre au-dessous du centigramme.

Les spécialistes ont résolu de deux façons différentes le problème du fractionnement régulier en doses minimes : par la trituration et par la granulation.

3º LENTILLES, DISCOÏDES, ETC.

La *trituration* est surtout employée par les Anglo-Américains et quelques spécialistes français. Elle donne un dosage plus précis que le procédé du Codex, mais pas néanmoins aussi précis que celui qu'on peut obtenir, je dirai tout à l'heure comment.

Les *lentilles*, les *discoïdes*, les *tabloïdes*, etc., servent à faire des solutions extemporanées en vue d'injections hypodermiques. Nous qui ne faisons ces injections que dans de rares circonstances (1), nous reprochons aux lentilles et autres préparations analogues d'être inutilisables

---

(1) Les alcaloïdes et autres agents actifs injectés ont une action rapide, mais très brutale. Ils ont, en outre, le grand désavantage de déterminer parfois des accidents locaux. Enfin, dans la pratique, on ne saurait répéter les injections comme on répète l'administration des doses par la voie stomacale. Pour ces diverses raisons, on n'emploie pas la méthode hypodermique pour faire de l'Alcaloïdothérapie dosimétrique.

par la voie stomacale, à cause de la répugnance des malades à absorber d'une manière suivie des médicaments
dont aucun enrobage ne vient masquer le goût.

4º GRANULES

Les *granules* sont jusqu'à présent — du moins, ceux de
certaines marques de fabrication — la seule préparation
qui garantisse, avec une solubilité très suffisante, le
maximum de régularité du dosage, régularité telle que
l'erreur pour chaque granule ne dépasse pas le dixième de
son poids. En outre, les granules s'absorbent facilement et
se conservent d'une manière parfaite. Ils réalisent donc le
mode idéal de préparation des médicaments alcaloïdiques,
et c'est pourquoi nous y avons uniquement recours.

Aux qualités que je viens d'indiquer, il est bon d'ajouter la facilité exceptionnelle d'administration des granules, facilité que les pilules mêmes sont loin d'avoir à
un aussi haut degré.

« Cette facilité, dit le professeur Laura, due à la manière sympathique dont l'estomac accueille le granule, si
petit et si délicat, a toujours une grande importance,
surtout dans les cas de maladies graves, longues, douloureuses, dans lesquels il faut se garder d'accroître par les
dégoûts d'un traitement compliqué et volumineux l'inquiétude, l'ennui, la tristesse et les angoisses du malade,
et son inappétence quand il est dyspeptique.

« L'avantage universel de la forme granulaire de rendre
facile et même agréable l'administration d'un remède
quelconque ne s'arrête pas aux personnes peu délicates,
mais s'étend même aux personnes difficiles, faibles ou
nerveuses, aux femmes, aux enfants, aux névropathes,
aux aliénés, à tous ceux qui souffrent depuis longtemps,

lassés des médecines abondantes ou répugnantes, des remèdes indigestes et perturbateurs, à tous ceux qui n'ont plus confiance dans la médecine ordinaire et ne veulent plus essayer d'aucun remède compliqué, que leur estomac ruiné, énervé et dégoûté, et leur esprit aigri par de longues souffrances rejettent comme un nouveau tourment et une nouvelle déception.

« Pour ces malheureux réduits à une telle condition, l'Alcaloïdothérapie dosimétrique est plus qu'un heureux hasard ; ils acceptent ses médicaments granulés comme une bénédiction, et renaissent à l'espérance. »

L'opinion de Laura est celle de tous les médecins alcaloïdothérapeutes. De quelque pays que soient ces médecins, ils proclament unanimement les services inappréciables que rendent les granules. Pas un d'eux, que je sache, n'a élevé, à aucun moment, la moindre critique à leur sujet. Bien au contraire, ils se sont tous et toujours montrés les défenseurs ardents et convaincus de cette préparation médicamenteuse.

Qualités des granules. — Toutefois, la granulation exige un tour de main, une habileté qu'on ne rencontre pas chez tous les fabricants de granules. Il faut croire, du moins, qu'il en est ainsi, car sous le rapport du dosage et de la solubilité, j'ai souvent remarqué, d'accord en cela avec beaucoup de mes confrères, que diverses marques de granules sont bien inférieures à d'autres.

Cette question de l'emploi de bons granules est capitale en Alcaloïdothérapie. Par exemple, l'enrobage est-il trop épais, la dissolution des granules dans l'estomac n'est pas assez rapide ; les doses répétées peuvent alors aboutir à une accumulation, et de l'accumulation à l'intoxication, il n'y a qu'un pas. Quant au danger de l'irrégularité du dosage, je n'en dis rien ; il saute aux yeux.

En conséquence, le praticien s'informera avant tout de la marque des granules que délivre le pharmacien, et il s'en tiendra exclusivément à celle de ces marques qui lui aura donné les meilleurs résultats. Par ce moyen seul, il acquerra une réelle expérience de l'Alcaloïdothérapie.

Marques de granules. — Pour la même raison, l'auteur d'un traité pratique d'Alcaloïdothérapie dosimétrique doit toujours indiquer quels sont les granules dont il fixe la posologie et le mode d'administration. C'est là un usage auquel se sont conformés tous ceux qui ont écrit sur ce sujet, au risque de passer pour faire de la réclame à tel ou tel spécialiste. A mon tour, je m'y conformerai avec d'autant moins d'hésitation que je n'expose dans ce travail que les traitements dont j'ai pu constater personnellement les excellents effets. Or, je ne me suis jamais servi des alcaloïdes que sous la forme des granules Charles Chanteaud. Il est donc tout naturel que je m'en tienne strictement à ces granules dont une pratique de près de vingt années m a démontré l'efficacité parfaite et l'innocuité absolue.

Mon exclusivisme sera apprécié par nombre de confrères, qui ont recours eux aussi aux mêmes granules. Si, par hasard, il m'attirait, de la part de certains, des jugements malveillants, je m'en consolerais sans peine, en songeant aux succès thérapeutiques qu'il assurera aux praticiens qui emploieront sans crainte les traitements que je préconise.

GRANULES

Voulant, dans cette Pharmacologie, me placer strictement au point de vue du praticien, je ne parlerai que des granules qui trouveront leur application dans la seconde partie de mon travail.

Je diviserai ces granules en *Défervescents, Antipériodiques, Nervins, Cardiaques, Digestifs, Reconstituants, Modificateurs excrétoires et sécrétoires, Neutralisants, Hémostatiques, Antiseptiques, Spécifiques* et *Anthelminthiques*. Je sais bien que cette classification, comme toute autre, est loin d'être irréprochable. Je n'ai pas hésité cependant à l'adopter, parce que, si imparfaite qu'elle puisse être, elle rendra mon travail moins aride à la lecture et plus satisfaisant pour l'esprit qu'une sèche nomenclature alphabétique.

Observations importantes :

1º *Quand, dans mon travail, je parle des granules, j'ai toujours en vue les granules Charles Chanteaud.*

2º *Même remarque pour le Sedlitz granulé. Lorsque je conseille ce sel, c'est invariablement la préparation Charles Chanteaud que j'entends indiquer.*

3º *Pour chaque maladie chronique, j'indique les chiffres minimum et maximum des granules à prescrire quotidiennement. Il semble, au premier abord, que cette façon de faire se concilie très mal avec les préceptes fondamentaux de notre École. La contradiction n'est cependant qu'apparente. Je ne donne les chiffres dont il s'agit qu'à titre de points de repère, et seulement pour apprendre au lecteur qu'en administrant les granules séparément, un par un, deux par deux, etc., nous avons dû, sauf dans des cas rares, arriver au chiffre minimum pour obtenir l'effet attendu, mais que nous n'avons pas eu à aller au delà du chiffre maximum. Je ne veux pas dire autre chose.*

4° *Les doses en question ne s'appliquent qu'aux adultes.
(Pour les enfants, voir l'Appendice.)*

5° *C'est intentionnellement que par opposition à l'expression
de* PETITES DOSES, *je dirai presque toujours* DOSES TOXIQUES,
au lieu de DOSES ÉLEVÉES *ou* FORTES DOSES. *En effet, pour la
plupart des substances dangereuses, les doses toxiques sont
relativement faibles, et en parlant sans cesse de doses élevées
ou de fortes doses, je pourrais faire naître à la longue une
fausse impression dans l'esprit du lecteur.*

*J'ajoute qu'en principe je n'indiquerai pas la dose à partir
de laquelle une substance dangereuse devient toxique, et cela
pour deux raisons : 1° cette dose est d'ordinaire mal déterminée par les physiologistes et, de plus, elle varie suivant
l'âge, le sexe, l'état de santé et l'idiosyncrasie du sujet ;
2° nous n'avons d'ailleurs à nous en préoccuper dans aucun
cas, puisque la règle des doses réfractées nous permet de suspendre l'administration de la substance employée dès l'apparition des premiers signes d'intoxication. Nous nous trouvons
par là à l'abri de tout danger d'empoisonnement.*

6° *On a fait remarquer avec juste raison que les alcaloïdes
ne sauraient remplacer, dans toutes leurs applications, les
plantes qui les fournissent. Pour remplir cette lacune,
nous prescrivons souvent des associations alcaloïdiques où
nous adjoignons aux alcaloïdes de certaines plantes des alcaloïdes d'autres plantes susceptibles de compléter l'action des
premiers. Nous obtenons ainsi des résultats beaucoup plus
variés et beaucoup plus nets que ceux que nous retirerions
de chaque plante utilisée en nature, mais seule, et nous évi-
tons le juste reproche qu'on pourrait sans cela nous
adresser.*

*L'administration des associations alcaloïdiques est d'ailleurs
singulièrement facilitée, du moins pour les plus usuelles*

d'entre elles, par les granules composés Charles Chanteaud. Ces granules, qui renferment chaque substance en quantité égale à celle contenue dans les granules simples, qu'ils représentent et qui s'administrent suivant la règle des doses réfractées, constituent un véritable progrès en pharmacopée. Pour ma part, je m'en sers fréquemment et toujours avec succès.

I. — DÉFERVESCENTS

ACONITINE AMORPHE (1)

Principe actif de l'*Aconit napel* (*Aconitum napellus*) (Renonculacées).

Action physiologique. — A *petites doses*, modère les grands centres cérébraux et circulatoires ; à *doses toxiques*, paralyse l'appareil circulatoire et le cœur (Poison névrosthénique (2).

Action thérapeutique. — Défervescent, décongestionnant et calmant souverain.

Indications principales. — Fièvres continues, névralgies congestives, phlegmasies.

Préparation et administration. — Granules au demi-milligramme, à prescrire suivant la règle des doses réfractées, dans les cas aigus, ou à la dose quotidienne de 3 à 6, donnés séparément, dans les cas chroniques.

Associations fréquentes :

1° Ass. défervescente (3).
{ Aconitine,
Strychnine (ars. ou sulf. de), pour les adultes, — brucine, pour les enfants.
Digitaline.

---

(1) L'aconitine que renferment les granules Charles Chanteaud est toujours *amorphe*. On n'a donc pas à redouter avec ces granules les terribles accidents que l'on a malheureusement quelquefois avec l'aconitine *cristallisée*. Maintenant, qu'il soit bien entendu, une fois pour toutes, que lorsque dans ce travail je parlerai d'aconitine, j'aurai toujours en vue l'aconitine *amorphe*, celle qui entre exclusivement dans les granules Charles Chanteaud.

(2) Se basant sur leur mode d'action essentiel, Tardieu divise les poisons en *Irritants* (*mécaniques, corrosifs, drastiques*), *Hyposthénisants, Stupéfiants, Narcotiques, Névrosthéniques* et *Septiques*. C'est cette division que je suivrai.

(3) S'administre sous forme de granules composés (Granules antifébriles ou défervescents).

2° Autre ass. défervescente employée souvent chez les enfants.	Aconitine, Vératrine, Brucine.
3° Ass. contre les maladies infectieuses ou ass. antizymotique (1)	Aconitine, Hydro-ferro-cyanate de quinine, Strychnine (ars. ou sulf. de).
4° Ass. contre le choléra (2).	Aconitine, Bromhydrate de morphine, Hyosciamine, Strychnine (ars. ou sulf. de), Digitaline.
5° Ass. antirhumatismale et antigoutteuse (3).	Aconitine, Arséniate de strychnine, Digitaline, Colchicine.
6° Ass. antinévralgique (4).	Aconitine, Hyosciamine, Valérianate de quinine.
7° Ass. contre la migraine.	Aconitine, Gelsémine, Caféine.
8° Ass. contre les affections aiguës des voies respiratoires.	Aconitine, Gelsémine, Digitaline, Scillitine.
9° Ass. antidysménorrhéique.	Aconitine, Anémonine.

GELSÉMINE

Principe actif du *Jasmin de Caroline* (*Gelsemium sempervirens*) (Loganiacées).

---

(1) S'administre sous forme de granules composés (Granules antizymotiques).
(2) Id. (Granules contre le choléra).
(3) Id. (Granules contre le rhumatisme et la goutte).
(4) Id. (Granules antinévralgiques).

Action physiologique. — A *petites doses*, détermine un sentiment de langueur, de lassitude musculaire, la mydriase (1), et modère le système vaso-moteur ; à *doses toxiques*, amène des paralysies cardio-respiratoires (Poison névrosthénique).

Action thérapeutique. — Défervescent, décongestionnant, calmant.

Indications principales. — Les mêmes que celles de l'aconitine, spécialement les névralgies congestives du trijumeau.

Préparation et administration. — Granules au demi-milligramme, à prescrire suivant la règle des doses réfractées, dans les cas aigus, ou à la dose quotidienne de 3 à 6, donnés séparément, dans les cas chroniques.

Associations fréquentes :

1º Ass. contre la méningite cérébro-spinale.
{ Gelsémine,
Aconitine,
Digitaline.

2º Ass. contre les névralgies rhumatismales et fébriles.
{ Gelsémine,
Aconitine.

3º Ass. contre la migraine.
{ Gelsémine,
Aconitine,
Caféine.

4º Ass. contre les affections aiguës de l'appareil circulatoire.
{ Gelsémine,
Aconitine,
Digitaline,
Scillitine.

ANÉMONINE

Principe actif de l'*Anémone pulsatille* (Renonculacées) :
Action physiologique { Peu étudiées jusqu'ici,
Action thérapeutique } mais, à en juger par les observations cliniques, paraissent se rapprocher beaucoup de celles de l'aconitine (Poison irritant-drastique).

---

(1) En paralysant les fibres circulaires de l'iris, tandis que la mydriase due à l'atropine provient de la contraction des fibres radiées.

Indications principales. — Les mêmes que celles de l'aconitine, plus particulièrement les dysménorrhées douloureuses et les cystites aiguës.

Préparation et administration. — Granules au milligramme, à prescrire suivant la règle des doses réfractées, dans les cas aigus, ou à la dose quotidienne de 3 à 6, donnés séparément, dans les cas chroniques.

Association fréquente :

Ass. contre les dysménorrhées douloureuses. } Anémonine, Aconitine.

VÉRATRINE

Principe actif de l'*Ellébore blanc* (*Veratrum album*) (Colchicacées).

Action physiologique. — A *petites doses*, abaisse la température et rend moins fréquentes et moins vives les contractions du cœur et des artères : à *doses toxiques*, déprime dangereusement l'énergie cardiaque et la force du pouls (Poison irritant-drastique).

Action thérapeutique. — Défervescent, décongestionnant (surtout de la peau), calmant.

Indications principales. — Les mêmes que celles de l'aconitine, plus spécialement les affections cutanées.

Préparation et administration. — Granules au demi-milligramme, à prescrire suivant la règle des doses réfractées, dans les cas aigus, ou à la dose quotidienne de 3 à 6, donnés séparément, dans les cas chroniques.

Associations fréquentes :

1° Ass. défervescente employée souvent chez les enfants. } Vératrine, Aconitine, Brucine.

2° Ass. contre la faiblesse des battements du cœur accompagnée de leur accélération. } Vératrine, Digitaline ou caféine.

3º Ass. antiherpéti-
que.
{ Vératrine,
Strychnine (ars. ou sulf. de),
Acide arsénieux.

II. — ANTIPÉRIODIQUES

QUININE ET SES SELS

QUININE

Principe le plus actif du *Quinquina* (Rubiacées).

Action physiologique. — A des *doses inférieures à un gramme*, augmente la pression sanguine ; à des doses *allant de 1 à 3 grammes*, l'abaisse ; à des *doses plus fortes*, devient toxique, car alors elle paralyse le cœur (Poison névrosthénique).

Action thérapeutique. — Est l'antipériodique par excellence.

En Alcaloïdothérapie dosimétrique, au lieu de la quinine, on emploie de préférence ses principaux sels, savoir : l'*arséniate*, le *cacodylate*, le *bromhydrate*, le *chlorhydrate*, l'*hydro-ferro-cyanate*, le *salicylate*, le *sulfate* et le *valérianate*.

Les sels de quinine ont chacun, en plus de l'action physiologique et thérapeutique qu'ils empruntent à leur alcaloïde, une action propre résultant de leur composition et qui les fait choisir plus spécialement dans tel ou tel cas déterminé. Ils se donnent, comme la quinine, pendant la période d'apyrexie et à doses réfractées, la première dose étant la plus rapprochée possible de l'accès qui vient de finir.

ARSÉNIATE DE QUININE

Indications principales. — Fièvres d'accès, quand le foie et la rate sont déjà atteints.

Préparation et administration. — Granules au milligramme, à prescrire à la dose quotidienne de 5 à 20.

BROMHYDRATE DE QUININE

Indications principales. — Tous cas où il faut calmer l'irritation des centres sensitifs spinaux en même temps que couper la fièvre.

Préparation et administration. — Granules au centigramme, à prescrire à la dose quotidienne de 25 à 50.

CACODYLATE DE QUININE

Indications principales. — Les mêmes que celles de l'arséniate de quinine.

Préparation et administration. — Granules au centigramme à prescrire à la dose quotidienne de 5 à 10.

CHLORHYDRATE DE QUININE

En Alcaloïdothérapie dosimétrique, le chlorhydrate de quinine est employé quelquefois, au lieu du sulfate de quinine (voir plus bas), mais il est alors administré par la voie hypodermique au moyen de granules solubles à cinq centigrammes.

HYDRO-FERRO-CYANATE DE QUININE

Indications principales. — Fièvres d'accès des débilités et des enfants.

Préparation et administration. — Granules au milligramme pour les enfants, et au centigramme pour les adultes, à prescrire à la dose quotidienne de 10 à 20.

SALICYLATE DE QUININE

Indications principales. — Formes rémittente et intermittente des affections rhumatismales aiguës ou chroniques.

Préparation et administration. — Granules au centigramme, à prescrire à la dose quotidienne de 25 à 50.

SULFATE DE QUININE

Indications principales. — Fièvres d'accès et toutes maladies fébriles caractérisées par des intermittences réglées.

Préparation et administration. — Granules au centigramme, à prescrire à la dose quotidienne de 25 à 50, dans les cas ordinaires, et de 50 à 75, dans les cas plus sérieux.

VALÉRIANATE DE QUININE

Indications principales. — Tous accès intermittents se compliquant d'accidents nerveux.

Préparation et administration. — Granules au centigramme, à prescrire à la dose quotidienne de 25 à 50.

Nota. — On renforce considérablement l'action des sels de quinine, en les combinant avec un sel de strychnine, l'arséniate ou le sulfate, suivant les circonstances. Cela permet de donner, à doses beaucoup moins élevées, les sels de quinine.

III. — NERVINS

Les *Nervins* comprennent les *Calmants*, les *Incitants vitaux* et les *Névro-cellulaires*.

1° CALMANTS

Les calmants se subdivisent en *Hypnotiques, Analgésiques, Antispasmodiques* et *Calmants* proprement dits.

MORPHINE ET SES SELS

MORPHINE

Principe le plus important de l'Opium, suc épaissi provenant d'incisions faites aux capsules du *Pavot officinal (Papaver somniferum)* (Papavéracées).

Action physiologique. — A *petites doses*, excite d'abord légèrement le système nerveux, puis le déprime, l'engourdit ; à *doses toxiques*, paralyse l'encéphale, surtout la moelle allongée et le centre respiratoire (Poison narcotique).

Action thérapeutique. — Hypnotique et calmant énergique.

Les sels de morphine ont la même action physiologique

et thérapeutique que leur alcaloïde. Ceux de ces sels employés de préférence en alcaloïdothérapie dosimétrique sont le *bromhydrate*, le *chlorhydrate* et l'*iodhydrate*.

BROMHYDRATE DÉ MORPHINE

Indications principales. — Tous cas où il faut joindre à l'action de la morphine, les propriétés calmantes du brome sur les centres sensitifs spinaux.

Préparation et administration. — Granules au milligramme, à prescrire suivant la règle des doses réfractées, dans les cas aigus, ou à la dose quotidienne de 5 à 10, donnés séparément, dans les cas chroniques.

Associations fréquentes :

1º Ass. contre le choléra (1).
> Bromhydrate de morphine,
> Aconitine,
> Hyosciamine,
> Strychnine (ars. ou sulf. de),
> Digitaline.

2º Ass. contre les spasmes douloureux et contre le mal de mer (2).
> Bromhydrate de morphine,
> Hyosciamine,
> Strychnine (ars. ou sulf. de).

CHLORHYDRATE DE MORPHINE.

Indications principales. — Celles de la morphine (3) : souffrances vives empêchant de dormir, douleurs ostéocopes, névralgies dentaires, otite externe, et, d'une façon générale, toutes inflammations des membranes fibreuses.

Préparation et administration. — Granules au milligramme, à prescrire suivant la règle des doses réfractées, dans les cas aigus, ou à la dose quotidienne de 5 à 10, donnés séparément, dans les cas chroniques.

---

(1) S'administre sous forme de granules composés (Granules contre le choléra).

(2) Id. (Granules antinausiques).

(3) On emploie le chlorhydrate de morphine, au lieu de morphine, parce que ce sel se dissout bien dans l'eau, tandis que la morphine ne s'y dissout pas.

Pour les injections hypodermiques, granules solubles à deux centigrammes.

Associations fréquentes. — Celles dans lesquelles entre le bromhydrate de morphine, sauf à y remplacer ce sel par le chlorhydrate.

IODHYDRATE DE MORPHINE

Indications principales. — Inflammations scrofuleuses des yeux accompagnées de photophobie.

Préparation et administration. — Granules au milligramme, à prescrire suivant la règle des doses réfractées, dans les cas aigus, ou à la dose quotidienne de 5 à 10, donnés séparément, dans les cas chroniques.

Association fréquente :

Ass. contre les inflammations scrofuleuses des yeux accompagnées de photophobie. } Iodhydrate de morphine, Hyosciamine.

NARCÉINE

Principe le plus actif de l'opium, après la morphine.

Action physiologique
Action thérapeutique } Semblables à celles de la morphine, mais, à doses égales, plus faibles.

Indications principales. — Tous cas où l'on a affaire à des enfants qui, comme nous le savons, supportent très mal la morphine, à des sujets nerveux ou à des femmes.

Préparation et administration. — Granules au milligramme à prescrire suivant la règle des doses réfractées, dans les cas aigus, ou à la dose quotidienne de 5 à 10, donnés séparément, dans les cas chroniques.

CODÉINE

Un des principes actifs de l'opium.

Action physiologique
Action thérapeutique } Semblables à celles de la morphine, mais à doses égales, beaucoup plus faibles.

Indications principales. — Toux irritante et sèche de la trachéite.

Préparation et administration. — Granules au milligramme, à prescrire suivant la règle des doses réfractées, dans les cas aigus, ou à la dose quotidienne de 10 à 20, donnés séparément, dans les cas chroniques.

1º Ass. contre le catarrhe des bronches dans la tuberculose, le rhume, la pneumonie (1).
$\left.\begin{array}{l}\text{Codéine,}\\ \text{Emétine,}\\ \text{Iodoforme.}\end{array}\right\}$

2º Ass. contre les convulsions de la première enfance.
$\left.\begin{array}{l}\text{Camphre monobromé,}\\ \text{Codéine.}\end{array}\right\}$

SEL DE GRÉGORY

Mélange de morphine et de codéine à l'état de chlorhydrate.

Action physiologique
Action thérapeutique
$\left.\begin{array}{l}\text{Celles de la morphine et}\\ \text{de la codéine se corrigeant}\\ \text{l'une l'autre.}\end{array}\right.$

Indications principales. — Insomnies, toux avec extrême sensibilité laryngo-trachéale et bronchique.

Préparation et administration. — Granules au milligramme, à prescrire suivant la règle des doses réfractées, dans les cas aigus, ou à la dose quotidienne de 10 à 20, donnés séparément, dans les cas chroniques.

Associations fréquentes :

1º Ass. contre la toux nerveuse des hystériques, de la trachéite, de la coqueluche, etc.
$\left.\begin{array}{l}\text{Sel de Grégory,}\\ \text{Camphre monobromé.}\end{array}\right\}$

---

(1) S'administre sous forme de granules composés (Granules contre le catarrhe des bronches).

2° Ass. contre les angines, les pneumonies, les pleurésies avec épanchement, etc. (1).
{ Sel de Grégory,
Emétine,
Nitrate de pilocarpine. }

Ass. contre la diarrhée, l'entérite aiguë, la cholérine, la dysenterie, etc. (2).
{ Sel de Grégory,
Cotoïne,
Sous-nitrate de bismuth. }

ATROPINE ET SES SELS

ATROPINE

Principe actif de la Belladone (*Atropa belladona*) (Solanées).

Action physiologique. — A *petites doses*, stimule l'encéphale ; diminue le pouvoir excito-moteur de la moelle épinière, d'où la mydriase et la diminution des sécrétions ; précipite les battements du cœur par la paralysie des extrémités périphériques ou intra-cardiaques du pneumogastrique (nerf d'arrêt du cœur) ; accroît la pression sanguine par l'accélération de ces battements et par l'excitation du centre vaso-moteur ; enfin, active la respiration ; à *doses toxiques*, paralyse les centres nerveux et les appareils respiratoire et circulatoire (Poison stupéfiant).

Action thérapeutique. — Analgésique, antispasmodique, mydriatique et anhydrotique.

Indications principales. — Sueurs nocturnes des phtisiques, tétanos, hydrophobie, photophobie, spasmes des organes à muscles lisses (spasmes de l'estomac, de l'intestin, de la vessie, du sphincter anal, des canaux biliaires et urinaires), paralysie agitante, tremblement sénile, hystérie, épilepsie, angines simples, coqueluche, asthme essentiel ou nerveux, etc.

---

(1) S'administre sous forme de granules composés. (Granules antidiarrhéiques).

(2) Id. (Granules résolutifs et sudorifiques).

Préparation et administration. — Granules au quart de milligramme, à prescrire suivant la règle des doses réfractées, dans les cas aigus, *sauf à en surveiller très attentivement les effets*, ou à la dose quotidienne de 3 à 6, donnés séparément, dans les cas chroniques.

SULFATE D'ATROPINE

Souvent usité à la place de l'atropine, parce qu'il est plus soluble et moins dangereux.

Action physiologique
Action thérapeutique } Les mêmes que celles de l'atropine.
Indications principales

Préparation et administration. — Granules au demi-milligramme, à prescrire suivant la règle des doses réfractées, dans les cas aigus, *sauf à en surveiller très attentivement les effets*, ou à la dose quotidienne de 3 à 6, donnés séparément, dans les cas chroniques.

Pour les injections hypodermiques, granules solubles au demi-milligramme.

VALÉRIANATE D'ATROPINE

Choisi quelquefois pour les propriétés de l'acide valérianique qui entre dans sa composition.

Action physiologique
Action thérapeutique } Les mêmes que celles de l'atropine.

Indications principales. — Chorée, hystérie, épilepsie.

Préparation et administration. — Les mêmes que celles du sulfate d'atropine.

DATURINE

Principe actif de la *Stramoine (Datura stramonium)* (Solanées).

Action physiologique
Action thérapeutique
Indications principales } Les mêmes que celles de l'atropine.
Préparation et administration

HYOSCIAMINE

Principe actif de la *Jusquiame (Hyosciamus niger)* (Solanées).

Action physiologique **Action thérapeutique** **Indications principales**	Les mêmes que celles de l'atropine, avec ce double avantage pour l'hyosciamine qu'elle est bien moins dangereuse que l'atropine et qu'elle a des propriétés franchement hypnotiques, propriétés que ne possède pas l'atropine qui n'est en réalité que stupéfiante.

Préparation et administration. — Granules au quart de milligramme, à prescrire suivant la règle des doses réfractées, dans les cas aigus, ou à la dose quotidienne de 4 à 8, donnés séparément, dans les cas chroniques.

Pour les injections hypodermiques, granules solubles de *sulfate d'hyosciamine* au demi-milligramme.

Associations fréquentes :

1º Ass. contre le choléra (1).	Hyosciamine, Aconitine, Bromhydrate de morphine, Strychnine (ars. ou sulf. de), Digitaline.
2º Ass. contre le diabète nerveux (2).	Hyosciamine, Cicutine (br. ou chlor. de), Camphre monobromé.
3º Ass. antinévralgique (3).	Hyosciamine, Aconitine, Valérianate de quinine.

---

(1) S'administre sous forme de granules composés (Granules contre le choléra).

(2) Id. (Granules contre le diabète nerveux).

(3) Id. (Granules antinévralgiques).

4° Ass. antiasthmati-que (1).	Hyosciamine, Lobéline, Strychnine (ars. ou sulf. de).
5° Ass. contre les spas-mes douloureux et le mal de mer (2).	Hyosciamine, Morphine (br. ou chlor. de), Strychnine (ars. ou sulf. de).
6° Ass. diurétique et antispasmodique dans la rétention d'urine, la dysurie, la cystite aiguë, etc. (3).	Hyosciamine, Bromhydrate de cicutine, Strychnine (ars. ou sulf. de), Digitaline.
7° Ass. contre la dys-ménorrhée.	Hyosciamine, Ergotine, Hydrastine.

CICUTINE ET SES SELS

CICUTINE

Principe actif de la *Ciguë* (*Conium maculatum*) (Ombelli-fères).

Action physiologique. — A *petites doses*, stimule d'abord, puis calme le système nerveux ; facilite la diges-tion et l'assimilation ; augmente la sécrétion de l'urine et de la sueur, et est même hypnotique ; à *doses toxiques*, détruit le mouvement et la sensibilité par l'intermédiaire des centres bulbo-médullaires, et, laissant intactes les fonctions intellectuelles, produit seulement de la stupeur, quand arrivent la cyanose et l'asphyxie (Poison stupéfiant).

Action thérapeutique. — Antispasmodique, calmant.

Indications principales. — Douleurs des cancers, affections de la moelle épinière avec mouvements réflexes, névralgies intercostales, odontalgie, otalgie, angine de poitrine, toux spasmodique.

---

(1) S'administre sous forme de granules composés (Granules antiasthmatiques).
(2) Id. (Granules antinausiques).
(3) Id. (Granules diurétiques et antispasmodiques).

Les sels de cicutine, *bromhydrate* et *chlorhydrate*, sont mieux tolérés que la cicutine, même à des doses considérables, ne sont pas volatils comme elle et jouissent d'une stabilité plus grande ; aussi est-ce à ces deux sels qu'on a généralement recours.

BROMHYDRATE DE CICUTINE

Action physiologique. — La même que celle de la cicutine.

Action thérapeutique. — Antispasmodique et calmant, comme la cicutine, mais plus sûr.

Indications principales. — Les mêmes que celles de la cicutine.

Préparation et administration. — Granules au milligramme, à prescrire suivant la règle des doses réfractées, dans les cas aigus, ou à la dose quotidienne de 4 à 10, donnés séparément, dans les cas chroniques.

Associations fréquentes :

1º Ass. contre le diabète nerveux (1).
{ Bromhydrate de cicutine,
Hyosciamine,
Camphre monobromé. }

2. Ass. diurétique et antispasmodique dans la rétention d'urine, la dysurie, la cystite aiguë, etc.
{ Bromhydrate de cicutine,
Hyosciamine,
Strychnine (ars. ou sulf. de),
Digitaline. }

CHLORHYDRATE DE CICUTINE

Supérieur à la cicutine, inférieur au bromhydrate, surtout chez les enfants.

Action physiologique
Action thérapeutique
Indications principales
{ Les mêmes que celles du bromhydrate de cicutine.

Préparation et administration. — Granules au demi-milligramme, à prescrire suivant la règle des doses

---

(1) S'administre sous forme de granules composés (Granules contre le diabète nerveux).

réfractées, dans les cas aigus, ou à la dose quotidienne de 2 à 6, donnés séparément, dans les cas chroniques.

CANNABINE (TANNATE DE)

La cannabine est le principe actif du *Chanvre indien* ou *Haschisch* (*Cannabis indica*) (Urticées).

Action physiologique. — A *petites doses*, stimule d'abord les appareils digestif et génésique, et donne une ivresse, gaie le plus souvent, puis détermine de la somnolence et de la stupeur ; à *fortes doses*, produit l'analgésie, l'anesthésie, la résolution musculaire, la catalepsie (Poison stupéfiant).

Action thérapeutique. — Hypnotique, antispasmodique (1).

Indications principales. — Surexcitation nerveuse, névralgies, migraine, dyspepsies douloureuses, dysménorrhée.

Préparation et administration. — Granules au milligramme, à prescrire suivant la règle des doses réfractées, dans les cas aigus, ou à la dose quotidienne de 2 à 4, donnés séparément, dans les cas chroniques.

LOBÉLINE

Principe actif de la *Lobélie enflée* (*Lobelia inflata*) (Campanulacées-Lobéliées).

Action physiologique. — A *petites doses*, augmente l'activité du cœur et la pression artérielle ; stimule les centres spinaux et les nerfs de la périphérie ; modère l'excès des dépenses matérielles ; à *doses toxiques*, donne naissance à des désordres gastro-intestinaux, circulatoires et respiratoires graves (Poison stupéfiant).

Action thérapeutique. — Antispasmodique, principalement antiasthmatique et antidyspnéique.

---

(1) Employé aussi comme anesthésique local.

Indications principales. — Chorée, tétanos, éclampsie, hystérie, épilepsie, croup, coqueluche, catarrhe spasmodique ou chronique des bronches, pneumonie, asthme essentiel ou cardiaque, hernie étranglée, invaginations.

Préparation et administration. — Granules au demi-milligramme, à prescrire suivant la règle des doses réfractées, dans les cas aigus, ou à la dose quotidienne de 4 à 6, donnés séparément, dans les cas chroniques.

Associations fréquentes :

1º Ass. contre la coqueluche et le catarrhe spasmodique des bronches.
{ Lobéline,
Camphre monobromé.

2º Ass. contre l'asthme essentiel ou nerveux (1).
{ Lobéline,
Hyosciamine,
Strychnine (ars. ou sulf. de).

PICROTOXINE

Principe actif de la *Coque du Levant*, fruit de *l'Anarmita cocculus* de l'Inde (Ménispermées).

Action physiologique. — A *petites doses*, rétablit, par l'intermédiaire des centres bulbo-médullaires, la rupture d'équilibre nerveux qui peut survenir dans l'axe cérébro-spinal, les appareils ou les organes : à *doses toxiques*, produit des convulsions choréiformes, du délire, des hallucinations, du coma (Poison névrosthénique).

Action thérapeutique. — Antispasmodique, plus spécialement antichoréique et antiépileptique.

Indications principales. — Chorée, paralysie agitante, épilepsie, hystéro-épilepsie, vésanie, parésie et paralysie des sphincters, empoisonnement par le chloral (2).

---

(1) S'administre sous forme de granules composés (Granules antiasthmatiques).

(2) D'après nombre d'auteurs, la picrotoxine et le chloral seraient presque absolument antagonistes.

Préparation et administration. — Granules au demi-milligramme, à prescrire suivant la règle des doses réfractées, dans les cas aigus, ou à la dose quotidienne de 4 à 6, donnés séparément, dans les cas chroniques.

Association fréquente :

Ass. contre la parésie et la paralysie des sphincters. { Picrotoxine, Strychnine (ars. ou sulf. de).

CALABARINE ET SES SELS (1)

CALABARINE

Un des principes actifs de la *Fève de Calabar*, semence du *Physostigma venenosum* (Légumineuses-Papilionacées).

Action physiologique. — A *très petites doses*, excite directement la moelle épinière, lorsqu'elle se trouve dans les conditions normales, la calme, au contraire, lorsqu'elle présente un état morbide névrosthénique se traduisant par des mouvements convulsifs ; à *petites doses*, ralentit la diastole et déprime légèrement la pression sanguine ; à *doses toxiques*, paralyse les muscles de l'inspiration et le cœur (Poison névrosthénique).

Action thérapeutique. — Antispasmodique et puissant antimydriatique.

Indications principales. — Paralysie générale, chorée, paralysie agitante, tétanos, épilepsie, hystéro-épilepsie, parésie et paralysie de l'estomac et de la vessie, empoisonnements par l'atropine, la daturine et l'hyoscia-mine, mydriase (2).

SULFATE DE CALABARINE

Seul employé en Alcaloïdothérapie dosimétrique.

Action physiologique
Action thérapeutique { Les mêmes que celles de la calabarine.
Indications principales

---

(1) La calabarine est encore dénommée *ésérine*.

(2) La calabarine est, dans certaines limites, l'antagoniste de l'atropine, de la daturine et de l'hyosciamine.

Préparation et administration. — Granules au demi-milligramme, à prescrire suivant la règle des doses réfractées, dans les cas aigus, ou à la dose quotidienne de 4 à 8, donnés séparément, dans les cas chroniques.

Pour les injections hypodermiques, granules solubles de *sulfate d'ésérine* au milligramme.

COCAINE ET SES SELS

COCAÏNE

Principe actif du *Coca* (*Erythroxylum coca*) (Erythroxylées).

Action physiologique. — A *petites doses*, stimule les centres nerveux, surtout le cerveau et les appareils musculo-moteurs ; à *doses toxiques*, provoque d'abord des spasmes cloniques, puis une paralysie générale, des syncopes et la mort par asphyxie (Poison névrosthénique).

Action thérapeutique. — Calmant (1).

Indications principales. — Vomissements, gastralgies.

Préparation et administration. — Granules au demi-milligramme, à prescrire suivant la règle des doses réfractées, dans les cas aigus, ou à la dose quotidienne de 10 à 20, donnés séparément, dans les cas chroniques.

Association fréquente :

Ass. contre les dyspepsies atoniques.
{ Cocaïne,
Caféine,
Quassine,
Evonymine.

CHLORHYDRATE DE COCAÏNE

Employé de préférence, parce qu'il est plus soluble dans l'eau que son alcaloïde.

---

(1) Employée aussi comme anesthésique local.

Action physiologique	
Action thérapeutique	Les mêmes que celles de
Indications principales	la cocaïne. — En plus, pour
	les injections hypodermi-
Préparation et administration.	ques, granules solubles à
	cinq milligrammes.
Association fréquente	

CAMPHRE MONOBROMÉ

Action physiologique. — Diminue l'excitabilité réflexe ainsi que la sensibilité, en déterminant une propension au sommeil.

Action thérapeutique. — Hypnotique léger, bon antispasmodique, puissant calmant du système nerveux.

Indications principales. — Diabète nerveux, chorée, hystérie, épilepsie, insomnie tenace, éréthisme sexuel.

Préparation et administration. — Granules au centigramme, à prescrire à la dose quotidienne de 10 à 30, donnés séparément.

Associations fréquentes :

1° Ass. contre le diabète nerveux (1).	Camphre monobromé, Valérianate de zinc, Hyosciamine, Bromhydrate de cicutine.
2° Ass. contre la toux nerveuse des hystériques, de la trachéite, de la coqueluche, etc.	Camphre monobromé, Sel de Grégory.
3° Ass. contre la coqueluche.	Camphre monobromé, Valérianate de zinc, Sulfhydral.
4° Ass. contre les convulsions de la première enfance.	Camphre monobromé, Codéine.

---

(1) S'administre sous forme de granules composés (Granules contre le diabète nerveux).

5° Ass. contre la blennorrhagie (1).
- Camphre monobromé,
- Cubébine,
- Pipérine,
- Sulfhydral.

CYANURE DE ZINC

Action physiologique. — A *petites doses*, excite d'abord légèrement la moelle allongée, ainsi que les centres respiratoire et vaso-moteur, puis les calme ; à *doses toxiques*, les paralyse (Poison névrosthénique).

Action thérapeutique. — Calmant.

Indications principales. — Névralgies, chorée.

Préparation et administration. — Granules au milligramme, à prescrire à la dose quotidienne de 4 à 8, donnés séparément.

Association fréquente :

Ass. contre les névralgies et la chorée.
- Cyanure de zinc,
- Strychnine (ars. ou sulf. de).

VALÉRIANATE DE ZINC

Action physiologique. — A *doses modérées*, calme le système nerveux, tout en le stimulant ; à *doses toxiques*, paralyse le cerveau et la moelle épinière (Poison hyposthénisant).

Action thérapeutique. — Analgésique, antispasmodique.

Indications principales. — Diabète nerveux, céphalalgie, névralgies facialeset intercostales, chorée, hystérie, épilepsie, coqueluche.

Préparation et administration. — Granules au centigramme, à prescrire à la dose quotidienne de 10 à 20, donnés séparément.

---

(1) S'administre sous forme de granules composés (Granules antiblennorrhagiques).

Associations fréquentes :

1° Ass. contre le dia- bète nerveux (1).	Valérianate de zinc, Camphre monobromé, Hyosciamine, Bromhydrate de cicutine.
2° Ass. contre l'épi- lepsie.	Valérianate de zinc, Aconitine, Atropine.
3° Ass. contre la co- queluche.	Valérianate de zinc, Camphre monobromé, Sulfhydral.

CROTON CHLORAL OU BUTYL-CHLORAL

Action physiologique. — Aux *doses de 1 à 3 grammes*, calme par le sommeil qu'il procure ; aux *doses de 3 à 10 grammes*, anesthésie et détermine la résolution musculaire ; à des *doses plus élevées*, paralyse l'appareil circulatoire et surtout le cœur (Poison stupéfiant).

Action thérapeutique. — Hypnotique.

Indications principales. — Névralgies, spécialement celle du trijumeau, convulsions des enfants.

Préparation et administration. — Granules au centigramme, à prescrire à la dose quotidienne de 10 à 30, donnés séparément.

2° INCITANTS VITAUX

STRYCHNINE ET SES SELS

STRYCHNINE

Principe le plus actif de la *Noix vomique* ou semence du *Strychnos nux vomica* (Loganiacées).

Action physiologique. — A *petites doses*, ne modifie

---

(1) S'administre sous forme de granules composés (Granules contre le diabète nerveux).

pas la sensibilité, mais augmente le pouvoir réflexe de la moelle épinière, d'où la contraction réflexe des muscles lisses, l'activité plus grande des mouvements péristaltiques de l'estomac et de l'intestin, la facilité de la digestion, de la défécation, de la miction et des érections, l'élévation de la température ; à *doses un peu plus fortes*, amène de l'hyperesthésie tactile et sensorielle, ainsi que des contractions de la mâchoire et de la nuque ; à *doses toxiques*, cause des convulsions accompagnées de douleurs fréquentes, de l'opisthotonos, l'asphyxie et la mort (Poison névrosthénique).

Action thérapeutique. — Incitant vital par excellence.

Indications principales. — « Il n'est peut-être pas « une seule maladie, soit aiguë, soit chronique, où il ne « soit indiqué, à un moment quelconque, d'administrer « la strychnine, soit pour relever la vitalité, soit pour « exciter l'appétit, soit pour soutenir le muscle cardiaque, « soit pour combattre une paralysie, soit, enfin, pour « appuyer l'action d'une ou de plusieurs substances mé- « dicamenteuses dont elle double l'énergie et dont elle « facilite singulièrement la tolérance. Elle se combine « heureusement avec l'*aconitine* et la *digitaline*, pour for- « mer l'*association défervescente ;* avec les sels de quinine, « dans les fièvres intermittentes, avec la quassine et l'ar- « séniate de soude, avec l'arséniate de fer, etc., etc. (1). »

La strychnine s'emploie bien moins que ses sels, *arséniate, hypophosphite et sulfate.*

ARSÉNIATE DE STRYCHNINE

Choisi très souvent pour les propriétés doubles qu'il emprunte à la strychnine et à l'arsenic.

Action physiologique
Action thérapeutique } Les mêmes que celles de la strychnine, avec celles des composés arsénicaux en plus.
Indications générales

Préparation et administration. — Granules au

---

(1) Toussaint, *la Thérapeutique simpliste*, pages 166 et 167.

demi-milligramme, à prescrire suivant la règle des doses réfractées, dans les cas aigus. ou à la dose quotidienne de 3 à 6, donnés séparément, dans les cas chroniques.

Associations principales :

1° Ass. défervescente (1).
{ Arséniate de strychnine,
Aconitine,
Digitaline.

2° Ass. antizymotique (2).
{ Arséniate de strychnine,
Aconitine,
Hydro-ferro-cyanate de quinine.

3° Ass. contre le choléra (3).
{ Arséniate de strychnine,
Bromhydrate de morphine,
Hyosciamine,
Digitaline.

4° Ass. contre la diathèse tuberculeuse (4).
{ Arséniate de strychnine,
Hélénine,
Tanin.

5° Ass. antirhumatismale (5).
{ Arséniate de strychnine,
Aconitine,
Digitaline,
Colchicine.

6° Ass. antisyphilitique (6).
{ Arséniate de strychnine,
Proto iodure d'hydrargyre.

7° Ass. contre les névralgies et la chorée.
{ Arséniate de strychnine,
Cyanure de zinc.

8° Ass. contre la migraine.
{ Arséniate de strychnine,
Sulfate de quinine,
Caféine.

---

(1) S'administre sous forme de granules composés (Granules antifébriles ou défervescents).
(2) Id. (Granules antizymotiques).
(3) Id. (Granules contre le choléra).
(4) Id. (Granules antidiathésiques).
(5) Id. (Granules contre la goutte et le rhumatisme).
(6) Id. (Granules antisyphilitiques).

9° Ass. contre les ma-
ladies organiques du
cœur (1).

{ Arséniate de strychnine,
Digitaline,
Arséniate de fer.

10° Ass. contre l'asth-
me essentiel ou ner-
veux (2).

{ Arséniate de strychnine,
Hyosciamine,
Lobéline.

11° Ass. contre les
spasmes doulou-
reux et le mal de
mer (3).

{ Arséniate de strychnine,
Morphine (br. ou chlor. de),
Hyosciamine.

12° Ass. contre la pa-
résie et la paralysie
des sphincters.

{ Arséniate de strychnine,
Picrotoxine.

13° Ass. contre la
constipation par la
torpeur de l'intes-
tin.

{ Arséniate de strychnine,
Evonymine.

14° Ass. contre les
maladies du foie.

{ Arséniate de strychnine,
Quassine,
Podophyllin.

15° Ass. diurétique et
antispasmodique
dans la rétention
d'urine, la dysurie,
la cystite aiguë, etc.
(4).

{ Arséniate de strychnine,
Aconitine,
Hyosciamine,
Bromhydrate de morphine,
Digitaline.

16° Ass. contre les
hémorrhagies uté-
rines.

{ Arséniate de strychnine,
Ergotine,
Hydrastine.

---

(1) S'administre sous forme de granules composés (Granules contre les maladies du cœur).
(2) Id. (Granules antiasthmatiques).
(3) Id. (Granules antinausiques).
(4) Id. (Granules diurétiques antispasmodiques).

17° Ass. antiherpéti-que (1).
{ Arséniate de strychnine,
Vératirne,
Acide arsénieux. }

HYPOPHOSPHITE DE STRYCHNINE

Très bon agent, qui rend de grands services.

Action physiologique
Action thérapeutique
{ Les mêmes que celles de la strychnine, avec les effets des composés de phosphore en plus. }

Indications principales. — Lymphatisme, scrofule, anémie, chloro-anémie, rachitisme, ostéomalacie.

Préparation et administration. — Les mêmes que celles de l'arséniate de strychnine.

Association fréquente :

Ass. contre l'anémie et la chloro-anémie.
{ Hypophosphite de strychnine, Bromhydrate de quinine, Quassine, Arséniate de fer. }

SULFATE DE STRYCHNINE

Très soluble dans l'eau et, par suite, à doses égales, plus actif que la strychnine.

Action physiologique
Action thérapeutique
{ Les mêmes que celles de la strychnine. }

Indications principales. — « Le sulfate de strych-
« nine peut remplacer, dans un grand nombre de cas,
« l'arséniate de strychnine, mais il ne possède pas la dou-
« ble action tonique que celui-ci doit aux deux facteurs
« qui le composent. Toutefois, il est préférable à l'arsé-
« niate dans certains troubles fonctionnels où l'équilibre
« physiologique est rompu, et où il faut produire une ac-
« tion névrosthénique énergique. C'est lui qui resserre
« les sphincters relâchés, qui réveille les mouvements
« péristaltiques des intestins, etc., etc. C'est le grand
« producteur du *strictum*. Combiné avec l'hyosciamine,

---

(1) S'administre sous forme de granules composés (Granules antiherpétiques).

« agent merveilleux du *laxum*, il permet la réduction des
« hernies, le cheminement du fœtus dans le bassin pen-
« dant l'accouchement, etc., etc. (1). »

Préparation et administration. — Les mêmes que
celles de l'arséniate de strychnine.

Pour les injections hypodermiques, granules solubles
au milligramme.

Associations fréquentes. — Celles dans lesquelles
entre l'arséniate de strychnine, sauf à y remplacer ce sel
par le sulfate.

BRUCINE

L'un des principes actifs de la *Noix vomique*.

Action physiologique
Action thérapeutique
Les mêmes que celles de la strychnine, mais beaucoup plus faibles, dix ou douze fois moindres, paraît-il.

Indications principales. — Remplace la strychnine
dans la médecine infantile, toutes les fois que la maladie
serait, chez l'adulte, justiciable de ce dernier alcaloïde.

Préparation et administration. — Les mêmes que
celles de la strychnine.

Associations fréquentes :

1° Ass. défervescente infantile.
Brucine,
Aconitine,
Digitaline.

2° Autre ass. défervescente employée souvent chez les enfants.
Brucine,
Aconitine,
Vératrine.

3° Ass. antizymotique (2).
Brucine,
Aconitine,
Hydro-ferro-cyanate de quinine.

---

(1) E. Toussaint, *Ouv. cité*, page 167.
(2) S'administre sous forme de granules composés (Granules
antizymotiques).

3o — NÉVRO-CELLULAIRES

PHOSPHURE DE ZINC

Action physiologique. — A *petites doses*, incite le système nerveux par le phosphore qu'il apporte à ses cellules (1) ; à *doses toxiques*, produit de l'aphrodisie, des troubles graves dans le tube digestif ; diminue la température du corps ; déprime les forces et amène successivement des crampes musculaires, le collapsus, la dégénérescence de la plupart des organes (foie, cœur, reins), et finalement le coma et la mort (Poison hyposthénisant).

Action thérapeutique. — Reconstituant des cellules nerveuses.

Indications principales. — Fièvres adynamiques, lymphatisme, scrofule, neurasthénie, surmenage intellectuel, impuissance, paralysies, y compris la paralysie générale, ataxie locomotrice, rachitisme, ostéomalacie.

Préparation et administration. — Granules au milligramme, à prescrire à la dose quotidienne de 5 à 20, donnés séparément.

IV. — CARDIAQUES

DIGITALINE AMORPHE (2)

L'un des principes actifs de la *Digitale pourprée* (*Digitalis purpurea*) (Scrofulariées).

---

(1) Le phosphore est tellement nécessaire à la vie des cellules nerveuses, surtout à la vie des cellules de l'encéphale, qu'un homme de valeur est allé jusqu'à dire que *la pensée, c'est le phosphore*. Cette opinion, si paradoxale qu'elle puisse paraître, s'explique jusqu'à un certain point par ce fait indiscutable que, sans phosphore, l'intégrité fonctionnelle des centres nerveux serait absolument impossible.

(2) Même remarque que pour l'aconitine *amorphe*. Voir plus haut, note 1, page 21.

Action physiologique. — S'exerce soit directement sur le myocarde, — soit par l'intermédiaire du pneumogastrique, nerf modérateur du cœur, — soit en excitant primitivement la contractilité des capillaires et secondairement le centre circulatoire, — soit enfin en déterminant à la fois la contraction du cœur et des vaisseaux, et du centre vaso-moteur, c'est-à-dire de tout le système respiratoire (1).

A *petites doses*, ralentit, renforce et régularise la systole ventriculaire, augmente la contractilité et la pression artérielle, et provoque la diurèse ; à *doses toxiques*, produit des effets contraires : rend le pouls irrégulier, abaisse la pression sanguine, affaiblit le myocarde et arrête le cœur en diastole (Poison stupéfiant).

Action thérapeutique. — Tonique du cœur et régulateur du système circulatoire tout entier, diurétique.

Indications principales. — Maladies du cœur non compensées quand le myocarde n'a pas encore subi de dégénérescence graisseuse, maladies du cœur accompagnées d'hydropisie.

Préparation et administration. — Granules à un milligramme, à prescrire à la dose quotidienne de 3 à 6, donnés séparément.

Pour les injections hypodermiques, granules solubles à un milligramme.

Associations fréquentes :

1° Ass. défervescente (2).
(Digitaline,
) Aconitine,
) Strychnine (ars. ou sulf. de), pour les adultes, — brucine, pour les enfants.

2° Ass. contre le choléra (3).
(Digitaline,
Aconitine,
Bromhydrate de morphine,
Hyosciamine,
Strychnine (ars. ou sulf. de).

---

(1) Comme on le voit, les auteurs sont fort partagés sur la question.

(2) S'administre sous forme de granules composés (Granules antifébriles ou défervescents).

(3) Id. (Granules contre le choléra).

3° Ass. antirhuma-tismale et anti-goutteuse (1).	Digitaline, Aconitine, Arséniate de strychnine, Colchicine.
4° Ass. contre les maladies organi-ques du cœur (2).	Digitaline, Strychnine (ars. ou sulf. de), Arséniate de fer.
5° Ass. contre la faiblesse des bat-tements du cœur accompagnée de leur accélération.	Digitaline ou caféine, Vératrine.
6° Ass. diurétique.	Digitaline, Scillitine, Asparagine.
7° Ass. contre les affections aiguës de l'appareil cir-culatoire.	Digitaline, Aconitine, Gelsémine, Scillitine.
8° Ass. diurétique et antispasmodi-que dans la ré-tention d'urine, la dysurie, la cys-tite aiguë, etc. (3).	Digitaline, Hyosciamine, Bromhydrate de cicutine, Strychnine (ars. ou sulf. de).

CAFÉINE ET SES SELS

CAFÉINE

Principe actif du *Café d'Arabie* (Rubiacées), du *Thé de Chine* (Ternstroemiacées), du *Guarana* (Sapindacées), de la *Noix de Kola* et du *Cacao* (Malvacées), du *Maté* ou *Thé du Paraguay* (Ilicinées), etc.

---

(1) S'administre sous forme de granules composés (Granules contre la goutte et le rhumatisme).
(2) Id. (Granules contre les maladies du cœur).
(3) Id. (Granules diurétiques antispasmodiques).

Action physiologique. — A *doses modérées*, stimule le système nerveux cérébro-spinal ; fortifie le cœur, dont elle ralentit les battements par l'excitation du nerf vague, tout en augmentant la pression sanguine ; active directement la sécrétion rénale, et produit la diurèse ; à *hautes doses*, provoque des spasmes tétaniques, suivis de paralysie (Poison névrosthénique).

Action thérapeutique. — Tonique du cerveau et du cœur, diurétique.

Indications principales. — Torpeur du cerveau, insolation, coma, somnolence, migraine, maladies du cœur avec rythme régulier en même temps que battements très accélérés et très faibles.

Préparation et administration. — Granules au milligramme pour les enfants, au centigramme pour les adultes, à prescrire à la dose quotidienne de 10 à 25, donnés séparément.

Pour les injections hypodermiques, granules solubles à deux milligrammes et demi.

Associations fréquentes.

1º Ass. fébrifuge et antipériodique (1).
- Caféine,
- Arséniate de strychnine,
- Sulfate de quinine.

2º Ass. contre la migraine.
- Caféine,
- Aconitine,
- Gelsémine.

3º Ass. contre la faiblesse des battements du cœur accompagnée de leur accélération.
- Caféine ou Digitaline,
- Vératrine.

4º Ass. contre les dyspepsies atoniques.
- Caféine,
- Cocaïne,
- Quassine,
- Evonymine.

Les sels de caféine, *arséniate*, *citrate* et *valérianate*, sont souvent usités en thérapeutique.

---

(1) S'administre sous forme de granules composés (Granules fébrifuges antipériodiques).

ARSÉNIATE DE CAFÉINE

Dans certains cas, plus utile que la caféine, grâce à sa composition.

Action physiologique
Action thérapeutique } Les mêmes que celles de la caféine, avec celles des composés arsénicaux en plus.

Indications principales. — Toutes les formes adynamiques des affections dans lesquelles la caféine peut rendre des services.

Préparation et administration. — Granules au milligramme, à prescrire à la dose quotidienne de 2 à 10, donnés séparément.

Associations fréquentes — Celles dans lesquelles entre la caféine, sauf à y remplacer l'alcaloïde par le sel.

CITRATE DE CAFÉINE

Plus soluble dans l'eau que la caféine, donne, à doses égales, de meilleurs résultats.

Action physiologique
Action thérapeutique
Indications principales
Préparation et administration } Les mêmes que celles de la caféine.

Associations fréquentes. — Celles dans lesquelles entre la caféine, sauf à y remplacer l'alcaloïde par le sel.

VALÉRIANATE DE CAFÉINE

Préférable à la caféine ou à ses autres sels dans quelques cas spéciaux.

Action physiologique
Action thérapeutique } Les mêmes que celles de la caféine, avec les effets des composés valérianés en plus.

Indications principales. — Vomissements nerveux, hoquet, coqueluche.

Préparation et administration. — Les mêmes que celles de la caféine.

Associations fréquentes :

Ass. contre la coque- } Valérianate de caféine,
luche.   { Sulfhydral.

GUARANINE

Substance tirée du *Guarana*, pâte composée de cacao, de fécule et surtout d'extrait des semences du *Paullinia sorbilis* (Sapindacées) très riches en caféine.

L'action physiologique, l'action thérapeutique, les indications principales et le mode d'administration de la guararine sont semblables à ceux de la caféine. Le granule de guararine est au milligramme.

SPARTÉINE (SULFATE DE)

La *spartéine* est l'un des principes actifs du *Genêt* (*Genista scoparia*) (Légumineuses-Papilionacées). comme elle est liquide, on n'emploie que son *sulfate*.

Action physiologique. — Semblable à celle de la digitaline, avec cette différence que tandis que la digitaline s'accumule, la spartéine ne s'accumule pas.

Action thérapeutique. — Tonique et régulateur du cœur, diurétique.

Indications principales. — Les mêmes que celles de la digitaline.

Préparation et administration. — Granules au centigramme, à prescrire à la dose quotidienne de 10 à 20, donnés séparément.

STROPHANTINE

Principe actif du *Strophantus hispidus* (Apocynacées).

Action physiologique. — A *petites doses*, ralentit les battements du cœur, par excitation du pneumo-gastrique, et élève la pression artérielle par l'intermédiaire du bulbe et des nerfs périphériques ; à *doses toxiques*, produit une faiblesse générale et de la paralysie (Poison stupéfiant).

Action thérapeutique Indications principales { Les mêmes que celles de la digitaline, sauf que la strophantine n'est qu'un diurétique inconstant, et même qu'elle ne jouit de cette propriété qu'en irritant les reins.

Préparation et administration. — Granules au dixième de milligramme, à prescrire à la dose quotidienne de un ou 2 *au plus*.

V. — DIGESTIFS

QUASSINE

Principe actif du *Quassia amara* (*Simaruba excelsa*) (Simaroubées).

Action physiologique. — Excite les mouvements péristaltiques de l'estomac et augmente l'activité des sécrétions gastriques.

Action thérapeutique. — Stimulant par excellence de l'estomac.

Indications principales. — Digestions lentes et pénibles, dyspepsies atoniques, diarrhée des dyspeptiques.

Préparation et administration. — Granules au milligramme, à prescrire à la dose quotidienne de 2 à 10 (1 à 5 avant chacun des deux principaux repas).

Associations fréquentes :

1° Ass. contre la fièvre jaune (1). { Quassine, Aconitine, Arséniate de strychnine, Salicylate de quinine.

---

(1) S'administre sous forme de granules composés (Granules contre la fièvre jaune).

2° Ass. antiscrofu-leuse (1).	Quassine, Phosphate de fer, Iodoforme.
3° Ass. contre le diabète sucré (2).	Quassine, Arséniate de strychnine, Arséniate de fer, Benzoate de lithine.
4° Ass. contre l'a-némie et la chloro-anémie (3).	Quassine, Bromhydrate de quinine, Arséniate de fer.
5° Ass. contre les dyspepsies atoniques.	Quassine, Cocaïne, Caféine, Evonymine.
6° Ass. contre les maladies du foie (4).	Quassine, Arséniate de strychnine, Podophyllin.

PEPSINE PURE

Substance azotée retirée du suc gastrique des estomacs de porc, des caillettes de mouton ou de veau, et mélangée avec de l'amidon (5).

Action physiologique. — Transforme les matières albuminoïdes en principes solubles et assimilables appelés *peptones*.

Action thérapeutique. — Supplée au suc gastrique.

---

(1) S'administre sous forme de granules composés (Granules antistrumeux reconstituants).

(2) Id. (Granules contre le diabète sucré).

(3) Id. (Granules contre l'anémie et la chlorose).

(4) Id. (Granules contre les maladies du foie).

(5) La pepsine tirée du suc des fruits verts du *carica papaya* (*pepsine végétale*) porte le nom de *papaïne*. La *papaïne*, l'*arséniate de strychnine* et la *quassine* constituent, donnés ensemble, l'association digestive qui s'administre sous forme de granules composés (Granules digestifs).

Indications principales.—Dyspepsies atoniques par défaut morbide de sécrétion gastrique, et cas où le suc gastrique est pauvre en pepsine.

Préparation et administration. — Granules au centigramme, à prescrire à la dose de 10 à 20, avant chacun des deux principaux repas.

DIASTASE

Substance retirée de l'orge germée.

Action physiologique. — Réduit les amidons et les fécules en *maltose* et en *dextrine*, qui se transforme finalement en *glucose*. Cette action est identique à celle de la *ptyaline* (diastase salivaire ou animale).

Action thérapeutique. — Facilite la digestion des aliments amylacés.

Indications principales. — Cas où il y a défaut morbide de diverses sécrétions spéciales, soit des glandes salivaires, soit du pancréas.

Préparation et administration. — Granules au centigramme, à prescrire à la dose de 3 ou 4 avant chacun des deux principaux repas.

VI. — RECONSTITUANTS

Les *Reconstituants* comprennent les *Ferrugineux*, les *Arsénicaux* et les *Sels calcaires*.

1° FERRUGINEUX

Le rôle des ferrugineux, quand ils sont solubles, est considérable, puisqu'ils fournissent au sang, directement ou par l'intermédiaire des organes hématopoiétiques, l'élément nécessaire à la réparation ou à l'évolution des hématies (Hayem et Regnauld).

Les ferrugineux plus particulièrement employés en Alcaloïdothérapie dosimétrique sont l'*arséniate*, le *lactate*, le *phosphate*, le *glycérophosphate* et le *valérianate*.

ARSÉNIATE DE FER

Action physiologique. — La même que celle du fer, avec celle de l'arsenic en plus.

Action thérapeutique. — Reconstituant par excellence du sang, modificateur hors de pair de la circulation artérielle.

Indications principales. — Anémie, chloro-anémie, convalescence des longues maladies, misère physiologique, exanthèmes secs et furfuracés et même squameux.

Préparation et administration. — Granules au milligramme, à prescrire à la dose quotidienne de 10 à 20, donnés en plusieurs fois et au moment des repas.

Associations fréquentes :

1º Ass. contre le diabète sucré (1).
(Arséniate de fer,
) Strychnine (ars. ou sulf. de),
) Quassine,
(Benzoate de lithine.

2º Ass. contre l'anémie et la chloro-anémie (2).
(Arséniate de fer,
) Bromhydrate de quinine,
(Quassine.

3º Ass. contre les maladies organiques du cœur (3).
(Arséniate de strychnine,
) Strychnine (ars. ou sulf. de),
(Digitaline.

---

(1) S'administre sous forme de granules composés (Granules contre le diabète sucré).
(2) Id. (Granules contre l'anémie et la chlorose).
(3) Id. (Granules contre les maladies du cœur).

LACTATE DE FER

Action physiologique
Action thérapeutique } Les mêmes que celles des autres ferrugineux, avec cet avantage qu'il se dissout et s'absorbe facilement.

Indications principales. — Anémie, chloro-anémie, convalescence des longues maladies, misère physiologique, — principalement chez les enfants.

Préparation et administration. — Granules au centigramme, à prescrire à la dose quotidienne de 10 à 20, donnés en plusieurs fois et au moment des repas.

Association fréquente. — Lactate de fer et incitants vitaux.

PHOSPHATE DE FER

Phosphate ferroso-ferrique.

Action physiologique
Action thérapeutique } Les mêmes que celles des autres ferrugineux, avec les effets des composés phosphatés en plus.

Indications principales. — Formes anémiques et hydrohémiques du rachitisme, carie des dents.

Préparation et administration. — Granules au centigramme, à prescrire à la dose quotidienne de 10 à 20, donnés en plusieurs fois au moment des repas.

Associations fréquentes :

1° Phosphate de fer et incitants vitaux.

2° Ass. antiscrofuleuse (1). } Phosphate de fer, Quassine, Iodoforme.

---

(1) S'administre sous forme de granules composés (Granules antistrumeux reconstituants).

GLYCÉROPHOSPHATE DE FER

Action physiologique
Action thérapeutique — Les mêmes que celles des autres ferrugineux, avec les effets des glycéro-phosphates en plus (1).

Indications principales. — Les mêmes que celles du phosphate de fer.

Préparation et administration. — Granules à deux centigrammes, à prescrire à la dose quotidienne de 10 à 20, donnés en plusieurs fois et au moment des repas.

Associations fréquentes. —Glycérophosphate de fer et incitants vitaux.

VALÉRIANATE DE FER

Action physiologique
Action thérapeutique — Les mêmes que celles du fer avec les effets des composés valérianés en plus.

Indications principales. — Hystérie ou hystéro- épilepsie, compliquée d'anémie ou de chloro-anémie.

Préparation et administration. — Granules au centigramme, à prescrire à la dose quotidienne de 10 à 20, donnés en plusieurs fois et au moment des repas.

Associations fréquentes. — Valérianate de fer et nervins antispasmodiques.

2° ARSÉNICAUX

Les arsénicaux plus particulièrement employés en Alcaloïdothérapie dosimétrique sont l'*acide arsénieux* et les *arséniates d'antimoine, de caféine, de fer, de soude, de quinine* et *de strychnine.*

---

(1) D'après Albert Robin, le phosphore organique qui existe dans le système nerveux se présentant sous la forme d'acide phosphorique, les glycérophosphates apporteraient aux cellules nerveuses cet acide tout préparé.

ACIDE ARSÉNIEUX

Action physiologique. — A *petites doses*, augmente le pouvoir absorbant pour l'oxygène des globules rouges sur lesquels il se fixe ; accélère la respiration ; favorise les fonctions digestives ; donne de l'embonpoint et jouit de propriétés antibacillaires : à *doses toxiques*, tue les globules rouges ; amène la dégénérescence graisseuse du cœur, du foie, des reins, et paralyse les centres respiratoires (Poison hyposthénisant).

Action thérapeutique. — Reconstituant du sang.

Indications principales. — Fièvres ataxiques et adynamiques (typhus, fièvre typhoïde, choléra, vomito negro, peste), fièvres palustres rebelles avec anémie, impaludisme, phtisie, engorgements du foie et de la veine-porte, hypochondrie, affections cutanées dépendant d'une dyscrasie.

Préparation et administration. — Granules au milligramme, à prescrire suivant la règle des doses réfractées, dans les cas aigus, ou à la dose quotidienne de 2 à 10, donnés séparément dans les cas chroniques.

Associations fréquentes :

1° Ass. contre les fièvres palustres rebelles.
{ Acide arsénieux,
Arséniate de quinine,
Arséniate de strychnine.

2° Ass. antiherpétique (1).
{ Acide arsénieux,
Vératrine,
Arséniate de strychnine.

ARSÉNIATE D'ANTIMOINE

Action physiologique
Action thérapeutique
{ Les mêmes que celles des autres arsénicaux, avec les effets des composés antimoniaux en plus.

---

(1) S'administre sous forme de granules composés (Granules antiherpétiques).

Indications principales. — Maladies chroniques du cœur avec hypertrophie, surtout cardiospasme, phtisie, catarrhe bronchique.

Préparation et administration. — Granules au milligramme, à prescrire à la dose quotidienne de 2 à 10, donnés séparément.

Associations fréquentes. — Arséniate d'antimoine et incitants vitaux.

ARSÉNIATE DE CAFÉINE

(Voir plus haut, page 52.)

ARSÉNIATE DE FER

(Voir plus haut, page 57).

ARSÉNIATE DE QUININE

(Voir plus haut, page 25).

ARSÉNIATE DE SOUDE

Action physiologique
Action thérapeutique } Les mêmes que celles de l'acide arsénieux, avec cet avantage pour l'arséniate de soude qu'il irrite moins l'estomac que l'acide arsénieux et qu'il est mieux supporté.

Indications principales. — Les mêmes que celles de l'acide arsénieux, surtout engorgements du foie et de la veine-porte, et herpétisme.

Préparation et administration. — Granules au milligramme, à prescrire à la dose quotidienne de 2 à 10, donnés séparément.

Associations fréquentes. — Les mêmes que celles de l'acide arsénieux.

ARSÉNIATE DE STRYCHNINE

(Voir plus haut, page 43.)

3° SELS CALCAIRES

Des sels calcaires, spécialement le phosphate de chaux, se retrouvent dans tous les tissus, surtout dans le tissu osseux. Sans ces sels, l'organisme s'arrêterait dans son développement ou dépérirait. De là leur utilité en thérapeutique.

Les sels calcaires employés de préférence en Alcaloïdothérapie dosimétrique sont l'*hypophosphite de chaux* et le *glycérophosphate de chaux*.

HYPOPHOSPHITE DE CHAUX

Action physiologique
Action thérapeutique } Les mêmes que celles combinées du phosphore et de la chaux.

Indications principales. — Convalescences des longues maladies, phtisie, diabète sucré, anémie et chloroanémie, rachitisme, ostéomalacie, carie dentaire, grossesse, allaitement.

Préparation et administration. — Granules au centigramme, à prescrire à la dose quotidienne de 10 à 20, donnés en plusieurs fois et au moment des repas.

Associations fréquentes. — Hypophosphite de chaux et incitants vitaux.

GLYCÉROPHOSPHATE DE CHAUX

Action physiologique
Action thérapeutique } Les mêmes que celles de
Indications principales l'hypophosphite de chaux.

Préparation et administration. — Granules à deux centigrammes, à prescrire à la dose quotidienne de 10 à 20, donnés en plusieurs fois et au moment des repas.

Associations fréquentes. — Glycérophosphate de chaux et incitants vitaux.

VII. — MODIFICATEURS SÉCRÉTOIRES ET EXCRÉTOIRES

Ces agents comprennent les *Vomitifs*, les *Expectorants*, les *Purgatifs*, les *Sudorifiques*, les *Sialagogues*, les *Diurétiques* et les *Astringents*.

1° VOMITIFS ET EXPECTORANTS

ÉMÉTIQUE (Tartre stibié ou tartrate d'antimoine et de potasse)

Action physiologique. — A *petites doses*, jouit, suivant la quantité donnée et le mode d'administration, de propriétés vomitives, purgatives, diaphorétiques, expectorantes, contrestimulantes. Le vomissement, effet le plus constant de l'émétique, est dû à l'irritation gastrique que produit ce corps sur les filets sensitifs du nerf vague. C'est, en effet, cette irritation qui détermine, par l'intermédiaire du bulbe, les mouvements de révolte de l'estomac. A *doses toxiques*, l'émétique se comporte comme poison musculaire (Poison hyposthénisant).

Action thérapeutique. — Vomitif (1).

Indications principales. — Empoisonnements, quand ils nécessitent une intervention prompte et énergique.

Préparation et administration. — Granules au centigramme, à prescrire suivant la règle des doses réfractées, sauf à ne pas en donner plus de 5 à 10 en tout.

KERMÈS MINÉRAL (oxysulfure d'antimoine)

Action physiologique. — La même que celle de l'émétique, mais, à doses égales, plus faible.

---

(1) Le tartre stibié, que Guy-Patin appelait avec autant d'esprit que de raison *tartre stygié*, a fait trop de victimes pour qu'on n'en restreigne pas l'emploi au strict absolument nécessaire.

Action thérapeutique. — Expectorant (1).

Indications principales. — Laryngo-bronchites, avec expectoration difficile.

Préparation et administration. — Granules au centigramme, à prescrire à la dose quotidienne de 10 à 20 au plus, donnés séparément.

ÉMÉTINE

Principe actif de l'*Ipécacuanha* (*Cephælis Ipecacuanha*) (Rubiacées).

Action physiologique. — Très semblable à celle de l'émétique, mais, à doses égales, bien plus douce.

Action thérapeutique. — Vomitif, expectorant.

Indications principales. — Embarras gastrique bilieux, bronchites et pneumonies à la période d'expectoration. — Convient surtout chez les enfants.

Préparation et administration. — Granules au milligramme, à prescrire suivant la règle des doses réfractées, à la dose de 3 à 10 chez les adultes, et de 1 à 5 chez les enfants, comme *vomitif* ; ou, comme *expectorant*, à la dose quotidienne de 6 à 8, donnés séparément.

Association fréquente :

Ass. contre le catarrhe des bronches (2). { Emétine, Codéine, Iodoforme.

APOMORPHINE

Alcaloïde dérivé de l'action de l'acide chlorhydrique sur la morphine.

Action physiologique. — A *petites doses*, fait vomir,

---

(1) On ne se sert pas du kermès minéral comme purgatif, parce qu'il ne fait vomir qu'à doses élevées et qu'alors il peut être très dangereux.

(2) S'administre sous forme de granules composés (Granules contre le catarrhe des bronches).

non par irritation gastrite directe, comme l'émétique, le kermès et l'émétine, mais par une modification spéciale des centres nerveux ; à *fortes doses*, détermine de graves désordres dans l'encéphale et la dépression des forces névro-musculaires.

Action thérapeutique. — Vomitif puissant, qui agit surtout en injections hypodermiques.

Indications principales. — Empoisonnements, cas où l'on a affaire à des enfants ou à des aliénés.

Préparation et administration. — Granules au milligramme, à prescrire suivant la règle des doses réfractées, jusqu'à effet.

Pour les injections hypodermiques, granules de *chlorhydrate d'apomorphine* à cinq milligrammes.

2° PURGATIFS

COLOCYNTHINE

Principe actif de la *Coloquinte* (*Citrullus colocyntis*) (Cucurbitacées).

Action physiologique. — A *petites doses*, stimulant des sécrétions gastrique, intestinale et hépatique ; à *fortes doses*, drastique violent et dangereux (Poison irritant-drastique).

Action thérapeutique. — Hydragogue très sûr.

Indications principales. — Cas de paresse ou d'atonie des voies intestinales, hydropisies, stases veineuses du foie par suite de circulation difficile dans le système de la veine porte.

Préparation et administration. — Granules au demi-milligramme, à prescrire suivant la règle des doses réfractées, dans les cas aigus, ou à la dose quotidienne de 5 à 10, donnés séparément, dans les cas chroniques.

Association fréquente :

Ass. contre la constipation habituelle.
{ Colocynthine,
Sedlitz granulé,
ou
Podophyllin.

BRYONINE

Principe actif de la *Bryone* (*Bryonia alba*) (Cucurbitacées).

Action physiologique. — A *petites doses*, stimulant spécial du gros intestin ; à *doses un peu fortes*, drastique produisant de vives douleurs intestinales, déprimant les forces et pouvant devenir mortel (Poison irritant-drastique).

Action thérapeutique. — Hydragogue.

Indications principales. — Hyperémies céphaliques, hydropisies, manie, constipation des hypochondriaques.

Préparation et administration. — Granules au milligramme, à prescrire suivant la règle des doses réfractées, de façon à les suspendre sitôt l'effet obtenu.

ÉLATÉRINE

Principe actif du *Momordica elaterium* (Cucurbitacées).

Action physiologique. — A *petites doses*, stimule les sécrétions gastro-intestinales ; à *doses un peu fortes*, détermine un état très semblable au choléra et des convulsions tétaniformes (Poison irritant-drastique).

Action thérapeutique
Indications principales } Les mêmes que celles
Préparation et administration. } de la bryonine.

CYCLAMINE

Principe actif du *Cyclamen europeum* (Primulacées).

Action physiologique. — A *petites doses*, stimulant des sécrétions gastro-intestinales ; à *doses un peu fortes*, drastique causant de graves accidents gastro-intestinaux, des convulsions, des vertiges, des sueurs froides et même la mort (Poison irritant-drastique).

Action thérapeutique \
Indications principales } Les mêmes que celles \
Préparation et admi- } de la bryonine. \
   nistration.

JALAPINE

Principe le plus actif du *Jalap officinal (Exogonium ialapa)* (Convolvulacées).

Action physiologique. — A *petites doses*, stimulant des mouvements péristaltiques de l'intestin ; à *fortes doses*, vomitif.

Action thérapeutique. — Hydragogue.

Indications principales. — Dyspepsies torpides de l'intestin, avec flatulences et borborygmes.

Préparation et administration. — Granules au milligramme, à prescrire à la dose de 20 à 30, donnés en une fois.

COLCHICINE

Principe le plus actif du *Colchique (Colchicum autumnale)* (Colchicacées).

Action physiologique. — A *petites doses*, a des effets purgatifs et calme, on ne sait comment, les douleurs de la goutte, alors qu'elle ne se comporte pas de la même façon dans les autres maladies ; à *fortes doses*, entraîne la perte du sentiment et des mouvements volontaires et réflexes, ainsi que l'affaiblissement et la paralysie des organes de la respiration (Poison irritant-drastique) (1).

---

(1) « On a souvent confondu les effets de la colchicine avec ceux
« de la vératrine ; c'est à tort. Ainsi la colchicine ne provoque
« ni éternuement, ni salivation lorsqu'elle est introduite dans la
« bouche. Elle détermine, il est vrai, des vomissements, mais
« après un temps assez long, tandis que la vératrine les suscite
« immédiatement ; elle produit la diarrhée comme la vératrine,

Action thérapeutique. — Hydragogue, diurétique, antirhumatismal et en quelque sorte le spécifique de la goutte.

Indications principales. — Goutte, accès goutteux, rhumatisme goutteux.

Préparation et administration — Granules an demi-milligramme, à prescrire suivant la règle des doses réfractées, dans les cas aigus, ou à la dose quotidienne de 1 à 5, donnés séparément, dans les cas chroniques.

Association fréquente :

Ass. antirhumatismale et antigoutteuse (1).
{ Colchicine,
Aconitine,
Digitaline,
Arséniate de strychnine.

ÉVONYMINE

Principe actif du *Fusain d'Europe* (*Evonymus atropurpureus*) (Celastracées).

Action physiologique. — A *petites doses*, stimulant de la sécrétion biliaire ; à *fortes doses*, vomitif.

Action thérapeutique. — Laxatif et surtout cholalogue.

Indications principales. — Engorgements hépatiques, ictère, lithiase biliaire, dyspepsie accompagnée de constipation, hémorrhoïdes.

Préparation et administration. — Granules au milligramme, à prescrire le soir, au moment du coucher,

---

« mais encore, elle provoque une gastro-entérite que ne détermine « pas cette dernière. De plus, quelles qu'en soient les doses, du « moment qu'elles sont toxiques, la mort arrive à peu près dans « le même temps. Enfin la colchicine n'agit pas sur les muscles « comme la vératrine, mais paralyse les nerfs moteurs et les nerfs « sensitifs, toutefois après avoir d'abord excité ces derniers. » (Rabuteau, *Eléments de Thérapeutique et de Pharmacologie*, 3e édit., page 818.)

(1) S'administre sous forme de granules composés (Granules contre la goutte et le rhumatisme).

pendant plusieurs jours, à la dose de 5 à 10. — Conseiller, pour le lendemain matin, le Sedlitz granulé.

Associations fréquentes :

1° Ass. contre les dyspepsies atoniques.
{ Evonymine,
Cocaïne,
Caféine,
Quassine.

2° Ass. contre la constipation par torpeur de l'intestin
{ Evonymine,
Strychnine (ars. ou sulf. de).

IRIDINE OU IRISINE

Principe actif du *Glaïeul bleu* (*Iris versicolor*) (Iridées).

Action physiologique
Action thérapeutique
Indications principales
Préparation et administration
{ Semblables à celles de l'évonymine.

PODOPHYLLIN

Principe actif du *Podophylle* (*Podophyllum peltatum*) (Berbéridées).

Action physiologique. — A *petites doses*, stimulant énergique de la sécrétion biliaire ; à *fortes doses*, dangereux.

Action thérapeutique. — Cholagogue précieux, parce qu'il est sûr et qu'il ne produit ni accoutumance, ni constipation consécutive.

Indications principales. — Les mêmes que celles de l'évonymine, et tous cas de constipation habituelle.

Préparation et administration. — Granulés au centigramme, à prescrire à la dose quotidienne de 2 à 5 donnés le soir, au moment du coucher, et en une fois. — Conseiller, pour le lendemain matin, le Sedlitz granulé.

Association fréquente :

Ass. contre les mala-
dies du foie (1). $\left\{\begin{array}{l}\text{Podophyllin,} \\ \text{Arséniate de strychnine,} \\ \text{Quassine.}\end{array}\right.$

LEPTANDRINE

Principe actif du *Leptandra virginica* (Scrofulariacées).

Action physiologique. — A *petites doses*, stimulant des sécrétions intestinale, biliaire et pancréatique; à *fortes doses*, vomitif.

Action thérapeutique. — Bon cholagogue.

Indications principales. — Diarrhées graisseuses ou chyleuses par défaut de sécrétion pancréatique.

Préparation et administration. — Granules au milligramme, à prescrire suivant la règle des doses réfractées, de façon à les suspendre sitôt l'effet obtenu.

SEDLITZ GRANULÉ CHARLES CHANTEAUD

Sulfate de magnésie parfaitement déshydraté, rendu légèrement effervescent par l'addition d'une petite quantité d'acide tartrique et de bicarbonate de soude, granulé à la bassine et recouvert de sucre de lait, débarrassé de toute impureté, et absolument neutre.

Action physiologique. — Comme tous les purgatifs, détermine à travers la paroi de l'intestin l'issue d'une partie de l'eau et des substances cristalloïdes qui existent dans le sang (dialyse).

Action thérapeutique. — Cathartique très doux, ne produisant aucune hypersécrétion, et agissant sous un petit volume.

Indications principales. — Base de presque tous les traitements de la thérapie dosimétrique dans lesquels il assure une facile et rapide absorption des médicaments.

---

(1) S'administre sous forme de granules composés (Granules contre les maladies du foie).

Préparation et administration. — Sedlitz granulé Charles Chanteaud à prescrire à la dose de une cuillerée à café ou à dessert, comme laxatif, ou à la dose de une ou deux cuillerées à soupe, comme purgatif, dans une quantité d'eau suffisante, le matin à jeun.

3° SUDORIFIQUES, SIALAGOGUES ET DIURÉTIQUES

PILOCARPINE (NITRATE DE)

La *Pilocarpine* est le principe actif du *Jaborandi* (*Pilocarpus pinnatus*) (Rutacées). En alcaloïdothérapie dosimétrique, on se sert de préférence du *nitrate de pilocarpine*.

Action physiologique. — A *petites doses*, énergique incitant cardio-vasculaire qui ralentit les battements du cœur et provoque l'hypersécrétion de presque toutes les glandes, des sudoripares et des salivaires surtout; à *fortes doses*, déprimant cardiaque.

Action thérapeutique. — Sudorifique et sialagogue puissant.

Indications principales. — Comme sudorifique, inflammations *a frigore* des voies respiratoires, affections cutanées, alopécie, hydropisie, qui ne sont pas d'origine cardiaque ; comme sialagogue, hoquet rebelle, angines et bronchites chroniques ou pseudo-membraneuses.

Préparation et administration. — Granules au milligramme, à prescrire suivant la règle des doses réfractées, de façon à les suspendre sitôt l'effet obtenu.

Pour les injections hypodermiques, granules solubles à cinq milligrammes.

Association fréquente :

Ass. sudorifique et résolutive contre les inflammations des voies respiratoires
{ Nitrate de pilocarpine,
Sel de Grégory,
Emétine.

CAFÉINE ET SES SELS

(Diurétiques)

(Voir plus haut, page 50.)

COLCHICINE

(Diurétique)

(Voir plus haut, page 67.)

DIGITALINE AMORPHE

(Diurétique)

(Voir plus haut, page 48.)

SPARTÉINE (SULFATE DE)

(Diurétique)

(Voir plus haut, page 53.)

SCILLITINE

Principe actif de la *Scille* (*Scilla maritima*) (Liliacées).

Action physiologique. — A *petites doses,* augmente la pression artérielle, comme la digitale, mais, à la différence de celle-ci, ne s'accumule pas ; à *fortes doses,* produit d'abord les vomissements et la prostration des forces, puis de la stupeur, le coma et la mort (Poison irritant-drastique).

Action thérapeutique. — Diurétique sûr, expectorant incertain.

Indications principales. — Comme diurétique, hydropisies ; comme expectorant, bronchites.

Préparation et administration. — Granules au milligramme, à prescrire suivant la règle des doses réfractées, dans les cas aigus, ou à la dose quotidienne de 4 à 6, donnés séparément, dans les cas chroniques.

Associations fréquentes :

1º Ass. diurétique.
$\left\{\begin{array}{l}\text{Scillitine,}\\ \text{Digitaline,}\\ \text{Asparagine.}\end{array}\right.$

2º Ass. contre les affections aiguës des voies respiratoires.
$\left\{\begin{array}{l}\text{Scillitine,}\\ \text{Aconitine,}\\ \text{Gelsémine,}\\ \text{Digitaline.}\end{array}\right.$

ASPARAGINE

Principe actif de l'*Asperge* (*Asparagus officinalis*) (Asparaginées).

Action physiologique. — Active, par dialyse, l'excrétion urinaire.

Action thérapeutique. — Diurétique.

Indications principales. — Affections des voies urinaires, quand les diurétiques irritants sont contre-indiqués.

Préparation et administration. — Granules au milligramme, à prescrire à la dose quotidienne de 10 à 30, donnés séparément.

Association fréquente :

Ass. diurétique.
$\left\{\begin{array}{l}\text{Asparagine,}\\ \text{Digitaline,}\\ \text{Scillitine.}\end{array}\right.$

CUBÉBINE

Principe actif du *Poivre cubèbe* (*Piper cubeba*) (Pipéracées).

Action physiologique. — Comme toutes les substances térébenthinées, s'élimine par les voies rénales, respiratoires et cutanées, sans déterminer la gastralgie, les vomissements ou la diarrhée que provoque le copahu.

Action thérapeutique. — Excellent modificateur des sécrétions de la muqueuse de l'urèthre.

Indications principales. — Blennorrhagie et gonorrhée.

Préparation et administration. — Granules au milligramme, à prescrire suivant la règle des doses réfractées, dans les cas aigus, ou à la dose quotidienne de 10 à 20, donnés séparément, dans les cas chroniques.

Association fréquente :

Ass. antiblennorrha-gique (1).
$\left\{\begin{array}{l}\text{Cubébine,}\\\text{Camphre monobromé,}\\\text{Pipérine,}\\\text{Sulfhydral.}\end{array}\right.$

PIPÉRINE

Principe actif retiré des *Piper, longum, nigrum* ou *cauda-tum* (Pipéracées).

Action physiologique
Action thérapeutique
Indications principales
Préparation et adminis-tration
Association fréquente
$\left.\begin{array}{l}\\\\\\\\\\\end{array}\right\}$ Les mêmes que celles de la cubébine.

4° ASTRINGENTS

ACIDE TANNIQUE OU TANIN

Retiré de la *Noix de galle*, ou excroissance qui se forme sur le chêne à la suite de la piqûre du *Cynips gallæ tinctoriæ*, insecte hyménoptère.

Action physiologique — A *petites doses*, ne nuit pas à la digestion et diminue simplement les sécrétions des muqueuses, notamment de celle de l'intestin, en en faisant contracter les vaisseaux ; à *fortes doses*, trouble la

---

(1) S'administre sous forme de granules composés (Granules antiblennorrhagiques).

digestion par la coagulation de la pepsine et détermine une constipation tenace. — Jouit de la propriété de coaguler le sang et le pus. — Est incompatible avec les alcaloïdes.

Action thérapeutique. — Antisudorifique, antidiarrhéique, hémostatique, contre-poison des alcaloïdes.

Indications principales. — Sueurs nocturnes des phtisiques, diarrhées séreuses, leucorrhées, hémorrhagies passives, hémoptysies, empoisonnements par les alcaloïdes.

Préparation et administration. — Granules au centigramme, à prescrire suivant la règle des doses réfractées, dans les cas aigus, ou à la dose quotidienne de 10 à 20, donnés séparément, dans les cas chroniques.

ARBUTINE

Principe actif de la *Busserole* ou *Raisin d'ours* (*Arbutus uva ursi*) (Ericinées).

Action physiologique. — Analogue à celle du tanin.

Action thérapeutique. — Astringente.

Indications principales. — Hématuries rénales, cystites.

Préparation et administration. — Granules au milligramme et au centigramme, à prescrire suivant la règle des doses réfractées, les premiers, 5 par 5 ; et les seconds, un par un jusqu'à effet.

JUGLANDINE

Principe actif du *Noyer royal* (*Juglans regia*) (Juglandées).

Action physiologique. — Active l'appétit et favorise la digestion ; est astringente et jouit de la propriété de modifier heureusement la diathèse scrofuleuse.

Action thérapeutique. — Astringent, tonique et antiscrofuleux.

Indications principales. — Scrofule, dyspepsies dyscrasiques.

Préparation et administration. — Granules au milligramme, à prescrire à la dose quotidienne de 10 à 20, donnés séparément, et granules au centigramme, à prescrire à la dose quotidienne de 1 ou 2.

AGARICINE

Principe actif de l'*Agaric blanc* (*Polyporus* ou *Boletus officinalis*) (Champignons).

Action physiologique. — Inconnue.

Action thérapeutique. — Antisudorifique.

Indications principales. — Sueurs nocturnes des phtisiques.

Préparation et administration. — Granules au milligramme, à prescrire à la dose quotidienne de 5 à 10, donnés séparément.

COTOÏNE

Principe actif de l'écorce de *Coto* (*Palicurea densiflora*) (Rubiacées).

Action physiologique. — Antiseptise l'intestin ou stimule sa vitalité.

Action thérapeutique. — Antisudorifique, antidiarrhéique.

Indications principales. — Sueurs nocturnes et diarrhée des phtisiques.

Préparation et administration. — Granules au milligramme, à prescrire à la dose quotidienne de 10 à 20, donnés séparément.

Association fréquente :

Ass. contre la diarrhée, l'entérite aiguë, la cholérine, la dysenterie, etc. (1). { Cotoïne, Sel de Grégory, Sous-nitrate de bismuth.

---

(1) S'administre sous forme de granules composés (Granules antidiarrhéiques).

SOUS-NITRATE DE BISMUTH

Action physiologique. — N'est absorbé qu'en très petite quantité par l'estomac et l'intestin, et modifie par sa seule présence la vitalité de leurs muqueuses, dont il diminue les sécrétions, dont il cicatrise les ulcérations, qu'il fortifie et qu'il préserve de l'infection en neutralisant les déchets viciés répandus à leur surface.

Action thérapeutique. — Astringent.

Indications principales. — Diarrhées des maladies engendrant des résorptions septiques, diarrhée prémonitoire du choléra, dysenterie.

Préparation et administration. — Granules au centigramme, à prescrire suivant la règle des doses réfractées, dans les cas aigus, ou à la dose quotidienne de 25 à 50, donnés séparément, dans les cas chroniques.

Association fréquente :

Ass. contre la diarrhée, l'entérite aiguë, la cholérine, la dysenterie, etc. (1).
{ Sous-nitrate de bismuth,
Sel de Grégory,
Cotoïne.

SALICYLATE DE BISMUTH

Action physiologique
Action thérapeutique
{ Les mêmes que celles du sous-nitrate de bismuth, avec les effets des salicylates en plus.

Indications principales
Préparation et administration
Association fréquente
{ Les mêmes que celles du sous-nitrate de bismuth.

---

(1) S'administre sous forme de granules composés (Granules antidiarrhéiques).

VIII. — NEUTRALISANTS

ACIDE BENZOÏQUE

Action physiologique. — S'oppose aux fermentations putrides de l'organisme et transforme l'acide urique, qui est très peu soluble, en acide hippurique, qui l'est beaucoup plus et qui s'élimine par les urines.

Action thérapeutique. — Antiseptique, neutralisant, diurétique.

Indications principales. — Fièvre typhoïde, rhumatisme, goutte, gravelle urique, lithiase urinaire, bronchites chroniques, hydropisies, urémie, cystite avec fétidité ammoniacale de l'urine (1).

Préparation et administration. — Granules au centigramme, à prescrire suivant la règle des doses réfractées, dans les cas aigus, ou à la dose quotidienne de 10 à 20, donnés séparément, dans les cas chroniques

Nota. — L'acide benzoïque étant peu soluble, on le remplace d'ordinaire, dans la pratique, par les *benzoates d'ammoniaque, de soude et de lithine*, qui sont beaucoup plus solubles.

BENZOATE D'AMMONIAQUE

Action physiologique
Action thérapeutique } Les mêmes que celles de l'acide benzoïque, avec les effets des composés ammoniacaux en plus.

Indications principales. — Fièvre typhoïde, bronchites sèches.

Préparation et administration. — Les mêmes que celles de l'acide benzoïque.

---

(1) Employé aussi en collutoire contre le muguet, comme antiseptique.

BENZOATE DE SOUDE

Action physiologique
Action thérapeutique } Les mêmes que celles de l'acide benzoïque, avec les effets des composés sodiques en plus.

Indications principales. — Diphtérie, coqueluche, bronchites, broncho-pneumonies, rhumatisme (en cas d'intolérance pour le salicylate de soude), mais surtout goutte, gravelle urique et lithiase urinaire.

Préparation et administration. — Les mêmes que celles de l'acide benzoïque.

BENZOATE DE LITHINE

Action physiologique
Action thérapeutique } Les mêmes que celles de l'acide benzoïque, avec les effets des composés lithinés en plus.

Indications principales. — Rhumatisme, gravelle urique, goutte.

Préparation et administration. — Les mêmes que celles de l'acide benzoïque.

Association fréquente :

Ass. contre le diabète sucré (1). } Benzoate de lithine, Arséniate de strychnine, Quassine, Arséniate de fer.

CARBONATE DE LITHINE

Action physiologique. — Dissout l'acide urique et les urates.

Action thérapeutique. — Antigoutteux.

---

(1) S'administre sous forme de granules composés (Granules contre le diabète sucré).

Indications principales. — Rhumatisme, mais surtout goutte, gravelle urique et lithiase urinaire.

Préparation et administration. — Granules au centigramme, à prescrire suivant la règle des doses réfractées, dans les cas aigus, ou à la dose quotidienne de 10 à 20, donnés séparément, dans les cas chroniques. — Conseiller de prendre en même temps un peu d'eau de Seltz pour faire disoudre les granules beaucoup plus vite.

ACIDE SALICYLIQUE

Action physiologique. — A *doses modérées*, s'oppose aux fermentations putrides de l'organisme ; abaisse la température, soit en dilatant les capillaires par l'intermédiaire des centres vaso-dilatateurs du bulbe, soit en déprimant le muscle et les nerfs accélérateurs ; s'élimine par les urines à l'état d'acide salicylurique ; à *fortes doses*, produit du vertige, des hallucinations, du délire.

Action thérapeutique. — Antiseptique énergique, antithermique, neutralisant.

Indication principale. — Rhumatisme articulaire aigu (1).

Préparation et administration. — Granules au centigramme, à prescrire suivant la règle des doses réfractées, dans les cas aigus, ou à la dose quotidienne de 10 à 20, donnés séparément, dans les cas chroniques.

Nota. — Pour l'usage interne, on remplace l'acide salicylique, qui est peu soluble, par le salicylate de soude, qui l'est beaucoup plus.

SALICYLATE DE SOUDE

Action physiologique
Action thérapeutique } Les mêmes que celles de l'acide salicylique, avec les effets des composés sodiques en plus.

---

(1) Employé souvent aussi pour l'usage externe, comme antiseptique.

<table>
<tr><td>Indications principales
Préparation et admi-
nistration</td><td>Les mêmes que celles de l'acide salicylique.</td></tr>
</table>

IX. — HÉMOSTATIQUES

ERGOTINE

Extrait d'*Ergot de seigle*, préparé d'une façon spéciale. — L'*Ergot de seigle* ou *Seigle ergoté*, est la partie végétative, *Mycelium scleroïde*, d'un champignon appelé *Claviceps purpuræ*, qui pousse sur les épis du seigle.

Action physiologique. — A *doses modérées*, fait contracter toutes les fibres musculaires lisses des vaisseaux, de l'utérus, des bronches, de l'intestin, de la vessie, du canal cholédoque, etc. ; à doses *un peu plus fortes*, augmente la pression sanguine, ralentit le pouls et la respiration, diminue les sécrétions et détermine des troubles gastro-intestinaux ; à *fortes doses*, arrête le pouls et la respiration, en provoquant des convulsions, et amène la mort par asphyxie (Poison névrosthénique) (1).

Action thérapeutique. — Incitant des contractions utérines, hémostatique.

Indications principales. — Hémorrhagies, hémoptysies, hématémèses, entérorrhagies, aménorrhée, dysménorrhée. — En obstétrique, hémorrhagies consécutives à la délivrance.

Préparation et administration. — Granules au centigramme, à prescrire suivant la règle des doses réfractées, dans les cas aigus, ou à la dose quotidienne de 10 à 20, donnés séparément, dans les cas chroniques.

Pour les injections hypodermiques, granules solubles à cinq centigrammes.

---

(1) L'usage habituel du pain contenant de l'ergot de seigle donne l'*ergotisme*, qui peut amener des convulsions alternant avec des contractions spasmodiques (*ergotisme convulsif*), ou la gangrène des extrémités (*ergotisme gangréneux*).

En cas d'hémorrhagie, ne pas oublier que l'action de l'ergotine est énergique, mais passagère, et recommencer aussitôt que l'hémorrhagie reparaît.

Associations fréquentes :

1° Ass. contre les hémorrhagies utérines.
{ Ergotine,
Strychnine (ars. ou sulf. de),
Hydrastine.

2° Ass. contre la dysménorrhée.
{ Ergotine.
Hyoscyamine,
Hydrastine.

HYDRASTINE

Un des principes actifs de l'*Hydrastis canadensis* (Renonculacées).

Action physiologique

et

Action thérapeutique

{ Peu étudiées jusqu'ici, mais à en juger par les observations cliniques, paraissent se rapprocher beaucoup de celles de l'ergotine. A noter que si l'ergotine agit plus rapidement que l'hydrastine, celle-ci est préférable quand on veut obtenir des effets prolongés. — En Amérique, l'hydrastine est souvent employée comme antipériodique et succédané de la quinine.

Indications principales. — Les mêmes que celles de l'ergotine, plus particulièrement les hémorrhagies utérines.

Préparation et administration. — Granules au milligramme, à prescrire suivant la règle des doses réfractées, dans les cas aigus, ou à la dose quotidienne de 5 à 10, donnés séparément, dans les cas chroniques.

Associations fréquentes. — Les mêmes que celles de l'ergotine.

X. — ANTISEPTIQUES

IODOFORME PUR

Renferme neuf dixièmes de son poids d'iode.

Action physiologique. — A *petites doses*, jouit de propriétés désinfectantes dues à l'iode qu'il dégage, et s'élimine par les voies vésicales et pulmonaires à l'état d'iodate ; à *doses toxiques*, accélère et affaiblit le pouls, provoque de la céphalalgie, du délire, et finalement cause la mort (Poison irritant corrosif).

Action thérapeutique. — Antiseptique, calmant (1).

Indications principales. — Scrofule, tuberculose, bronchites chroniques.

Préparation et administration. — Granules au milligramme, à prescrire à la dose quotidienne de 10 à 20 donnés séparément.

Associations fréquentes :

1º Ass. antiscrofuleuse (2).
{ Iodoforme,
Quassine,
Phosphate de fer.

2º Ass. contre les bronchites chroniques.
{ Iodoforme,
Codéine,
Emétine.

HÉLÉNINE (CAMPHRE D'AUNÉE)

Principe actif de l'*Aunée* (*Inula helenium*) (Composées).

Action physiologique, — Appartient aux amyloses, substances hydrocarbonées ; influe heureusement sur les sécrétions des voies respiratoires et digestives ; désinfecte

---

(1) Employé aussi très souvent pour l'usage externe, comme antiseptique, cicatrisant et anesthésique local.

(2) S'administre sous forme de granules composés (Granules antistrumeux reconstituants).

les bronches, et liquéfie leurs crachats, dont elle facilite ainsi l'expulsion ; corrige la putridité de l'estomac et de l'intestin, active la production du suc gastrique et réveille l'appétit.

Action thérapeutique. — Antiseptique, stimulant.

Indications principales. — Phtisie, bronchites, dyspepsie flatulente, atonie intestinale. — L'hélénine a été particulièrement signalée comme le spécifique de la tuberculose.

Préparation et administration. — Granules au centigramme, à prescrire suivant la règle des doses réfractées, dans les cas aigus, ou à la dose quotidienne de 10 à 20, donnés séparément. dans les cas chroniques. — Contre la dyspepsie flatulente et l'atonie intestinale, 2 granules toutes les heures pendant la digestion.

Association fréquente :

Ass. antituberculeuse (1).
{ Hélénine,
Strychnine (ars. ou sulf. de),
Tanin.

SULFHYDRAL

Monosulure de calcium chimiquement pur.

Action physiologique. — Se décompose dans l'estomac, sous l'influence de l'acide chlorhydrique du suc gastrique et de l'acide carbonique, et donne naissance à de l'hydrogène sulfuré qui, immédiatement absorbé, s'élimine principalement par les poumons, et un peu par la peau, ce qui facilite l'expectoration et active légèrement l'excrétion de la sueur.

Action thérapeutique. — Antiseptique hors de pair, expectorant, diurétique et, en quelque sorte, le spécifique de la diphtérie, de l'angine couenneuse et du croup.

Indications principales. — Fièvre typhoïde, grippe, fièvres éruptives, scrofule, tuberculose, diphtérie, angine

---

(1) S'administre sous forme de granules composés (Granules antidiathésiques).

couenneuse, croup, coqueluche, angines et laryngites catarrhales, affections cutanées.

Préparation et administration. — Granules au centigramme, à prescrire, suivant la règle des doses réfractées, dans les cas aigus, ou à la dose quotidienne de 10 à 20, donnés séparément, dans les cas chroniques.

Associations fréquentes :

1º Ass. contre la toux nerveuse (1).
{ Sulfhydral,
Sel de Grégory,
Camphre monobromé.

2º Ass. antiblennorrhagique (2).
{ Sulfhydral,
Camphre monobromé,
Cubébine,
Pipérine.

XI. — SPÉCIFIQUES

Les spécifiques auxquels on recourt de préférence en Alcaloïdothérapie dosimétrique sont le *Proto-iodure d'hydrargyre*, le *Bi-iodure d'hydrargyre* et le *Calomel* (3).

PROTO-IODURE D'HYDRARGYRE OU IODURE MERCUREUX

Action physiologique. — Celle de tous les mercuriaux. Par conséquent : à *petites doses*, diminue les globules du sang et la fibrine, en rendant de la sorte le sang plus fluide ; abaisse le pouls et la température, et produit, en s'éliminant par la muqueuse buccale, de la gingivite, de la stomatite et une salivation abondante et fétide, accidents qui disparaissent d'ailleurs facilement sous l'in-

---

(1) S'administre sous forme de granules composés (Granules contre la toux nerveuse).

(2) Id. (Granules antiblennorrhagiques).

(3) Bien entendu, je n'envisage ces mercuriaux qu'au point de vue de l'usage interne ; au point de vue de l'usage externe, ils sont très souvent employés, à l'instar de tous les autres mercuriaux, comme antiseptiques et parasiticides.

fluence du chlorate de potasse, alors même qu'on continue à prendre de l'iodure mercureux ; à *fortes doses*, provoque les désordres si connus de l'hydrargyrisme aigu ou chronique, sur lesquels il est inutile d'insister ici, et qui aboutissent à la désorganisation complète de l'économie et à la mort (Poison hyposthénisant).

Action thérapeutique. — Spécifique de la syphilis.

Indications principales. — Syphilis acquise ou congénitale.

Préparation et administration. — Granules au centigramme, à prescrire à la dose quotidienne de 1 à 10, donnés séparément.

Association fréquente :

Ass. antisyphilitique { Proto-iodure d'hydrargyre, Strychnine (ars. ou sulf. de).

BI-IODURE D'HYDRARGYRE OU IODURE MERCURIQUE

Action physiologique
Action thérapeutique { Les mêmes que celles du proto-iodure.
Indications principales

Préparation et administration. — Granules au milligramme, à prescrire à la dose quotidienne de 5 à 15, donnés séparément.

CALOMEL OU PROTOCHLORURE DE MERCURE

Action physiologique. — La même que celle des autres mercuriaux.

Action thérapeutique. — Antisyphilitique, anthelmintique, cholagogue, sudorifique, sialagogue, diuréthique, fondant.

Indications principales. — Syphilis acquise ou congénitale, phlegmasies de diverse nature (méningites, dysenterie, etc.), ascarides lombricoïdes et oxyures.

Préparation et administration. — Granules au centigramme, à prescrire suivant la règle des doses réfractées dans les cas aigus, ou à la dose quotidienne, soit de 1 à 5, donnés séparément, comme antisyphilitique, soit de 10 à 20 comme vermifuge, encore donnés séparément, ou de 20 à 50 comme cholagogue, en une fois.

XII. — ANTHELMINTHIQUES

CALOMEL OU PROTOCHOLRURE DE MERCURE

(Voir ci-dessus.)

SANTONINE OU ACIDE SANTONIQUE

Principe actif du *Semen-contra* qui provient de plusieurs espèces d'*Armoises* (Synanthérées).

Action physiologique. — A *petites doses*, n'a que l'inconvénient de faire voir quelquefois les objets colorés en jaune ; à *fortes doses*, fait vomir et provoque des évacuations alvines, des tremblements, de l'insensibilité, des convulsions tétaniques et une sorte de stupeur ou de coma.

Action thérapeutique. — Anthelminthique.

Indications principales. — Ascarides lombricoïdes et oxyures, les premiers surtout.

Préparation et administration. — Granules au centigramme à prescrire pendant 3 ou 4 jours, à la dose quotidienne de 10 à 20, donnés séparément. Le dernier jour, faire prendre un purgatif (Sedlitz granulé ou podophyllin).

KOUSSÉINE

Principe actif du *Kousso* ou fleurs du *Koussotier* (*Brayera abyssinica* ou *anthelminthica*) (Rosacées).

Action physiologique. — N'inspire ni le dégoût ni les nausées que provoque le kousso, et ne déprime pas comme lui ; aussi n'a pas la même efficacité contre le tænia, mais peut, surtout chez les enfants, remplacer heureusement la santonine, dont elle ne présente pas les dangers.

Action thérapeutique. — Anthelminthique.

Indications principales. — Ascarides lombricoïdes, oxyures.

Préparation et administration. — Granules au milligramme à prescrire 2 par 2 toutes les heures, jusqu'à effet ; après, faire prendre une cuillerée à dessert d'huile de ricin.

PELLETIÉRINE (TANNATE DE)

La *pelletiérine* est le principe actif du Grenadier (*Punica granatum*) (Myrtacées). Comme son absorption par l'estomac a lieu trop rapidement pour lui permettre de passer dans l'intestin, on lui substitue son sel, le *tannate de pelletiérine*, qui n'a pas cet inconvénient.

Action physiologique. — A *doses modérées*, rend seulement l'intestin paresseux ; à *fortes doses*, fait vomir et provoque des évacuations alvines, de la céphalalgie et des vertiges.

Action thérapeutique. — Anthelminthique.

Indications principales. — Tænias.

Préparation et administration. — Granules au milligramme, à prescrire suivant la règle des doses réfractées, 10 par 10 jusqu'à 80 à 100. Une demi-heure après l'absorption des derniers granules, faire prendre un purgatif (Sedlitz granulé ou podophyllin) pour combattre la paresse de l'intestin et expulser le tænia.

SECONDE PARTIE

PRÉCIS

DE

THÉRAPEUTIQUE ET DE CLINIQUE

CONSIDÉRATIONS PRÉLIMINAIRES

Chaque maladie fait, dans ce Précis, l'objet d'un chapitre où, quand j'ai recherché et formulé la médication qui convient à sa nature ou à sa cause, je passe à la médication que comportent ses symptômes ou ses complications, et de là la *dominante* et la *variante* que nous retrouverons pour tous les traitements. A la fin du chapitre, un tableau synoptique résume le tout.

Ce mode de procéder offre deux avantages incontestables :

1° En l'adoptant, je réponds une fois pour toutes aux critiques de ceux qui prétendent que nous, thérapeutes dosimètres, nous ne faisons que la médecine des symptômes, sans nul souci du diagnostic ou de la pathogénie. Le diagnostic et la pathogénie sont, au contraire, les facteurs sur lesquels s'appuie essentiellement notre méthode ; les symptômes ne viennent jamais pour nous qu'après, et de là même l'importance que nous donnons à la *dominante* dans nos divers traitements.

Si nous commençons quelquefois par cette médecine des symptômes qu'on nous reproche bien à tort, c'est exclusivement quand le mal n'étant pas encore déterminé, il se produit des troubles de calorification qu'il serait imprudent de ne pas combattre. Alors, au lieu de laisser tranquillement la situation s'aggraver, nous nous empressons de prendre la fièvre corps à corps, sauf à nous attaquer, dès que nous le connaissons, au principe même du mal. Dans ces conditions, notre cri de guerre : « La fièvre, voilà l'ennemi ! » indique seulement que nous rejetons la méthode expectante, mais il ne signifie pas du tout que nous n'admettons que la médecine des symptômes et que nous ne faisons que celle-là.

2° Grâce à la marche que j'ai suivie, j'éviterai sûrement beaucoup d'efforts de mémoire aux vieux thérapeutes dosimètres, si expérimentés qu'ils soient, en même temps que je tracerai aux médecins moins familiarisés avec notre méthode, la voie infaillible au bout de laquelle, sans hésitations et sans tâtonnements, ils rencontreront un succès certain.

MALADIES GÉNÉRALES

Les maladies générales rentrant dans le cadre que je me suis tracé sont les *Fièvres simples* (fièvre éphémère, embarras gastrique fébrile), les *Fièvres typhiques* (fièvre typhoïde), les *Fièvres telluriques* (fièvres palustres, grippe, choléra), les *Fièvres éruptives* (variole, rougeole, scarlatine, érysipèle), les *Maladies virulentes* (syphilis), les *Maladies diathésiques* (diphtérie, scrofule, tuberculose, rhumatisme, goutte, diabète sucré, diabète insipide), les *Dyscrasies* (anémie, chloro-anémie), et les *Intoxications* (alcoolisme, saturnisme).

Je vais reprendre ces maladies une à une, mais auparavant je dois : 1º préciser le rôle que jouent les bacilles dans l'éclosion des maladies ; 2º parler du symptôme clinique qui domine presque toujours la scène, c'est-à-dire de la fièvre.

DU ROLE ÉTIOLOGIQUE DES BACILLES

Les lecteurs qui auront le courage de parcourir mon livre jusqu'au bout remarqueront que chaque fois que j'ai à étudier l'étiologie d'une de ces maladies qu'on qualifie de microbiennes, je range parmi les *causes déterminantes* l'introduction dans l'économie d'un micro-organisme considéré comme le bacille spécifique de cette maladie, mais que je ne donne jamais ce bacille comme pouvant à lui seul contaminer un sujet *n'accusant pas de cause prédisposante*. C'est que pour naître, se développer et se reproduire, le micro-organisme, quel qu'il soit, demande un terrain favorable à son évolution. Sans ce terrain, le micro-organisme ne peut ni naître, ni vivre, ni se reproduire ; dans tous les cas, s'il apparaît alors, il est complètement inoffensif. Soutenir le contraire, c'est pousser au delà de toute limite raisonnable la conception d'une théorie qui a sans doute du bon, mais qui, exagérée de la sorte, ne peut que heurter le bon sens et se trouver à chaque instant démentie par les faits.

Prenons, par exemple, le fameux bacille de Koch. Bien que d'après l'opinion dominante du jour, dire « Bacille de Koch », cela revienne à dire « Tuberculose », on ne saurait assez insister sur ceci : c'est qu'on peut être tuberculeux sans avoir des bacilles de Koch, ou, réciproquement, avoir des bacilles de Koch sans être tuberculeux. Ainsi, les bacilles font défaut chez les individus affectés de tuberculose intéressant des organes à l'abri de l'air, notamment des tumeurs blanches sans suppuration à l'intérieur. Ainsi encore l'analyse bactériologique des expectorations ne révèle pas la présence de bacilles chez certains malades atteints notoirement de tuberculose pulmonaire, tandis qu'il n'est pas rare qu'elle se révèle chez des gens absolument indemnes de cette maladie (1).

« Le bacille tuberculeux, fait observer le Dr Valentin
« Gilbert, n'est pas à lui seul capable d'infecter tous les
« organismes humains. *Il ne suffit pas d'un bacille pour
« faire un tuberculeux ;* il faut que ce bacille rencontre

---

(1) Qu'on se rappelle, à ce sujet, les expériences du professeur Strauss, qui trouva des bacilles de Koch dans la bouche de la presque totalité des élèves, très bien portants, attachés à son service, et qu'on rapproche de ces expériences les centaines de cas où le Dr Middendorf constata que les tubercules ne renfermaient pas un seul de ces bacilles, et qu'il n'en existait que sur les surfaces exposées au contact de l'air.

« chez l'individu où il pénètre, les conditions physiques
« et cliniques favorables à son développement. Il faut, en
« un mot, que la *graine trouve un terrain* prêt à son ense-
« mencement (1). »

« On donne, disait à son tour le Dr Berthod au *Congrès*
« *d'Assistance familiale* tenu à Paris le 27 octobre 1901,
« on donne au bacille une trop grande importance, et l'on
« relègue trop au second plan la question du terrain où
« se développe le bacille. Le bacille est un élément secon-
« daire dans l'étiologie de la tuberculose ; tout le monde
« absorbe des bacilles de Koch à Paris, et le nombre des
« tuberculeux, bien que très important, est limité. Les
« véritables causes de la tuberculose sont : la misère,
« l'alcoolisme, la mauvaise installation hygiénique des
« logements, des ateliers et des usines (2) ».

Ce qui est vrai pour le bacille de Koch, ne l'est certainement pas moins pour les autres bacilles gratifiés du caractère de spécifiques.

Au surplus, la spécificité d'un bacille, telle qu'elle a
été présentée jusqu'ici, est-elle bien réelle ? Ne doit-elle
pas être plutôt envisagée comme une spécificité particulière propre à chaque malade et née de lui-même ?

La seconde opinion est incontestablement la seule rationnelle, la seule juste, car, outre qu'elle a pour elle
l'observation clinique, les récents travaux des Drs Thier-
celin et Jouhaud viennent la confirmer d'une façon écla-
tante. Il résulte, en effet, de ces travaux, qu' « avec un
simple coccus on peut faire des staphylocoques, des
tétrades, des bacilles, et qu'ainsi tombe la barrière qui

---

(1) *Pourquoi et comment on devient phtisique.*
(2) *Bulletin officiel du Syndicat des médecins de la Seine,* n° 30,
15 décembre 1901,

séparait jusqu'à présent les bacilles des microcoques. »

En présence de pareilles constatations, que devient la spécificité autour de laquelle on a fait un si grand bruit ?

Pour me résumer, je conclus que les bacilles ne sont le plus souvent que des effets, et qu'ils ne deviennent des causes génératrices que par accident, lorsque, apportés du dehors, ils rencontrent un terrain favorable qui, même si les bacilles ne l'envahissaient pas, serait probablement atteint malgré tout par la maladie.

C'est là une vérité patente, établie aujourd'hui par des milliers de faits, et de nature à nous préserver du découragement où nous conduirait une foi aveugle aux assertions par trop tranchantes des bactériologistes intransigeants.

DE LA FIÈVRE

Qu'est-ce que la *fièvre ? La fièvre est un état caractérisé par l'élévation anormale de la température du corps, qui monte de 37° à 42° et quelquefois plus ; par l'activité des combustions organiques, et par l'accélération des battements du cœur, dont le nombre ordinaire de 70 à 80 à la minute, va à 100, 120, 140 et même davantage.*

On a beaucoup discuté sur la pathogénie de la fièvre.

Pour les uns, la fièvre aurait une origine nerveuse, et proviendrait soit de l'excitation du grand sympathique, soit de la paralysie d'un centre nerveux modérateur qui serait placé à l'union du bulbe et de la protubérance, mais qui paraît appartenir au domaine de l'hypothèse pure.

Pour les autres, la fièvre serait le fait d'agents pyrétogènes jouissant de la propriété d'activer par leur présence les processus nutritifs.

Qu'on admette la première de ces théories pathogéniques ou qu'on se rabatte sur la seconde, qu'on les accepte même toutes deux, comme je le fais, en les combinant, ce qu'il y a de certain c'est que la fièvre, qu'elle soit *essentielle*, c'est-à-dire indépendante des organes (*fièvre à évolution régulière* ou *typique*), ou qu'elle soit *symptomatique*, c'est-à-dire consécutive à une lésion organique (*fièvre à révolution irrégulière* ou *atypique*, *phlegmasie*), ce qu'il y a de certain, c'est que la fièvre n'est jamais un signe de vigueur (*sthénie*), mais, au contraire, un signe de faiblesse (*asthénie*).

Par conséquent, chaque fois que la fièvre éclate, le devoir impérieux du médecin est de soutenir la force vitale pour l'aider à éteindre l'incendie qui vient de se déclarer, et de là notre cri de guerre : *La fièvre, voilà l'ennemi !*

Le médecin méconnaît-il son devoir, la *défervescence*, c'est-à-dire la disparition des symptômes de la fièvre, n'en peut pas moins finir par se produire d'une façon naturelle, grâce à la force vitale seule, sauf à être tantôt rapide, tantôt lente. Si elle est rapide, si elle survient dans un laps de temps de douze à vingt-quatre heures, nous l'appelons *crise*, parce qu'elle s'accompagne de phénomènes dits *critiques* par les anciens et consistant ordinairement en sueurs, urines abondantes, herpès, etc. Si elle est lente, elle affecte soit le type *progressif* et *continu*, soit le type *rémittent*. Les tracés thermométriques sont très instructifs à cet égard.

Dans tous les cas, lorsque la défervescence se fait uniquement sous l'action de la force vitale, il est à craindre qu'il ne s'établisse des lésions organiques de nature à compromettre sérieusement la santé du sujet dans l'avenir, résultat, hélas ! trop fréquent de la méthode expectante.

Mais, au lieu de se croiser philosophiquement les bras, le médecin veut intervenir. Que va-t-il faire ?

Autrefois il aurait eu recours aux antiphlogistiques (diète, saignée, calmants). Il serait parti de ce principe qu'il faut affaiblir le malade pour réduire la maladie. Mais comme aujourd'hui on s'est aperçu que beaucoup de malades pâtissaient cruellement de l'ancienne médication, le praticien se rejette d'ordinaire sur les contre-stimulants, les altérants et les antipyrétiques récemment préconisés. Par malheur, il affaiblit encore le malade, en appauvrissant le sang. Autrefois, on ne pouvait pas tirer profit des admirables découvertes de Claude Bernard sur les nerfs vaso-moteurs, puisqu'on ne les connaissait pas ; aujourd'hui, l'on n'en tire guère davantage profit, quoiqu'on les connaisse. Ces découvertes éclairent pourtant d'une façon merveilleuse la question de la défervescence. Rappelons-les succinctement, d'après Mathias Duval.

« Il existe deux espèces de nerfs vaso-moteurs : les
« *vaso-constricteurs* et les *vaso-dilatateurs*. Or, l'expé-
« rience montre qu'il y a deux ordres de phénomènes de
« température en rapport avec ces deux actions vaso-
« motrices, c'est-à-dire que les nerfs dilatateurs sont en
« même temps *calorifiques*, tandis que les constricteurs
« sont *frigorifiques*. Le système nerveux semblerait donc,
« au premier abord, n'atteindre la calorification, comme
« la nutrition, que par l'intermédiaire de la circulation.
« Mais les expériences de Claude Bernard l'ont conduit à
« admettre une action du grand sympathique différente
« de l'action vaso-motrice et qui a pour conséquence une
« suractivité dans les échanges chimiques avec production
« directe de calorique. Inversement, ce n'est pas seu-
« lement parce qu'ils rétrécissent les vaisseaux que

« les nerfs vaso-constricteurs produisent le froid ; c'est
« parce qu'ils refrènent et ralentissent le mouvement
« chimique de nutrition. En un mot, indépendamment
« de l'action vaso-motrice, le grand sympathique exerce
« une action thermique : *calorifique* par les vaso-dila-
« tateurs, *frigorifique* par les vaso-constricteurs (1). »

Il y a donc, dans la fièvre, une excitation du grand sympathique amenant la paralysie des nerfs vaso-moteurs et
une élévation anormale de la température du corps due
tout à la fois à cette paralysie et à l'action calorifique
propre du système nerveux ganglionnaire. C'est, par conséquent, à tonifier ce système nerveux et à faire cesser la
paralysie des nerfs vaso-moteurs que nous devons avant
tout nous attacher. Certains alcaloïdes nous aideront
admirablement à atteindre ce but, car ils seront pour la
force vitale, aux prises avec le mal, non de dangereux
ennemis comme nombre d'autres agents, mais de précieux
auxiliaires. Ces alcaloïdes sont notamment la strychnine,
la brucine, l'aconitine, l'hyoscyamine, la quinine, la
morphine, la codéine.

C'est dans les capillaires, et dans les capillaires seuls,
que se font les combustions organiques. Il en résulte que
le sang veineux général (ventricule droit) est plus chaud
que le sang artériel et qu'il se rafraîchit au lieu de s'échauf-
fer lors de son passage dans les poumons. En conséquence,
la strychnine, la brucine, l'aconitine, qui ont pour effet de
tonifier le grand sympathique et de s'opposer à la paralysie
des nerfs vaso-moteurs, empêchent par cela même la
stagnation du sang dans les vaisseaux, la surélévation de

____

(1) *Cours de physiologie*, 4ᵉ édit., pages 485 et 486.

7

sa température et l'apparition ou la persistance de la fièvre.

La digitaline régularise les mouvements du cœur et rétablit les sécrétions excrémentitielles ; l'hyoscyamine dissipe les spasmes et fait cesser le délire ; la quinine coupe les accès intermittents ; la morphine et la codéine calment la douleur, une des causes de la fièvre, « la douleur étant fille et mère de l'inflammation ».

L'aconitine, la *strychnine* et la *digitaline* forment l'Association défervescente des adultes ; l'*aconitine*, la *brucine* et la *digitaline* forment l'Association défervescente des enfants. Ces deux associations constituent la *dominante* du traitement de la fièvre quand elle ne dépend pas d'un agent pyrétogène. Pour les administrer, on prescrit un granule de chacun des alcaloïdes qui les composent à prendre ensemble, de quart d'heure en quart d'heure ou de demi-heure en demi-heure, jusqu'à la disparition des symptômes fébriles (1).

Quant à la *morphine*, qu'on utilise de préférence pour les adultes, et à la *codéine*, que seule on ordonne aux tout jeunes enfants, elles ne sont employées qu'à titre de *variante* contre l'élément douleur, si douleur il y a. On en fait prendre les granules un par un, de quart d'heure en quart d'heure ou de demi-heure en demi-heure, jusqu'à sédation.

Les granules d'*hyoscyamine* sont, le cas échéant, administrés de la même manière contre les spasmes et le délire.

Enfin, on triomphe de l'intermittence, quand il s'en

____

(1) Il sera encore plus commode d'administrer les granules composés défervescents un par un, de quart d'heure en quart d'heure ou de demi-heure en demi-heure, jusqu'à effet.

produit, par la *quinine* ou par *ses sels*, prescrits conformément aux règles formulées plus loin au sujet des fièvres palustres.

Lorsqu'à côté de l'asthénie du grand sympathique, on est fondé à croire qu'il existe un agent pyrétogène qui l'a provoquée, l'on doit avoir recours au *sulfhydral*, qui, administré alors comme *dominante* du traitement, tous les alcaloïdes précédents ne rentrant plus que dans sa *variante*, rendra des services signalés en s'attaquant à la cause même du mal. Les granules de *sulfhydral* seront donnés un par un, deux par deux, etc., d'heure en heure ou de deux heures en deux heures, jusqu'à saturation, c'est-à-dire jusqu'à ce que l'haleine du malade sente franchement l'hydrogène sulfuré. Leur administration sera suspendue à ce moment-là, pour être reprise dès que la saturation aura cessé.

Dans tous les cas, que la fièvre dépende ou non d'un agent pyrétogène, il sera nécessaire de combattre par le *Sedlitz granulé* la constipation qui l'accompagne d'ordinaire. Une cuillerée à café ou à dessert par jour de ce sel suffira pour atteindre ce but et pour éviter en même temps au malade le danger de l'accumulation de toxines dans le tube digestif.

Enfin quelques *révulsifs* et de sages *applications d'hydrothérapie* compléteront au besoin le traitement.

Avec ce traitement, appliqué d'une façon rigoureuse, l'on peut facilement obtenir la défervescence et mettre obstacle à la formation des lésions organiques, en d'autres termes, *juguler la fièvre* (1).

---

(1) Jusqu'ici la possibilité de cette jugulation a été niée par beaucoup de médecins ; seulement nier, ce n'est pas tout, il faut prouver. Qu'on nous dise que la jugulation est une chimère avec les

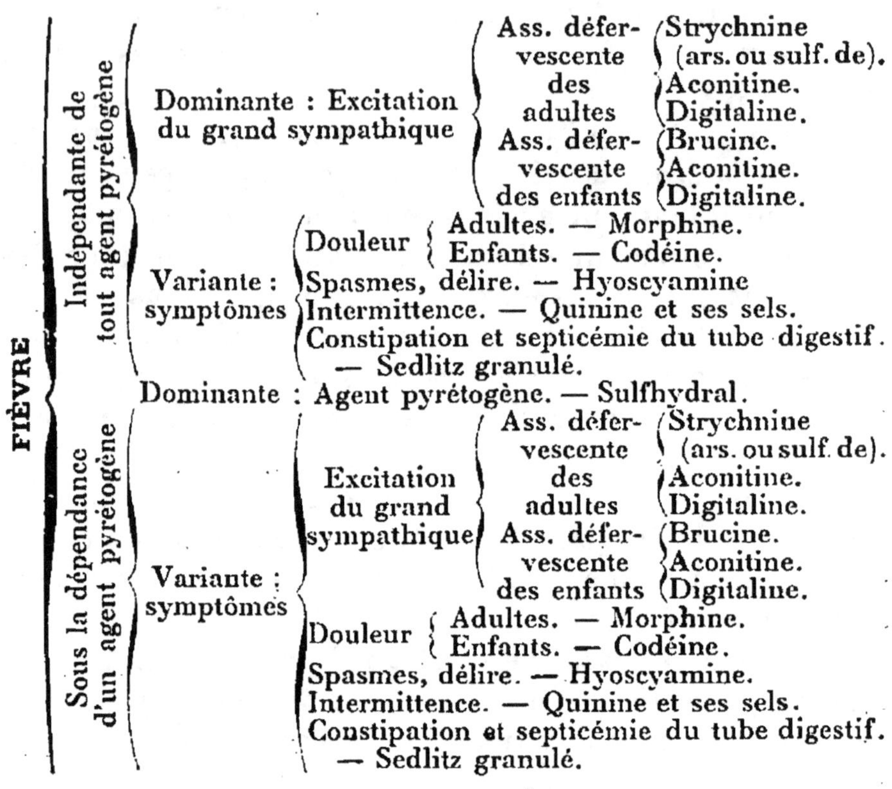

I. — FIÈVRES SIMPLES

FIÈVRE ÉPHÉMÈRE

Définition. — Fièvre survenant brusquement et ne durant guère que de vingt-quatre à quarante-huit heures.

---

moyens ordinaires d'action, cela n'a rien d'étonnant ; c'est le contraire même qui devrait nous surprendre. Mais, pour nous thérapeutes dosimètres, nous avons les mains pleines d'observations concluantes de jugulation. Je sais bien qu'on prétend que ces

Causes. — Inconnues. Tout ce qu'on sait, c'est que la fièvre éphémère éclate généralement au printemps.

Symptômes. — Ascension brusque de la température qui va jusqu'à 40° et 40°5, pouls très accéléré, céphalalgie intense, soif vive, constipation plus ou moins forte, quelquefois nausées et vomissements. A la période d'état ou au moment de la défervescence, apparition à la face, au niveau des lèvres, des ailes du nez et des oreilles, de groupes de vésicules d'herpès, — d'habitude un ou deux.

Complications. — Il ne s'en produit pas, à moins

---

observations ne reposent que sur une illusion ou sur une erreur de diagnostic de leurs auteurs. Peut-être y a-t-il, pour certaines d'entre elles, quelque chose de vrai dans cette assertion. Mais est-il admissible que les thérapeutes dosimètres de tous les pays aient été invariablement le jouet d'une illusion ou qu'ils se soient toujours trompés dans leur diagnostic ? Non, nos observations de jugulation ne sont pas contestables, pour la plupart du moins, et de dédaigneuses négations sont insuffisantes pour les infirmer.

Au surplus, raisonnons un peu.

Lorsque les fièvres palustres sont coupées par la quinine. ne sont-elles pas jugulées ? Elles le sont si bien que l'emploi judicieux du médicament évite aux malades les lésions organiques dont ils souffriraient plus tard si leur fièvre n'avait pas été traitée. Pourquoi ce qui est possible pour les fièvres palustres ne le serait-il pas pour les autres pyrexies ?

Une constatation des plus curieuses à faire d'ailleurs.

Tout en criant bien haut à l'impossibilité de la jugulation, fait-on autre chose que de la rechercher par la sérothérapie, dans la diphtérie et l'érysipèle par exemple ? L'aveu sur ce point d'un de nos grands maîtres est bon à retenir. Parlant du sérum de Marmorek dans le traitement de l'érysipèle, le Dʳ Dieulafoy dit textuellement : « Non seulement le chiffre de la mortalité de « l'érysipèle est abaissé par le sérum, mais encore la durée de la « maladie est notablement diminuée et, dans bien des cas, symp-« tômes généraux et symptômes locaux sont arrêtés net dans « leur évolution. *On dirait, chez certains malades, que l'érysipèle est « jugulé par l'injection de sérum.* » (*L'Hygiène usuelle*, n° du 15 juin 1900.)

Après cela, est-on bien venu à taxer d'exagération les observations dont nous nous prévalons, que le malade ne soit déjà sous l'influence d'une autre maladie à laquelle la fièvre éphémère pourrait venir donner un coup de fouet.

Traitement. — Bien qu'avec la diète, du repos et quelques boissons acidulées, la fièvre éphémère disparaisse presque invariablement en deux ou trois jours, il n'est pas mauvais de conseiller, dès le début, l'*association défervescente* et le *Sedlitz granulé* pour hâter encore la guérison.

EMBARRAS GASTRIQUE FÉBRILE OU FIÈVRE GASTRIQUE

Définition. — Trouble des sécrétions de l'estomac et du foie s'accompagnant de fièvre.

Causes. — L'embarras gastrique fébrile s'observe principalement au printemps, sous l'influence des variations atmosphériques de cette saison. Des écarts de régime, des fatigues immodérées peuvent également l'amener.

Symptômes. — Température élevée, moins cependant que celle de la fièvre éphémère, et présentant des exacerbations vespérales, pouls accéléré, céphalalgie, courbature, douleurs dans les membres, état saburral et nauséeux, constipation et quelquefois sensation de brûlure à l'épigastre.

Complications. — Font presque toujours défaut dans nos contrées. Dans les pays chauds, au contraire, il arrive souvent que la maladie prend l'allure de fièvre rémittente, d'intensité et de gravité beaucoup plus grandes que l'embarras gastrique fébrile proprement dit. On a alors la *fièvre rémittente climatique.*

Traitement. — Comme régime, diète, repos au lit et boissons fraîches acidulées ; comme médication, dès le premier jour, un éméto-cathartique (2 ou 3 granules d'*émétique* et une cuillerée à soupe de *Sedlitz granulé*, dissous dans un verre d'eau, à prendre en trois fois, à dix minutes d'intervalle) et l'*association défervescente*, jusqu'à cessation de la fièvre. Les jours suivants, continuation, s'il y a lieu, de l'association défervescente, et nettoyage quotidien du tube digestif par le Sedlitz granulé.

Quand l'embarras gastrique fébrile revêt l'allure de fièvre rémittente climatique, il est justiciable de la *quinine ou de ses sels*, prescrits suivant la règle ordinaire, ainsi que des *ferrugineux* (*phosphate de fer* surtout) et des *arsénicaux* (de préférence, *arsénicate de strychnine*).

EMBARRAS GASTRIQUE FÉBRILE	Dominante	Etat saburral. — Eméto-cathartique.	Emétique, Sedlitz granulé.
		Fièvre. — Ass. défervescente.	
	Variante	Constipation. — Sedlitz granulé.	
		Rémittence climatique	Quinine et ses sels, Phosphate de fer, Arséniate de strychnine.

II. — FIÈVRES TYPHIQUES (1)

FIÈVRE TYPHOÏDE

Définition. — Fièvre vive, à marche cyclique, ayant pour caractère anatomique essentiel l'infiltration et l'ulcération des plaques de Peyer.

---

(1). Parmi ces maladies, je n'étudierai que la fièvre typhoïde, les autres : *typhus, typhus à rechute, fièvre jaune, peste à bubons*, ne se rencontrant dans notre pays, les unes que rarement et les autres pour ainsi-dire presque jamais.

Causes. — L'âge de 15 à 25 ans, l'encombrement, le temps d'acclimatement qui suit l'arrivée dans les grandes villes, les privations, les fatigues, les chagrins sont des causes *prédisposantes*. La contagion et surtout l'usage, en boisson, d'eau contaminée par des selles de typhiques contenant le bacille d'Eberth, sont les causes *déterminantes*.

Symptômes. — Trois périodes : période d'augment ou des oscillations ascendantes ; période d'état ou des oscillations stationnaires ; période de défervescence ou des oscillations descendantes.

Période d'augment ou des oscillations ascendantes. — Le malade a de la céphalalgie, son facies est abattu, sa station debout pénible ; il accuse du vertige, des éblouissements, parfois des douleurs lombaires vagues et, signes d'une haute valeur, *il y a des épistaxis et une bronchite presque constante, avec très peu de dyspnée et presque pas de toux.* Sa langue est d'abord large, étalée, humide, puis sèche, fuligineuse, étroite, effilée, et présentant un liséré rouge sur les bords. On constate encore de l'anorexie, un peu de météorisme et de gargouillement, quelques coliques, *de la douleur à la pression dans la fosse iliaque droite*, de la diarrhée. Les selles, demi-molles au début, deviennent ensuite liquides, d'un jaune d'ocre caractéristique et à odeur fétide. *La rate est tuméfiée.* Le pouls est fréquent, souvent dicrote. La température monte graduellement, en offrant des rémissions matinales de 1°. L'ascension dure jusqu'au septième jour. Elle atteint 40° et même 41° 5.

Période d'état ou des oscillations stationnaires. — La stupeur est plus profonde, la langue, les gencives, les lèvres, les narines sont pulvérulentes et fuligineuses. Il y a de la dureté de l'ouïe, des mouvements nerveux, assez fréquemment un délire calme, tranquille, monotone, spécialement la nuit, et quelquefois de la somnolence continue. La langue est tremblante, sèche, recouverte d'un enduit noir et brillant, rapetissée, dure et crevassée à la surface. Le météorisme est considérable et il augmente la dyspnée par refoulement du diaphragme. La diarrhée est continue, abondante. Vers le milieu de la deuxième période, *apparaissent sur le ventre, au creux de l'épigastre et parfois sur les membres, les taches rosées lenticulaires, signe en quelque sorte pathognomonique.* Leur nombre est variable, leur éruption se fait par poussées successives. Ces taches manquent assez rarement ; on en constate l'existence trois fois sur quatre. Dans quelques cas, il se forme encore sur l'abdomen de larges taches bleues (*taches ombrées*), des *sudamina*, des *pétéchies* ou *ecchymoses*, sans signification particulière, et à la région sacrée ou fessière des *pustules varioliformes* dues sans doute à l'infection générale de l'économie. Le pouls est fréquent, dépressible, souvent dicrote. La température présente des oscillations stationnaires. Elle se maintient à peu près à 40° ou 41° 5.

Période de défervescence ou des oscillations descendantes. — Si la terminaison doit être favorable, l'amélioration arrive graduellement. La stupeur est moindre, le délire cesse, le sommeil redevient calme, la langue et les gencives se nettoient, l'appétit reparaît ; les rémissions matinales de la température sont plus étendues ; les exacerbations vespérales, moindres. Ces heureuses modifications ont lieu du 18e au 21e jour. Lorsque la mort est fatale, les symptômes s'aggravent ; l'affaiblissement est extrême, il se produit des eschares au sacrum, des selles involontaires, de l'incontinence d'urine, des spasmes, des courbatures, du tremblement, de la carphologie ; le pouls devient de plus en plus petit et fréquent, et le malade est emporté.

Suivant la prédominance de tel ou tel symptôme, la fièvre typhoïde est dite *inflammatoire, bilieuse, muqueuse, ataxique, adynamique, spinale, abdominale, nerveuse, cérébrale, thoracique.*

Complications. — 1° *Complications dépendant des lésions intestinales.* — Ces complications sont la *péritonite spontanée* ou par *perforation* de l'intestin, due à l'ulcération des plaques de Peyer, et les *entérorrhagies.*

2° *Complications dépendant de l'exagération des symptômes habituels.* Parmi ces complications, il faut ranger les *épistaxis,* la *bronchite,* la *diarrhée,* le *météorisme abdominal* et la *tuméfaction de la rate.*

3° *Phlegmasies survenant dans le déclin de la maladie.* — Ces phlegmasies peuvent apparaître *du côté des poumons* (bronchite capillaire, broncho-pneumonie et principalement congestion des poumons); *du côté des muqueuses* (laryngite, otite, cholécystite); *du côté des séreuses* (pleurésie, péricardite, endocardite, méningite); *du côté du cœur* (lipothymies, syncopes); *du côté des vaisseaux* (phlébites, endartérites); *du côté du système glandulaire* (parotidite, adénite, néphrite interstitielle pouvant suppurer, splénite, thyroïdite, orchite); *du côté des yeux* (ramollissement de la cornée); *du côté de la peau et du tissu cellulaire souscutané* (eschares à l'occiput, au talon et spécialement au trochanter et au sacrum, furoncles, abcès, érysipèles); *du côté des muscles* (myosites suppuratives); *du côté des os et des cartilages* (périostites, ostéites, nécroses : nécroses des cartilages du larynx, du nez); *du côté du cerveau* (perte de la mémoire, difficulté de la parole, idiotie, embolies).

Traitement. — Quatre indications sont à remplir :

1º mettre le bacille d'Eberth dans l'impossibilité de vivre et de proliférer ; 2º débarrasser l'intestin de ses toxines ; 3º atténuer la fièvre et, si possible, la juguler ; 4º soutenir les forces du malade en l'alimentant convenablement.

La première indication constitue la *dominante* du traitement ; les trois autres rentrent dans sa *variante*.

Pour satisfaire à la première, on aura recours à l'association du *sulfhydral*, de l'*hélénine* et de l'*iodoforme* : un granule de chacun de ces agents toutes les heures.

La deuxième exige l'emploi du *Sedlitz granulé*, qui devra être donné à doses purgatives au début, et ensuite à doses laxatives chaque matin. Le *salicylate de bismuth*, à la dose quotidienne de 25 à 30 granules, administrés séparément, renforcera l'action du Sedlitz granulé.

En vue d'atténuer la fièvre et, si possible, de la juguler, on s'adressera à l'*association défervescente*, dont l'usage sera poursuivi toutes les demi-heures, sans interruption, tant que la température restera au-dessus de 38º. Dans le cas d'hyperthermie, on pourra aider l'action de l'*association défervescente* par de fréquentes *lotions sur tout le corps d'eau fraîche* pure ou vinaigrée, lotions qui produiront alors d'excellents effets.

Enfin, pour soutenir les forces du malade, on aura recours au bouillon, au lait, au vin, mais on s'en tiendra à cela et à la *caféine* (une dizaine de granules par jour, donnés séparément).

Quand la température sera redevenue normale, on permettra de légers potages, des œufs au lait, et l'on ne fera rentrer la viande et le pain dans le régime du malade, qu'avec une très grande prudence et peu à peu.

Les complications doivent naturellement être traitées à part. Je ne m'occuperai que des plus fréquentes et des plus graves, laissant au praticien le soin de parer aux autres suivant les circonstances.

On combattra la péritonite par des *applications de glace sur la région abdominale ;*

Les entérorrhagies et les épistaxis par l'*ergotine* (3 granules de quart d'heure en quart d'heure jusqu'à effet) ;

Les accidents pulmonaires par l'*application de ventouses* ou *de sinapismes,* l'*association défervescente* et la *bryonine* (un granule de *bryonine* chaque fois qu'on donne l'*association défervescente,* et en même temps qu'elle) ;

La diarrhée, par la *codéine,* la *cotoïne* et le *salicylate de bismuth* (un granule de chacun de ces agents toutes les heures) ;

Le météorisme, par les *lavements froids ;*

L'affaiblissement du cœur, par la *caféine ou ses sels,* les *arséniates de strychnine* et *de fer,* à la dose de 2 granules de chacun de ces agents, les 6 granules ensemble, deux ou trois fois par jour ;

Les accidents rénaux, par le *benzoate de soude,* à la dose quotidienne de 10 à 20 granules, donnés séparément ;

Les eschares, par des lavages avec une *solution chloralée.*

La convalescence sera aidée par l'*hypophosphite de chaux,* l'*arséniate de fer* et le *phosphure de zinc* (chaque jour, une douzaine de granules du premier agent et 3 à 6 granules de chacun des deux autres, donnés en trois fois et ensemble).

FIÈVRE TYPHOIDE

Dominante : Bacille d'Eberth
- Sulfhydral.
- Hélénine.
- Iodoforme.

Variante

Symptômes

Fièvre
- Ass. défervescente.
- Lotions générales froides.

Septicémie de l'intestin
- Sedlitz granulé.
- Salicylate de bismuth.

Prostration des forces. — Bouillon, lait, vin, caféine.

Complications

Péritonite. — Applications de glace sur la région abdominale.

Entérorrhagies Epistaxis
- Ergotine.

Accidents pulmonaires
- Ass. défervescente.
- Bryonine, ventouses, sinapismes.

Diarrhée
- Codéine.
- Cotoïne.
- Salicylate de bismuth.

Météorisme. — Lavements froids.

Affaiblissement du cœur
- Caféine ou ses sels.
- Arséniate de strychnine.
- Arséniate de fer.

Eschares. — Hydrate de chloral.

Lenteur de la convalescence
- Hypophosphite de chaux.
- Arséniate de fer.
- Phosphure de zinc.

III. — FIÈVRES TELLURIQUES (1)

FIÈVRES PALUSTRES OU MALARIA

Définition. — Fièvres présentant des paroxysmes qui, suivis de rémissions généralement complètes, reviennent à des intervalles variables en durée, mais périodiques.

Cause. — Introduction dans l'organisme d'un parasite que Laveran a découvert en 1880 (*hématozoaire de Laveran*), et auquel donne naissance, sous l'influence de la chaleur et de l'humidité, la décomposition dans le sol de particules végétales.

Symptômes. — L'hématozoaire de Laveran peut produire la fièvre palustre intermittente, la fièvre palustre continue, la fièvre palustre larvée et la cachexie palustre.

FIÈVRE PALUSTRE INTERMITTENTE

Les accès sont séparés par une période d'apyrexie complète. Ils se composent de trois stades très nets : stade de froid, stade de chaleur et stade de sueur. C'est pendant le stade de froid que la température atteint son maximum ; elle redescend dès que commence le stade de la chaleur. D'ordinaire, les trois stades durent ensemble de six heures à dix heures.

---

(1) Ces fièvres sont les fièvres palustres, la grippe, le choléra et la *suette*. Je serai muet sur la dernière, parce que je n'ai relevé nulle part dans les livres de thérapie dosimétrique d'observation sérieuse la concernant.

FIÈVRE PALUSTRE CONTINUE

N'a pas de période d'apyrexie complète, n'a que des rémittences. Est *simple* ou *pernicieuse*. Simple, elle offre les deux types de *fièvre gastrique* et de *fièvre bilieuse*. Pernicieuse, elle affecte la forme de *typhoïde palustre* ou de *bilieuse grave*.

FIÈVRE PALUSTRE LARVÉE

Ensemble des phénomènes morbides relevant de l'intoxication palustre, à rythmes plus ou moins réguliers, *mais non fébriles*. Beaucoup de névralgies, surtout les sus-orbitaires, ne sont que des fièvres palustres larvées.

CACHEXIE PALUSTRE

Est le plus souvent consécutive à une fièvre palustre ; quelquefois pourtant, dans les pays marécageux, apparaît d'emblée.

Complications. — Accidents pernicieux. Ces accidents, qui peuvent survenir dans toutes les formes des fièvres palustres, sont les accès algide, ataxique, comateux, gastralgique, cholérique, bilieux.

Traitement. — Sa *dominante* est la destruction de l'hématozoaire de Laveran, destruction à laquelle on arrive par l'emploi de la *quinine ou de ses sels ;* sa *variante* comporte des incitants vitaux, des toniques et des reconstituants.

FIÈVRE PALUSTRE INTERMITTENTE

On donnera le *sulfate de quinine* pendant la période d'apyrexie et le plus près possible de l'accès qui vient de finir, sauf à se conformer toujours à la règle des doses réfractées, et *à renforcer l'action du sulfate de quinine par l'action du sulfate de strychnine*, ce qui permet d'user de doses bien moindres de sulfate de quinine. Par conséquent, dès qu'un accès sera terminé, on administrera d'heure en heure et ensemble les *sulfates de quinine* et *de strychnine*, à la dose, le premier de 4 à 5 granules, le second de un granule, et l'on recommencera après chaque accès, jusqu'à ce que la fièvre soit coupée.

FIÈVRE PALUSTRE CONTINUE

Aux *sulfates de quinine* et *de strychnine* prescrits comme ci-dessus pendant les rémissions, on joindra *l'acide arsénieux* ou *l'arséniate de soude* (chaque jour, de 2 à 4 granules du premier ou de 4 à 8 granules du second, donnés séparément).

FIÈVRE PALUSTRE LARVÉE

Dans le cas de névralgies intermittentes, l'on remplacera le *sulfate de quinine* par le *bromhydrate ;* dans les formes nerveuses, c'est au *valérianate de quinine* qu'on devra avoir recours, et dans les formes rhumatismales, le *salicylate de quinine* sera le plus indiqué. Dans les trois hypothèses, on joindra *l'arséniate de strychnine* au sel de quinine, et l'on suivra le même mode d'administration que précédemment (1).

CACHEXIE PALUSTRE

La médication rationnelle de cet état suppose, outre *l'hydro-ferro-cyanate de quinine*, le *phosphate de fer* et *l'acide arsénieux* ou *l'arséniate de soude*. On ordonnera donc, à prendre séparément et par jour, de 5 à 10 granules d'hydro-ferro-cyanate de quinine au centigramme, de 8 à 10 granules de phosphate de fer, et de 2 à 4 granules d'acide arsénieux, ou de 4 à 8 granules d'arséniate de soude.

Nota. — Qu'il s'agisse de fièvre palustre intermittente,

---

(1) Les granules composés antipériodiques (*sulfate de quinine, arséniate de strychnine* et *caféine*) suffiront dans la plupart des cas de fièvre palustre larvée.

de fièvre palustre continue, de fièvre palustre larvée ou de cachexie palustre, il faut ne pas perdre de vue le nettoyage du tube digestif par le *Sedlitz granulé* et ne pas manquer d'y procéder régulièrement.

COMPLICATIONS (ACCIDENTS PERNICIEUX)

Les accidents pernicieux sont justiciables du *sulfate de quinine* à haute dose (1 gr. 50 à 3 gr. en une fois). Si les circonstances sont très graves, ou s'il est impossible de faire prendre le sulfate de quinine par la bouche, on aura recours aux injections hypodermiques de *chlorhydrate de quinine* (10 à 20 granules solubles à 5 centigrammes, pour une injection) : une ou deux injections par jour. En outre, on instituera, contre chaque accès, la médication symptomatique qui lui convient et qu'on trouvera indiquée dans le tableau synoptique suivant.

FIÈVRES PALUSTRES

Dominante : Hématozoaire de Laveran

Fièvre palustre intermittente. — Sulfate de quinine.

Fièvre palustre continue. — Sulfate de quinine.

Fièvre larvée
- Névralgiques. — Bromhydrate de quinine.
- Névropathes. — Valérianate de quinine.
- Rhumatisants. — Salicylate de quinine.

Cachexie palustre. — Hydro-ferro-cyanate de quinine.

Accidents pernicieux. — Sulfate de quinine par la bouche ou injections sous-cutanées de chlorhydrate de quinine.

Variante

Symptômes

Fièvre palustre intermittente
- Sulfate de quinine.
- Sulfate de strychnine.
- Sedlitz granulé.

Fièvre palustre continue
- Sulfate de quinine.
- Sulfate de strychnine.
- Phosphate de fer.
- Acide arsénieux ou arséniate de soude.
- Sedlitz granulé.

Fièvre palustre larvée
- Formes névralgiques — Bromhydrate de quinine. Arséniate de strychnine.
- Formes nerveuses — Valérianate de quinine. Arséniate de strychnine.
- Formes rhumatismales — Salicylate de quinine. Arséniate de strychnine.

Cachexie palustre
- Hydro-ferro-cyanate de quinine.
- Phosphate de fer.
- Acide arsénieux ou arséniate de soude.
- Sedlitz granulé.

Complications (accidents pernicieux)

Accès algides. — Boissons chaudes, toniques, frictions excitantes, caféine en injections sous-cutanées.

Accès ataxiques. — Grands bains avec affusions froides sur la tête, croton-chloral, morphine.

Accès comateux. — Applications froides sur la tête, sinapismes aux extrémités, élatérine, jalapine.

Accès gastralgiques. — Boissons gazeuses, glace, strychnine (ars. ou sulf. de), hyoscyamine.

Accès cholériques. — Morphine.

Accès bilieux. — Emétine, calomel.

GRIPPE OU INFLUENZA

Définition. — Maladie fébrile, déterminant des phleg-masies locales, et un affaiblissement nerveux hors de pro-portion avec ces phlegmasies.

Causes. — La grippe est contagieuse et essentielle-ment épidémique. Un bacille découvert récemment par Pfeiffer, dans les crachats des malades atteints de grippe, est considéré comme l'agent pathogène de cette maladie.

Symptômes. — La grippe affecte des formes diverses, qui d'ailleurs peuvent se confondre, et dont les principales sont : la forme thoracique, la forme abdominale et la forme cérébrale. Ces formes ont toutes trois les carac-tères communs suivants : 1° la fièvre, qui peut manquer, est fort irrégulière, et elle affecte quelquefois le caractère intermittent ; 2° il y a prostration extrême des forces ; 3° la convalescence est souvent longue et difficile.

Forme thoracique. — La muqueuse nasale est d'abord atteinte ; puis le larynx et la bouche sont pris à leur tour. La toux est fatigante, la dyspnée considérable ; l'ex-pectoration tantôt pénible, rare, visqueuse, tantôt aisée, spumeuse ou opaque.

Forme abdominale. — Anorexie, langue blanche, soif vive, nausées, vomissements, constipation ou diarrhée.

Forme cérébrale. — Céphalalgie des plus violentes, ver-tige, insomnie, épistaxis.

Complications. — Pneumonie insidieuse, avec ten-dance très marquée à l'adynamie, toujours grave, et in-tensité des symptômes nerveux pouvant aller jusqu'au délire, au coma et à l'asphyxie par dyspnée.

Traitement. — Le *sulfhydral* en constituera la *domi-*

nante contre le bacille de Pfeiffer. On le prescrira à hautes doses jusqu'à saturation, et ensuite, pendant toute la durée de la maladie, à la dose quotidienne de 10 à 20 granules, donnés séparément.

Contre la fièvre, on administrera ensemble l'*association défervescente* et un *sel de quinine*, de préférence l'*arséniate* ou l'*hydro-ferro-cyanate* ; contre la prostration des forces, l'*arséniate de strychnine* ; contre la céphalalgie, l'*aconitine* et la *caféine* ; contre la toux, la *codéine* et l'*iodoforme* ; contre l'état saburral, le *Sedlitz granulé*.

Les accidents pulmonaires seront justiciables de l'*association défervescente* et de moyens appropriés, tels que ventouses ou sinapismes.

Enfin, pour hâter la convalescence, on conseillera, dès qu'elle commencera, l'*arséniate de strychnine*, l'*arséniate de fer* et la *quassine*.

Bien entendu, on devra observer, dans tous les cas, la règle des doses réfractées (1).

GRIPPE — Dominante : Bacille de Pfeiffer. — Sulfhydral.

Variante :

Symptômes —
- Fièvre : Ass. défervescente. Arséniate ou hydro-ferro-cyanate de quinine.
- Prostration des forces : Arséniate de strychnine. Caféine.
- Céphalalgie : Aconitine. Caféine.
- Toux : Codéine. Iodoforme.

Complications —
- Complications pulmonaires. — Ass. défervescente.
- Lenteur de la convalescence : Arséniate de strychnine. Arséniate de fer. Quassine.

---

(1) Les granules composés antizymotiques (*brucine*, *hydro-ferro-cyanate de quinine* et *aconitine*) satisferont le plus souvent aux exigences de la *variante* du traitement.

CHOLÉRA (1)

Définition. — Maladie fébrile, à marche rapide, caractérisée principalement par des vomissements nombreux et des selles répétées.

Causes. — Les excès, les fatigues de toute sorte, la peur sont des causes *prédisposantes*. L'usage en boisson d'une eau contaminée par des selles contenant le bacille du choléra ou *bacille virgule* de Koch, est la cause *déterminante*. — Le choléra est-il contagieux ? La question est controversée. Dans tous les cas, s'il l'est, il l'est à un très faible degré. Suivant les circonstances de terrain ou de milieu, il est endémique, épidémique ou sporadique.

Symptômes. — 1ʳᵉ PÉRIODE OU PÉRIODE DE DÉBUT. — Diarrhée prémonitoire.

2ᵉ PÉRIODE, PÉRIODE ALGIDE OU CYANIQUE. — Vomissements abondants, selles *riziformes* au nombre de 10, 20, 30 et davantage dans les vingt-quatre heures ; par suite, ralentissement de la circulation, soif ardente, refroidissement qui peut aller jusqu'à 9° ou 10°, teinte cyanique de la peau, crampes dans les membres, surtout dans les mollets, hébétude.

3ᵉ PÉRIODE OU PÉRIODE DE RÉACTION. — La chaleur revient peu à peu ; la diarrhée et les vomissements cessent, le malade peut être alimenté et il reprend des forces.

La réaction doit être surveillée, car elle dépasse quelquefois la limite voulue, et donne lieu à une fièvre violente

---

(1) *Choléra morbus* ou *Choléra nostras*. Le choléra, qu'il ne faut pas confondre avec la *Cholérine*, simple diarrhée estivale, est toujours le choléra.

accompagnée de symptômes nerveux avec tendance à l'adynamie ou à l'ataxie.

Complications. — Pneumonies insidieuses, parotidites, méningites, abcès sous-cutanés, gangrène, convalescence marquée par de la dyspepsie, de la diarrhée rebelle et des paralysies.

Traitement. — Le *sulfhydral* dirigé contre le bacille du choléra constituera la *dominante* du traitement. Il sera donné dès le début, à la dose de 2 ou 3 granules chaque demi-heure, et jusqu'à saturation. On en suspendra alors l'usage pour le reprendre, dès que la saturation aura cessé.

Comme *variante*, on prescrira contre la diarrhée et les vomissements, des lavements aromatiques et laudanisés, de l'eau albumineuse, de l'eau de riz, de la limonade lactique ;

On calmera les crampes stomacales douloureuses par le *chlorhydrate de morphine* et l'*hyoscyamine* (un granule de chacun de ces agents toutes les demi-heures) ;

On utilisera le *salicylate de quinine* contre la forme intermittente que paraît prendre souvent la maladie qui, à ce point de vue, a une grande analogie avec la fièvre palustre pernicieuse (une vingtaine de granules donnés en quatre fois, dans la période de rémission) (1) ;

Pour le reste du traitement, on s'en tiendra à ces sages conseils du docteur Toussaint :

« Quand la période algide est commencée, on fera enve« lopper le malade nu dans un maillot imbibé d'eau froide « et essoré, puis on le roulera dans une couverture. On

---

(1) J'ai bien des fois, moi-même, constaté le fait, notamment lors de l'épidémie qui régna en Roussillon dans le courant de 1884.

« le laissera ainsi pendant quelques minutes, en sur-
« veillant attentivement la réaction.

« Si elle ne se produit pas, on prescrira tous les quarts
« d'heure un granule d'*arséniate de strychnine* et un gra-
« nule de *caféine* au centigramme, avec une ou deux
« gorgées d'une boisson stimulante.

« On pratiquera en même temps des frictions vigou-
« reuses sur tout le corps, et spécialement sur les membres,
« pour ramener la chaleur et empêcher les crampes.

« Lorsque la réaction s'opérera trop vivement, on la
« modérera à l'aide de l'*association défervescente* et de
« compresses d'eau fraîche, appliquées à diverses reprises
« sur le sommet du crâne (1). »

CHOLÉRA

Dominante : Bacille de Koch. — Sulfhydral.

Variante : symptômes

Vomissements et diarrhée. — Lavements aromatiques et laudanisés, eau albumineuse, eau de
riz, limonade lactique.

Crampes stomacales : Chlorhydrate de morphine. Hyoscyamine.

Algidité : Enveloppement avec le maillot d'eau froide. Arséniate de strychnine.

Réaction exagérée. — Ass. défervescente.

IV. — FIÈVRES ÉRUPTIVES

VARIOLE

Définition. — Eruption généralisée de pustules, précédée et accompagnée de fièvre.

Causes. — La variole s'acquiert par inoculation et par
contagion. Elle est souvent épidémique. La nature de son
agent pathogène nous est encore inconnue.

---

(1) *Ouv. cité,* v° *Choléra.*

Symptômes. — Les variétés cliniques de la variole sont la *variole vraie*, dans laquelle la plupart des boutons arrivent à suppuration ; la *varioloïde*, dans laquelle, au contraire, ils ne suppurent presque jamais (1) ; la *variole hémorrhagique* ou *variole noire*, dans laquelle des hémorrhagies se montrent au début de l'éruption ou même avant l'éruption.

L'évolution de la variole déclarée présente quatre périodes : période d'invasion, période d'éruption, période de suppuration, période de dessiccation.

PÉRIODE D'INVASION (2 à 5 jours). — Température de 40° à 42°, céphalalgie, vives douleurs lombaires, vomissements bilieux, constipation, et exanthèmes cutanés prémonitoires *(rash morbilliforme, scarlatiniforme, érysipélateux, purpurique)*.

PÉRIODE D'ÉRUPTION (4 à 6 jours). — Apparition à la face d'abord, puis sur le tronc et enfin sur les membres, de macules se transformant successivement en papules, en vésicules et en pustules ombiliquées. Suivant l'abondance et la disposition des pustules, on a la variole *discrète, confluente, cohérente*, ou en *corymbes*. — Dès le début de l'éruption, il y a défervescence et disparition des autres symptômes de la première période.

PÉRIODE DE SUPPURATION (5 ou 6 jours). — Transformation en pus du contenu des boutons varioleux et réapparition de la fièvre qui, quelquefois même, est alors plus forte que la fièvre initiale.

PÉRIODE DE DESSICCATION (15 à 20 jours). — Défervescence complète et convalescence rapide.

---

(1) La *Varicelle* n'est-elle que la varioloïde dont l'éruption s'arrête à la forme vésiculaire, ou constitue-t-elle une maladie tout à fait distincte de la varioloïde ? Les deux opinions sont soutenues.

Complications. — Grande intensité que peuvent pré-senter *ab initio* les symptômes nerveux (agitation, délire, dyspnée) ; éruption du larynx et des bronches pouvant déterminer une laryngite œdémateuse ; à la période de suppuration, péricardite, endocardite, néphrite intersti-tielle, parotidites, orchites, otites, adénites, phlegmons du tissu cellulaire, etc. ; ulcérations de la cornée, et si la variole est confluente, suppression des fonctions de la peau.

Traitement. — *Dominante* : *sulfhydral* opposé à l'a-gent pathogène (2 ou 3 granules toutes les demi-heures, jusqu'à saturation). A ce moment, on en suspendra l'usage pour le reprendre dès que la saturation aura cessé.

Variante : contre les premiers frissons, *sulfate de strychnine* et *caféine* en granules au centigramme (un granule de chacun d'eux toutes les demi-heures, jusqu'à réaction).

Contre les douleurs lombaires, *tannate de cannabine* (un granule toutes les heures, jusqu'à la disparition des douleurs) ;

Contre les vomissements, *hyoscyamine* (un granule tous les quarts d'heure, jusqu'à ce que les vomissements cessent);

Contre la constipation, *Sedlitz granulé* (une cuillerée à dessert ou à soupe chaque jour) ;

Contre la fièvre, lorsqu'elle apparaît, *association défer-vescente* toutes les demi-heures, jusqu'à effet ;

Contre la sécheresse de la gorge et la difficulté que peut avoir l'éruption à se faire, lotions générales d'eau vinaigrée dégourdie et *nitrate de pilocarpine* (un granule toutes les demi-heures, jusqu'à diaphorèse) ;

Contre la suppuration des pustules, lotions trois fois par jour d'eau chloralée sur tout le corps, lavages fré-quents des yeux à l'eau boriquée et irrigations également fréquentes de la même eau dans la bouche et dans les narines ;

Contre la fièvre de suppuration, de nouveau *association défervescente*, chaque quart d'heure, jusqu'à effet.

Au point de vue des complications, la *variante* comportera le *camphre monobromé* contre l'agitation, le délire, la dyspnée (2 à 3 granules chaque quart d'heure, jusqu'à sédation), et la *caféine* contre l'affaiblissement du cœur (un granule au centigramme tous les quarts d'heure, jusqu'à effet) (1).

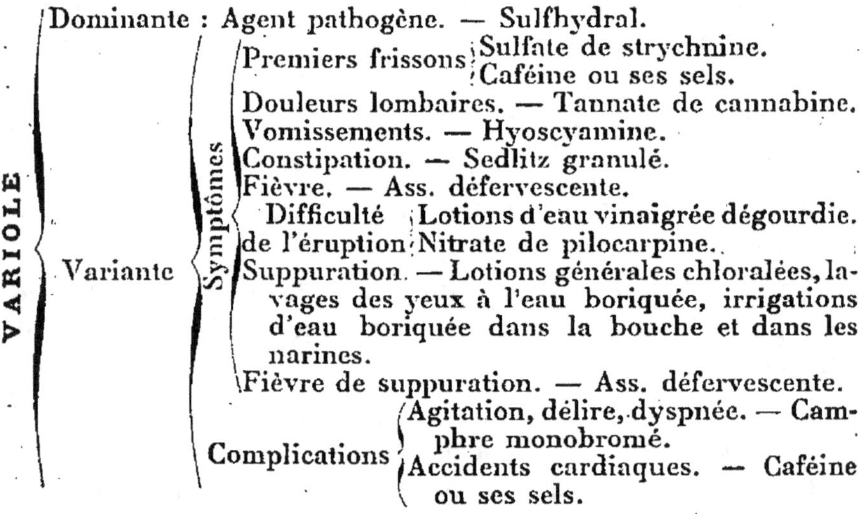

ROUGEOLE

Définition. — Eruption généralisée d'un exanthème composé de taches roses, ayant tendance à se localiser sur les muqueuses et précédée de fièvre.

Cause. — La rougeole s'acquiert par contagion. Elle

(1) Pour la *variante* du traitement, on recourra avec succès aux granules composés antizymotiques (*brucine, hydro-ferro-cyanate de quinine et aconitine*).

est très souvent épidémique et atteint surtout les enfants. La nature de son agent pathogène n'ous est encore inconnue.

Symptômes. — L'évolution de la rougeole déclarée présente trois périodes : période d'invasion, période d'éruption, période de desquamation.

Période d'invasion (2 à 4 jours). — Fièvre constante, mais très irrégulière et peu élevée, de 38°5 à 39° ; conjonctivite, coryza et trachéo-bronchite avec toux rauque, quinteuse, férine ; quelquefois épistaxis.

Période d'éruption (4 ou 5 jours). — L'éruption consiste généralement en un exanthème formé de taches ou macules d'une étendue de quelques millimètres, à bords déchiquetés et inégaux, de couleur rose tirant sur le rouge. Ces taches sont isolées ou unies par leurs bords en forme de croissant. Dans certains cas, l'éruption est boutonneuse ; dans d'autres, scarlatiniforme ; dans quelques-uns, elle fait défaut et la rougeole est alors qualifiée spécialement de *fièvre morbilleuse*. La fièvre ne tombe pas au moment de l'éruption, comme cela a lieu pour la variole ; c'est alors, au contraire, qu'elle atteint son maximum, 40° à 40° 5. Il y a expectoration de crachats verts nummulaires, assez semblables à ceux de la phtisie. Il y a aussi de la diarrhée.

Période de desquamation (7 à 15 jours). — Manque souvent ou passe inaperçue.

Complications. — Bronchite capillaire (1), hémor-

____

(1) Quelquefois la bronchite capillaire est si grave qu'elle l'emporte sur la maladie principale au point de ne pas la laisser reconnaître. On dénomme alors la rougeole : *bronchite capillaire morbilleuse, rougeole des bronches,* ou encore, tellement la dyspnée est intense, *catarrhe suffocant.*

rhagie (*rougeole hémorrhagique*), agitation, délire et convulsions (*rougeole ataxo-adynamique* ou *rougeole maligne*), gangrène de la bouche ou de la vulve, entérite dysentériforme, otite pouvant être suivie de carie du rocher ou de méningite, ophtalmie purulente. — Les épidémies d'oreillons, de scarlatine, de diphtérie et de coqueluche coïncident souvent avec les épidémies de rougeole. — La rougeole peut enfin réveiller la diathèse tuberculeuse.

Traitement — *Dominante.* — *Sulfhydral* opposé à l'agent pathogène (10 à 20 granules par jour, donnés séparément).

Variante. — Contre la fièvre, *association défervescente* donnée de demi-heure en demi-heure ou d'heure en heure, jusqu'à effet ;

Contre la toux, *codéine* et *iodoforme* (4 à 6 granules par jour de chacun de ces deux agents, donnés un par un et ensemble) ;

Contre la difficulté que peut avoir l'éruption à se faire, boissons diaphorétiques, lotions générales d'eau vinaigrée dégourdie et *nitrate de pilocarpine* (un granule de demi-heure en demi-heure, jusqu'à diaphorèse).

Au point de vue des complications, la *variante* comporte :

Contre la bronchite capillaire, des badigeonnages à la teinture d'iode du dos ou de la poitrine, répétés trois ou quatre jours de suite, ou des applications, dans les mêmes régions, de sinapismes renouvelés chaque trois ou quatre heures, et la continuation de l'emploi de l'*association défervescente*, de la *codéine* et de l'*iodoforme* ;

Contre la prostration des forces, l'administration de bouillon, de lait, de vin de quinquina, de grogs, et, au besoin, de *caféine* (un granule au centigramme chaque heure).

Contre l'agitation, le délire et les convulsions, le *cam-*

phre monobromé (2 ou 3 granules de quart d'heure en quart d'heure, jusqu'à sédation) ;

Contre les gangrènes de la bouche et de la vulve, l'antisepsie la plus rigoureuse de ces parties, qui devront être bien surveillées et soumises à des lavages fréquents à l'eau boriquée ;

Contre l'ophtalmie purulente, les mêmes soins ;

Contre l'entérite dysentériforme, des lavements amidonnés, et le *salicylate de bismuth* (10 à 15 granules, quatre fois par jour) (1).

ROUGEOLE

- **Dominante : Agent pathogène.** — Sulfhydral.
- **Variante**
  - **Symptômes**
    - Fièvre. — Ass. défervescente.
    - Toux — Codéine. / Iodoforme.
    - Difficulté de l'éruption — Boissons diaphorétiques. / Lotions d'eau vinaigrée dégourdie. / Nitrate de pilocarpine.
  - **Complications**
    - Bronchite capillaire — Badigeonnages à la teinture d'iode ou sinapismes. / Ass. défervescente. / Caféine.
    - Hémorrhagies. — Ergotine.
    - Agitation, délire et convulsions. — Camphre monobromé.
    - Gangrène. — Antisepsie des parties atteintes.
    - Entérite dysentériforme — Lavements amidonnés. / Salicylate de bismuth.

SCARLATINE

Définition. — Eruption généralisée d'un exanthème écarlate, précédée et accompagnée de fièvre et d'une angine spéciale dite *angine scarlatineuse*.

---

(1) Pour la *variante* du traitement, on recourra avec succès aux granules composés antizymotiques (*brucine, hydro-ferro-cyanate de quinine et aconitine*).

Cause. — La scarlatine s'acquiert par contagion. Elle est souvent épidémique et elle atteint surtout les enfants. La nature de son agent pathogène nous est encore inconnue.

Symptômes. — L'évolution de la scarlatine déclarée présente trois périodes : période d'invasion, période d'éruption, période de desquamation.

Période d'invasion (2 jours). — Fièvre très forte dès le début, de 40° à 41° et même davantage, continue et sans rémissions marquées ; pouls de 120 à 140 pulsations à la minute, angine spéciale à la maladie.

Période d'éruption (4 à 6 jours). — Eruption sur le tronc, le cou, les membres, de plaques rouges, larges, non saillantes, tendant à s'unir par leurs bords et à envahir tout le corps du malade ; sur le fond rouge écarlate de l'exanthème, se distingue un pointillé plus foncé. L'éruption est complète en vingt-quatre heures. — La fièvre ne tombe pas quand commence la deuxième période ; elle ne cède que lorsque l'exanthème pâlit. Pendant l'éruption, l'angine va en croissant, et l'adénite cervicale est constante.

Période de desquamation (15 jours à un mois). — La desquamation est caractéristique. L'épiderme se fendille et tombe. Le malade fait peau neuve. Aux mains, les ongles peuvent être entraînés, la desquamation y ayant lieu en doigts de gant.

Complications. — Grande intensité des phénomènes nerveux (agitation, délire, convulsions, vomissements bilieux extrêmement abordants), température hyperpyrétique, hémorrhagies précoces (par exemple, hématuries), pleurésies, péricardites, méningites, arthrites, toutes inflammations ayant, dans l'espèce, forte tendance à suppurer, phlegmons, adénites, anasarques *a frigore*, néphrite aiguë interstitielle passant quelquefois à l'état chronique.

Traitement. — *Dominante.* — *Sufhydral* opposé à l'agent pathogène (2 ou 3 granules de demi-heure en demi-heure, jusqu'à saturation). A ce moment, en suspendre l'usage, pour le reprendre dès que la saturation aura cessé.

Variante. — Contre la fièvre, *association défervescente*, donnée de demi-heure en demi-heure ou d'heure en heure jusqu'à effet ;

Contre l'angine, antisepsie rigoureuse de la gorge au moyen du jus de citron, de la glycérine au tanin et de l'eau boriquée ;

Contre la difficulté que peut avoir l'éruption à se faire, lotions générales d'eau vinaigrée dégourdie et *nitrate de pilocarpine* (un granule de demi-heure en demi-heure, jusqu'à diaphorèse) ;

Contre la soif ardente, la diminution notable des urines et la constipation ordinaire, que provoque l'élévation excessive de la température du corps, boissons aromatiques et diaphorétiques, et *Sedlitz granulé*, donné chaque jour, mais à doses simplement laxatives (une cuillerée à dessert ou à café).

Tant que la fièvre persistera, on devra s'en tenir au lait comme alimentation. La fièvre une fois tombée, on pourra permettre de légers potages, des œufs au lait ou à la coque, des compotes de fruits, sauf à n'autoriser la viande et le pain que plus tard.

Au point de vue des complications, la *variante* comporte :

Contre l'agitation, le délire, les convulsions, les vomissements bilieux, le *camphre monobromé* (2 ou 3 granules de quart d'heure en quart d'heure) et l'*hyoscyamine* (un granule de quart d'heure en quart d'heure, jusqu'à sédation) ;

Contre la température hyperpyrétique, les lotions fréquentes d'eau froide sur tout le corps, sans préjudice, bien entendu, de la continuation de l'emploi de *l'association défervescente*.

Contre les hémorrhagies précoces, l'*ergotine* (3 ou 4 granules de quart d'heure en quart d'heure, jusqu'à effet) ;

Contre la néphrite interstitielle, le régime lacté exclusif et l'association suivante : *arséniate de strychnine, digitaline, arséniate de fer* (un granule de chacun de ces agents, trois à six fois par jour) ;

Contre les démangeaisons déterminées par la desquamation, des onctions de vaseline boriquée, et, quand la desquamation est terminée, de grands bains savonneux (1).

SCARLATINE

Dominante : Agent pathogène. — Sulfhydral.

Variante :

Symptômes :

- Fièvre. — Ass. défervescente.
- Angine. — Antisepsie de la gorge.
- Difficulté de l'éruption :
  - Boissons diaphorétiques.
  - Lotions générales d'eau vinaigrée dégourdie.
  - Nitrate de pilocarpine.
- Soif, diminution des urines, constipation :
  - Boissons diaphorétiques.
  - Sedlitz granulé.

Complications :

- Agitation, délire, convulsions, vomissements bilieux :
  - Camphre monobromé.
  - Hyoscyamine.
- Température hyperpyrétique :
  - Lotions générales d'eau froide.
  - Ass. défervescente.
- Hémorrhagies précoces. — Ergotine.
- Anasarques *a frigore*, néphrite interstitielle :
  - Lait.
  - Arséniate de strychnine, digitaline, arséniate de fer.
- Démangeaison de la desquamation. — Onctions de vaseline boriquée.

---

(1) Pour la *variante* de traitement, on recourra avec succès aux granules composés antizymotiques (*brucine, hydro-ferro-cyanate de quinine et aconitine*).

ÉRYSIPÈLE (1)

Définition. — Inflammation aiguë de la peau et des muqueuses qui s'étend progressivement, et qui est précédée et accompagnée de fièvre.

Causes. — Les traumatismes, le sexe, l'état puerpéral sont des causes *prédisposantes* (2). La contagion par transmission du *streptococcus erysipelatus* de Fehleisen est la cause *déterminante*. L'érysipèle est souvent épidémique.

Symptômes. — L'évolution de l'érysipèle déclaré présente trois périodes : période d'invasion, période d'éruption, période de desquamation.

Période d'invasion (2 ou 3 jours). — La fièvre, qui peut ne pas dépasser 38° et qui peut arriver à 40°, atteint souvent son maximum en quelques heures. Elle s'accompagne de céphalalgie, de malaise, d'état saburral, de nausées et parfois de vomissements.

Période d'éruption (7 à 9 jours). — Une zone tuméfiée, douloureuse à la pression, de couleur rouge vif et à rebord sinueux, formant un liséré saillant, se montre en premier lieu à la racine du nez, puis s'étend, d'une façon symétrique, à la face, en respectant presque toujours

---

(1) L'érysipèle n'est pas plus une véritable fièvre éruptive qu'il n'est une phlegmasie franche. Il tient à la fois de l'une et de l'autre, sans se rattacher entièrement à aucune d'elles deux. — De l'érysipèle, il faut rapprocher la *parotidite* et la *méningite cérébrospinale* épidémiques, sur le traitement desquelles la littérature alcaloïdothérapique ne me fournit aucun éclaircissement.

(2) L'érysipèle qui complique une plaie est dit *chirurgical* ; dans le cas contraire, on le qualifie de *médical* Du reste, l'érysipèle médical lui-même provient, le plus souvent, d'une petite plaie, excoriation ou égratignure, qu'on n'a pas aperçue ; mais il peut être également spontané, comme l'est, par exemple, l'*érysipèle à répétition*, que certaines femmes ont chaque mois au moment de leurs règles.

le menton, et gagne assez communément le cuir chevelu. Il n'est pas rare de voir des phlyctènes apparaître sur cette zone. — La fièvre est continue, avec de légères rémissions matinales.

Période de desquamation (durée très variable). — La peau de la face se fendille et se détache. Les cheveux eux-mêmes tombent, mais ils repoussent, en partie du moins, au bout de quelque temps.

Complications. — Propagation de l'érysipèle au larynx, à la trachée, aux bronches, à la nuque et au cou ; ataxie ou adynamie ; au moment de la résolution, abcès aux paupières, aux oreilles, péricardite, endocardite, pleurésie, néphrite, etc.

Traitement. — *Dominante*. — *Sulfhydral* opposé au bacille de Fehleisen (2 ou 3 granules de demi-heure en demi-heure, jusqu'à saturation). A ce moment en suspendre l'usage, pour le reprendre dès que la saturation aura cessé.

Variante. — Contre la fièvre, *association défervescente* donnée de demi-heure en demi-heure jusqu'à effet ;

Contre la céphalalgie, *caféine* (un granule au centigramme de demi-heure en demi-heure, jusqu'à la cessation de la douleur) ;

Contre les vomissements, *hyoscyamine* (un granule de quart d'heure en quart d'heure, jusqu'à effet) ;

Contre l'état saburral, *Sedlitz granulé* tous les matins ;

Contre la douleur inflammatoire, applications, sur les parties atteintes, de vaseline boriquée ou ichthyolée.

Au point de vue des complications, la *variante* comporte :

Contre l'ataxie, le *camphre monobromé* (2 ou 3 granules de quart d'heure en quart d'heure) et l'*hyoscyamine* (un

granule de quart d'heure en quart d'heure, jusqu'à sédation) ;

Contre l'adynamie, la *caféine* (un granule au centigramme chaque heure) ;

Contre les abcès, des lotions chloralées ;

Contre la néphrite, le régime lacté exclusif et l'association suivante : *arséniate de strychnine, digitaline, arséniate
de fer* (un granule de chacun de ces agents, trois à six
fois par jour) (1).

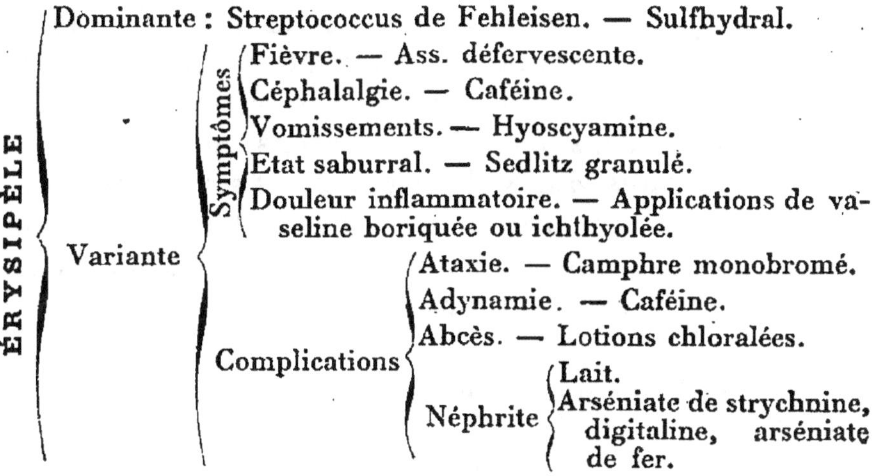

V. — MALADIES VIRULENTES (2)

SYPHILIS

Comme nous le savons, « la syphilis est une maladie
« transmise par contact ou par hérédité et caractérisée à
« ses différentes périodes par certains accidents dontl'évo-

---

(1) Pour la *variante* du traitement on recourra avec succès aux
granules composés antizymotiques (*brucine, hydro-ferro-cyanate
de quinine* et *aconitine*).

(2) En fait de maladies virulentes, je ne mentionnerai que la
syphilis, n'ayant absolument aucune donnée sur le degré de valeur
qu'aurait notre traitement pour les autres, *rage, morve* et *charbon*.

« lution est subordonnée à l'action du *virus syphilitique*,
« et dont la marche est ordinairement déterminée » (1).
Je ne crois pas qu'aucun praticien de notre école soigne la syphilis autrement que par la médication spécifique (*mercure* et *iodure de potassium*) acceptée dans tous les pays, et plus particulièrement par la *méthode des traitements successifs* de Fournier. Si donc je parle ici de la syphilis, c'est uniquement pour faire remarquer que les préparations mercurielles auxquelles nous devons accorder notre préférence sont le *proto-iodure* et le *bi-iodure d'hydrargyre* qui, granulés, se prêtent parfaitement à l'application de la règle des doses réfractées.

J'ajoute que dans le cas d'anémie consécutive à la syphilis, nos incitants vitaux, la *strychnine et ses sels* et la *brucine*, joints aux reconstituants, rendent des services inappréciables, et qu'en pareille occurrence, on ne doit jamais oublier d'y avoir recours (2).

VI. — MALADIES DIATHÉSIQUES (3)

DIPHTÉRIE

Définition. — Maladie caractérisée par la production de fausses membranes sur les muqueuses, et même sur la peau.

Causes. — L'âge de deux à sept ans, les climats froids et brumeux, les saisons humides, la fièvre typhoïde, la

---

(1) Littré et Robin (*Dictionnaire de Médecine*, vᵉ *Syphilis*).

(2) Les granules composés antisyphilitiques (*proto-iodure d'hydrargyre* et *arséniate de strychnine*) satisfont le plus souvent aux exigences du traitement.

(3) Parmi ces maladies, je passerai sous silence le *cancer*, pour lequel les observations de traitement par notre méthode font complètement défaut.

scarlatine, la rougeole, la coqueluche et, pour la diphté-rie vulvaire, la puerpéralité, sont des causes *prédisposantes*. La contagion par le *bacille de Klebs-Lœffler* est la cause *déterminante*.

Symptômes. — Les manifestations les plus importantes de la diphtérie ont lieu sur la gorge (*angine couenneuse*) et sur le larynx (*croup*).

ANGINE COUENNEUSE. — Courbature, céphalalgie, gêne de la déglutition, fièvre, gonflement avec douleurs d'un ou des deux côtés du cou, apparition sur les amygdales de membranes nacrées, résistantes, *fausses membranes* ou *membranes diphtériques*. — L'angine couenneuse *secondaire* est toujours plus grave que la *primitive*.

CROUP. — Se montrent d'abord sur les amygdales quelques petites plaques blanches pseudo-membraneuses ; il y a de la gêne de la déglutition et un peu de fièvre ; la voix est nasonnée. Au bout de trois ou quatre jours, les fausses membranes envahissent le larynx, diminuent son rayon et parviennent quelquefois à l'obstruer. De là, la *toux croupale*, rauque, caractéristique ; les accès de dyspnée, dans lesquels la gêne respiratoire est *aussi forte pendant l'expiration que pendant l'inspiration*, et présente le phénomène du *tirage* qu'accompagne toujours le sifflement laryngé à l'inspiration ; l'asphyxie lente, et la mort dans un délai de huit à quinze jours.

Le croup a quelquefois une marche foudroyante (*croup hypertoxique*).

Le croup est rarement *primitif*; il succède d'ordinaire à l'angine couenneuse ou il apparaît dans le cours d'une maladie antérieure, une fièvre éruptive principalement.

Complications. — Diphtérie nasale, trachéo-bronchique, cutanée ; albuminurie, pneumonie, endocardite, et surtout paralysies locales ou généralisées pouvant durer des mois. Les paralysies généralisées commencent par les muscles du cou, puis gagnent successivement les membres inférieurs, les membres supérieurs et le tronc.

Traitement. — ANGINE COUENNEUSE. — La *dominante* du traitement sera dirigée contre le bacille de Klebs-Lœffler et contre les *toxines* sécrétées par lui. Son indication sera remplie par le sulfhydral, les injections de sérum de cheval immunisé (sérum de Behring et de Roux) et des badigeonnages de la gorge.

On donnera le sulfhydral à la dose de 2 granules de demi-heure en demi-heure, jusqu'à saturation. A ce moment-là, on en suspendra l'usage, pour le reprendre dès que la saturation aura cessé.

Les injections de sérum seront *de 10 à 20 centimètres cubes par jour*, pendant les trois premiers jours.

Quant aux badigeonnages, on y procédera avec un tampon d'ouate hydrophile imprégnée de *jus de citron*, et on les renouvellera toutes les trois ou quatre heures, en ayant soin de ne pas excorier la muqueuse, la moindre excoriation étant une porte ouverte à l'infection. A défaut de jus de citron, les badigeonnages pourront être faits efficacement à l'*eau de chaux seconde*.

On n'oubliera pas non plus de faire de fréquentes irrigations dans la bouche et le nez, en se servant à cet effet d'eau bouillie boriquée.

La *variante* du traitement répondra aux indications qui suivent :

Combattre la fièvre par l'*association défervescente* administrée de demi-heure en demi-heure, jusqu'à effet, et s'il se produit des intermittences, par un *sel de quinine* (10 à 20 granules dans l'intervalle des accès) ;

Favoriser la chute des fausses membranes par le *nitrate de pilocarpine* (un granule de demi-heure en demi-heure, jusqu'à salivation et diaphorèse ; alors un granule d'heure en heure, puis de deux heures en deux heures, et ainsi de suite) ;

Soutenir les forces du malade avec du sirop de quinquina, des grogs, du champagne ;

L'alimenter au moyen de lavements nutritifs ou du gavage, si par suite de parésie son estomac ne supporte plus rien ;

Lutter contre la faiblesse du cœur, par la *caféine* (10 à 20 granules au centigramme par jour) ;

S'opposer à l'apparition de paralysies, par un sel de *strychnine* ou par la *brucine* (3 à 6 granules par jour de l'un ou de l'autre de ces agents). En cas de paralysie déclarée, leur adjoindre l'électricité ;

Favoriser la convalescence par les *glycérophosphates de fer* et *de chaux* (10 à 20 granules par jour de chacun d'eux).

Croup. — Même traitement que celui de l'angine couenneuse, avec ces indications supplémentaires :

Pendant les accès de suffocation, prescrire l'*hyoscyamine* et le *sulfate de strychnine* ou la *brucine* (un granule de chacun de ces agents de demi-heure en demi-heure, jusqu'à effet) ;

Si l'asphyxie est imminente, tubage ou trachéotomie.

« Après l'opération ou en cas de rémission, surveiller
« les bronches. La libre rentrée de l'air dans les voies
« aériennes longtemps recouvertes et comme feutrées par
« l'exsudat pseudo-membraneux, les enflamme avec la
« plus grande facilité, et provoque des broncho-pneumo-
« nies très graves. On tiendra, pendant une ou deux se-
« maines, les malades dans une atmosphère surchargée de

« vapeurs antiseptiques chaudes et humides (1), et s'il sur-

DIPHTÉRIE

Angine couenneuse

Dominante : Bacille de Klebs-Loeffler
- Sulfhydral.
- Injections de sérum antidiphtérique.
- Badigeonnages antiseptiques de la gorge.
- Irrigations antiseptiques de la bouche et du nez.

Variante

Symptôm.
- Fièvre. — Ass. défervescente.
- Adhérence des fausses membranes. — Nitrate de pilocarpine.
- Prostration des forces. — Sirop de quinquina, grogs, champagne.
- Parésie de l'estomac. — Gavage, lavements nutritifs.

Complications
- Faiblesse du cœur. — Caféine.
- Paralysies
  - Strychnine (ars. ou sulf. de) ou brucine.
  - Electricité.
- Lenteur de la convalescence
  - Glycérophosphate de fer.
  - Glycérophosphate de chaux.

Croup

Dominante : Bacille de Klebs-Loeffler. — Comme pour l'Angine couenneuse.

Variante

Symptômes
- Fièvre. — Comme pour l'Angine couenneuse.
- Adhérence des fausses membranes. — Comme pour l'Angine couenneuse.
- Prostration des forces. — Sirop de quinquina, grogs, champagne.
- Accès de suffocation
  - Hyoscyamine.
  - Sulfate de strychnine.
  - Tubage ou trachéotomie.
- Toux après le tubage et la trachéotomie
  - Iodoforme et codéine.
  - Atmosphère de vapeurs antiseptiques.
- Complications. — Comme pour l'Angine couenneuse.

---

(1) Dans des circonstances semblables, je tiens mes malades

« vient de la toux, on donnera l'*iodoforme* et la *codéine* (un
« granule de chacun d'eux toutes les heures ou toutes
« les deux heures) (1). »

SCROFULE ou STRUME

Définition. — Maladie caractérisée par des manifestations diverses sur les systèmes tégumentaire, lymphatique et osseux.

Causes. — Mauvaise nourriture, habitations malsaines, fâcheuses conditions hygiéniques, jeune âge, diathèse, hérédité.

Symptômes. — Ils sont locaux ou généraux.

Symptômes locaux. — Petites tumeurs au cou, indolentes, morbides, s'accroissant, se réunissant et finissant par être le siège d'un abcès froid qui s'ouvre en laissant écouler pendant longtemps un pus mal lié. Cet abcès, une fois fermé, laisse une cicatrice indélébile.

Symptômes généraux. — Au début, pâleur de la face, langueur, faiblesse, puis amaigrissement, aspect terreux de la peau, diarrhée, épuisement, fièvre hectique.

Complications. — Formes diverses de la tuberculose, surtout les tumeurs blanches, le carreau et la phtisie bronchique ganglionnaire (2).

Traitement. — *Dominante.* — Faire un bon assole-

d'une façon permanente dans une atmosphère de vapeurs de goudron et d'essence de térébenthine, conformément aux indications du docteur Delthil. (*Note de l'auteur.*)

(1) E. Toussaint, *Ouv. cité*, vᵒ *Croup.*

(2) Si les scrofuleux ne sont pas tuberculeux, comme certains l'affirment, du moins sont-ils très facilement *tuberculisables.* C'est pourquoi les granules composés antidiathésiques (*arséniate de strychnine, hélénine et tanin*) sont tout indiqués chez eux dès le début.

ment physiologique au moyen d'une nourriture et d'une hygiène convenables, de bains de mer, d'huile de foie de morue et de *phosphate de fer* (3 à 6 granules par jour).

Variante. — Rendre les scrofuleux indemnes de complications tuberculeuses, et, pour cela, leur prescrire quotidiennement 4 à 6 granules de *sulfhydral*, 4 à 6 granules d'*iodoforme* et 2 à 4 granules de *strychnine* (*ars. ou sulf. de*) ou de *brucine*.

SCROFULE		
Dominante : Mauvais terrain physiologique	{	Nourriture et hygiène convenables. Bains de mer. Huile de foie de morue. Phosphate de fer.
Variante : Possibilité de complications tuberculeuses	{	Sulfhydral. Iodoforme. Strychnine (ars. ou sulf. de) ou brucine.

TUBERCULOSE

Définition. — Maladie caractérisée par la formation de tubercules dans les poumons ou dans beaucoup d'autres organes, et pouvant affecter la *forme aiguë* ou la *forme chronique*.

Causes. — La misère, l'alimentation insuffisante, l'encombrement, le défaut d'exercice, les excès de tout genre, les passions tristes, l'âge jusqu'à 30 ans, la scrofule, l'hérédité sont des causes *prédisposantes*. La contagion par le *bacille de Koch* est la cause *déterminante*.

Symptômes. — « La *tuberculose aiguë* peut se pré-
« senter sous l'aspect d'une fièvre typhoïde, d'une ménin-
« gite, d'une péritonite, etc. Elle peut encore ne donner
« lieu qu'à des symptômes généraux assez vagues : ané-

« mie, faiblesse générale, hypochondrie ; on conçoit que
« des poussées de granulations tuberculeuses se faisant
« avec plus ou moins de force vers tel ou tel organe, ce
« soient les plaintes de l'organe plus particulièrement lésé
« qui dominent la scène morbide (1). »

La *tuberculose chronique* se localise le plus souvent sur
l'appareil pulmonaire chez l'adulte, tandis que chez l'enfant on rencontre surtout la méningite tuberculeuse,
les tubercules du cerveau et la tuberculose abdominale.

Que la tuberculose soit aiguë ou chronique, ses symptômes — la question du tubercule à part — varient suivant la forme et la localisation de la maladie.

Complications. — Varient comme les symptômes,
avec la forme et la localisation que la tuberculose peut
affecter.

Traitement. — Il est prophylactique ou curatif.

Comme le fait observer très judicieusement le docteur
Ferran, de Lyon, « d'une façon générale, le *traitement*
« *prophylactique* et le *traitement curatif* diffèrent peu l'un
« de l'autre quant au but à remplir, qui est celui de relever les forces de l'organisme et de le mettre en état
« d'opposer à la maladie la résistance la plus énergique ».

Le *traitement prophylactique* consiste :

1º A mettre le malade dans un milieu où il respire en
abondance un air rigoureusement pur ;

2º A assurer l'intégrité de ses voies digestives pour que

---

(1) Laveran et Teissier, *Nouveaux éléments de pathologie et de clinique médicales*, t. I, page 204.

son alimentation soit aussi réparatrice que possible (1).

« Et par alimentation réparatrice, on ne doit pas enten-
« dre, dit le docteur Ferran, celle qui se réduit banale-
« ment à des viandes saignantes, des poudres carnées et
« des jus concentrés, dont l'abus est si souvent funeste à
« l'appétit.

« Il faut que le médecin, d'après le tempérament du
« malade, lui trouve un régime nutritif dans lequel puis-
« sent entrer, comme variante, aussi bien les légumes
« azotés et autres tels que lentilles, pois, fèves, raves, etc.,
« que les poissons, les œufs, le jambon fumé, etc.

« Quant au *traitement curatif*, dans l'impossibilité uni-
« versellement reconnue d'atteindre directement les mi-
« crobes, il consiste, partout et sans exception, à commu-
« niquer au sang, aux tissus et aux humeurs, des pro-
« priétés antiseptiques qui fassent en quelque sorte partie
« intégrante de l'organisme.

« Ainsi que l'ont démontré les insuccès des médications
« par injections hypodermiques de substances antisep-
« tiques créosotées et autres, il faut que les antiseptiques
« soient en quelque sorte assimilés par l'organisme, et
« qu'ils le soient sans troubler ni abolir l'appétit.

« Il faut en outre que le traitement soit capable de
« combattre et d'éteindre le mouvement fébrile dès sa
« première apparition, s'il vient à se produire ; et cela
« toujours sans préjudice de l'intégrité des voies diges-
« tives.

« Un pareil traitement, nous pouvons le dire sans for-

---

(1) A la période prétuberculeuse et au début de la maladie, les
granules composés antidiathésiques (*arséniate de strychnine*, *hélénine* et *tanin*) seront d'une grande utilité.

« fanterie, absolument impossible avec les médicaments
« du Codex, n'est praticable qu'avec les *granules alcaloï-*
« *diques*, s'ils sont judicieusement choisis et administrés
« suivant la méthode usuelle des doses fractionnées.

« Les granules de l'arsenal dosimétrique, extrêmement
« actifs quoique minuscules, sont suffisamment nombreux
« pour subvenir à toutes les indications, surtout en les
« associant suivant les besoins de chaque tempérament.

« Comme modificateurs reconstituants (prophylacti-
« ques), il y a les granules d'hypophosphite de chaux, de
« glycérophosphate de fer, de glycérophosphate de chaux ;
« ceux d'iodoforme, très puissants à un milligramme ;
« ceux de sulfhydral ; ceux de juglandine au centi-
« gramme, etc.

« Comme antiseptiques plus curatifs, nous avons, outre
« ceux déjà nommés, les granules d'arséniate de soude,
« d'arséniate de fer, d'arséniate d'antimoine ; ceux d'ar-
« séniate de strychnine (antiseptiques et névrosthéniques
« d'une puissance et d'une efficacité rares, toujours inof-
« fensifs à doses faibles et absolument inemployés par la
« thérapie classique) ; puis les granules d'hélénine ; ceux
« de pepsine, ceux de tanin, ceux de phosphate de fer,
« ceux de camphre monobromé, etc.

« Enfin, comme agent antifébrile, ne lésant jamais les
« voies digestives, nous avons l'*association défervescente,*
« dont la puissance, reconnue depuis vingt-cinq ans, ne
« fait de doute pour aucun médecin dosimètre. »

En résumé, la *dominante* du traitement de la tuberculose consistera à faire un traitement organique tel que le
bacille de Koch soit mis dans l'impossibilité de vivre et
de proliférer. Cette indication fondamentale se trouvera
remplie lorsqu'on aura procuré au malade, du repos, un

air abondant et absolument pur, l'intégrité de ses fonctions digestives et une alimentation réparatrice. De là, d'ailleurs, l'idée des *sanatoria*.

Pour rendre l'assolement recherché plus efficace encore, on aura recours à trois puissants antiseptiques : le *sulfhydral*, l'*iodoforme* et l'*hélénine* (un granule de chacun de ces agents d'heure en heure pendant le jour, et de deux ou trois heures en deux ou trois heures pendant la nuit, si le malade ne dort pas).

La *variante* du traitement tendra, en supposant qu'on ait affaire à la *phtisie pulmonaire*, forme de beaucoup la plus fréquente de la tuberculose :

A prescrire, comme adjuvants de l'alimentation, l'*huile de foie de morue*, le *phosphate* ou *glycérophosphate de fer*, le *glycérophosphate de chaux* et la *juglandine* en granules au centigramme (6 granules de chacun des trois derniers agents, les 18 ensemble, avant les deux principaux repas) ;

A stimuler les fonctions d'assimilation et de désassimilation par le *sulfate de strychnine*, la *quassine* et l'*arséniate de soude* (2 granules de chacun de ces agents, les 6 ensemble, avant les mêmes repas) ;

A combattre la fièvre par l'*association défervescente* donnée de quart d'heure en quart d'heure ou de demi-heure en demi-heure, jusqu'à effet) ;

A calmer la toux par la *codéine* (10 à 20 granules administrés séparément, loin des repas, et surtout pendant la nuit) ;

A faciliter l'expectoration par l'*émétine* (3 ou 4 granules le matin, un par un, d'heure en heure, et autant le soir) ;

A lutter contre l'insomnie par le *sel de Grégory* (6 à 8 granules, 2 par 2, d'heure en heure) ;

A s'opposer aux hémoptysies par des applications de ventouses ou de sinapismes et par l'*ergotine* (2 ou 3 granules de quart d'heure en quart d'heure, jusqu'à la cessation des crachements de sang) ;

A arrêter les sueurs nocturnes par l'*atropine* (2 ou 3 granules, un par un, pendant la nuit), ou par l'*agaricine* (un granule de quart d'heure en quart d'heure, jusqu'à effet) ;

A modérer la diarrhée par le *salicylate de bismuth* et le *tanin* (8 à 10 granules par jour de chacun de ces agents).

TUBERCULOSE

Dominante

- Mauvais terrain physiologique
  - Repos.
  - Air abondant et absolument pur.
  - Intégrité des voies digestives.
  - Alimentation réparatrice.
- Bacille de Koch
  - Sulfhydral.
  - Iodoforme.
  - Hélénine.

Variante (Sympt. — Phtisie pulmonaire)

- Matériaux manquant dans l'organisme
  - Huile de foie de morue.
  - Phosphate ou glycérophosphate de fer.
  - Glycérophosphate de chaux.
  - Juglandine.
- Défectuosité des fonctions d'assimilation ou de désassimilation
  - Sulfate de strychnine.
  - Quassine.
  - Arséniate de soude.
- Fièvre. — Ass. défervescente.
- Toux. — Codéine.
- Difficulté de l'expectoration. — Emétine.
- Insomnie. — Sel de Grégory.
- Hémoptysies
  - Ventouses.
  - Sinapismes.
  - Ergotine.
- Sueurs nocturnes. — Atropine, agaricine.
- Diarrhée. — Salicylate de bismuth, tanin,

RHUMATISME (1)

Définition. — Maladie à *forme aiguë* ou *chronique*, caractérisée par des inflammations multiples des séreuses articulaires ou viscérales.

Causes. — RHUMATISME AIGU. — Le froid, la fatigue, l'abus fonctionnel des articulations, les traumatismes, le séjour dans des pays tempérés, la saison d'été, l'âge adulte y prédisposent. La maladie est héréditaire dans le tiers ou le quart des cas. Il est douteux qu'il y ait un tempérament rhumatismal proprement dit, mais il existe bien des sujets qui ont une tendance particulière à être atteints de rhumatisme aigu.

RHUMATISME CHRONIQUE. — Est rarement consécutif au rhumatisme aigu. S'observe fréquemment entre 40 et 60 ans. Peut être héréditaire. Le sexe féminin y est spécialement sujet (*goutte des femmes*). La profession, la misère, les habitations humides le déterminent souvent. Le rhumatisme chronique est surtout la maladie des pauvres, par opposition à la *goutte*, qui frappe de préférence les gens riches.

Symptômes. — 1º RHUMATISME AIGU. — Généralement plusieurs articulations se prennent à la fois ou successivement. Elles sont rouges, chaudes et douloureuses. En même temps, il se manifeste un mouvement fébrile très prononcé, variant entre 37º 5 et 39º 5, qui anémie rapidement le malade (*febris pallida*), et un état dyspeptique

---

(1) Le *rhumatisme*, la *goutte* et maintes fois le *diabète sucré* lui-même, ne sont que des formes différentes d'un état constitutionnel particulier qui prédispose au développement des maladies articulaires et qu'on nomme l'*arthritisme*.

caractéristique. — Il n'est pas rare d'observer aux membres inférieurs, au niveau des genoux, des plaques rosées, saillantes, à bords irréguliers, auxquelles on a donné le nom d'*érythème noueux*. Si cet érythème existe sans apparition des localisations rhumatismales articulaires, il constitue l'*érythème noueux fébrile*. — Quelquefois le rhumatisme est mono-articulaire. Il a alors une grande tendance à suppurer. C'est le rhumatisme blennorrhagique. — Le rhumatisme aigu dure de quelques jours à deux ou trois mois.

2° RHUMATISME CHRONIQUE. — Ce rhumatisme siège au niveau des petites articulations des mains (*rhumatisme noueux*), au niveau des articulations des phalangettes (*nodosités d'Heberden*), ou au niveau d'une articulation quelconque (*arthrite sèche* ou *hydarthrose*).

Complications. — 1° RHUMATISME AIGU. — Accidents cardiaques (50 fois sur 100, le rhumatisme aigu se complique de péricardite et surtout d'endocardite) ; accidents cérébraux (méningite rhumatismale, rhumatisme hyperpyrétique, folie, manie ou lypémanie rhumatismales) ; douleurs musculaires (rhumatisme cervical, torticolis, pleurodynie, lumbago), névralgies, et, chez les enfants, chorée.

2° RHUMATISME CHRONIQUE. — Rarement péricardite ou endocardite, mais fréquemment névralgies, rhumatisme musculaire, asthme, migraine, et certaines affections de la peau, telles que l'eczéma, le psoriasis et le lichen.

Traitement. — 1° RHUMATISME AIGU.. — La *dominante* du traitement comporte la médication à opposer à la diathèse. Elle nécessitera, par conséquent, le *salicylate de soude*, le *benzoate de lithine*, l'*hydro-ferro-cyanate de quinine* et la *colchicine* (4 granules de chacun des trois premiers agents et un granule du dernier, de trois heures en trois heures).

La *variante* s'attachera à combattre la fièvre, à calmer les douleurs, à assurer la liberté de l'intestin, ainsi que le bon fonctionnement de l'estomac, et à lutter contre les complications.

Pour combattre la fièvre, l'*association défervescente*, donnée de demi-heure en demi-heure, est tout indiquée. On fera bien d'ailleurs d'y adjoindre la *vératrine* (un granule chaque fois que l'*association défervescente* sera administrée).

Pour calmer les douleurs, on prescrira le *chlorhydrate de morphine* (un granule de quart d'heure en quart d'heure ou de demi-heure en demi-heure, jusqu'à sédation). En même temps, on conseillera d'appliquer, matin et soir, sur l'articulation malade, une compresse imbibée d'une des préparations suivantes :

1° Huile de Jusquiame ou Baume tranquille   80 gr.
Chloroforme anesthésique . . . . . ·   }
Laudanum de Sydenham. . . . . .)   ââ 10 gr.

2° Essence de winter-green (salicylate de)
méthyle). . . . . }   ââ 50 gr.
Huile d'amandes douces. . . . .)

3° Acide salicylique. . . . .   10 gr.
Laudanum de Sydenham. . . . . .   5 gr.
Alcool à 80 degrés. . . . .   50 gr.
Huile de ricin. . . . .   100 gr.

On recouvrira ensuite la compresse d'un taffetas gommé sur lequel on mettra une feuille d'ouate, et l'on maintiendra le tout avec une bande de flanelle.

Pour assurer la liberté de l'intestin, on recourra au *Sedlitz granulé* donné chaque jour, à dose laxative.

Tant que la fièvre persistera, on n'autorisera comme alimentation que du bouillon et du lait, et comme boisson que des tisanes diurétiques, de chiendent et de queues de cerises, par exemple, dont le malade devra, du reste, user aussi abondamment que possible.

Quand la fièvre sera tombée, on reviendra à une alimentation plus substantielle, tout en allant progressivement. Si, à ce moment-là, le malade accuse de la dyspepsie, on lui recommandera de prendre ensemble, avant chacun des deux principaux repas, 2 granules de *sulfate de strychnine* et 3 ou 4 granules de *quassine*, de couper, à ces repas, son vin d'eau de Vichy, et de prendre après ces mêmes repas une dizaine de granules de *salicylate de bismuth*.

Parmi les complications, la péricardite et l'endocardite seront traitées par des émissions sanguines locales (sangsues, ventouses scarifiées) ou des vésicatoires ; la méningite rhumatismale sera justiciable d'applications de glace sur la tête, de sangsues aux apophyses mastoïdes, et le rhumatisme hyperpyrétique, de bains froids ; quant à la folie rhumatismale, elle exigera une surveillance active du malade pour qu'il ne se nuise pas à lui-même ou qu'il ne nuise pas aux autres.

2° Rhumatisme chronique. — Le choix de la *colchicine* constitue la *dominante* du traitement. « Il faut, dit le doc-
« teur Le Grix, saturer d'abord l'organisme par de petites
« doses successives de *colchicine*, qui amènent ordinaire-
« ment une sédation des symptômes, en même temps
« que les effets physiologiques de la saturation par le
« remède, c'est-à-dire les nausées, les vomissements,

« des phénomènes d'ébriété cérébrale, de saburration
« digestive. »

On prescrira donc un granule de *colchicine* de quart
d'heure en quart d'heure, jusqu'à saturation. La saturation obtenue, on n'administrera plus, chaque jour, que
3 ou 4 granules de *colchicine*, mais l'on continuera ainsi
pendant longtemps.

La *variante* du traitement tendra :

A éviter la raideur et l'ankylose des articulations par
l'exercice, la gymnastique de chambre, le massage, et
l'usage de certaines eaux minérales (eaux de Bourbonne,
de Bourbon-Lancy, de Bourbon-l'Archambault, d'Aix-les
Bains) ;

A surveiller les écarts de régime et à défendre les mets
épicés et irritants, le vin pur, les boissons alcooliques ;

A assurer la liberté de l'intestin par l'usage quotidien
du *Sedlitz granulé*, et des reins, par le *benzoate de soude*,
le *carbonate de lithine* (3 ou 4 granules de chacun de ces
agents, les 6 ou 8 ensemble, avant les deux principaux
repas), les eaux de Contrexéville, de Vittel ou de Vichy.

Dans le cas où, sous une influence quelconque, il sur-
viendrait une poussée aiguë, on agirait aussitôt, comme si
l'on avait affaire à un rhumatisme aigu proprement dit (1).

---

(1) D'une manière générale, dans le rhumatisme, soit aigu, soit
chronique, nous retirerons d'excellents effets de l'emploi des granules composés antirhumatismaux (*colchicine, aconitine, digitaline
et arséniate de strychnine*), qui répondent fort bien aux exigences de
la *dominante* du traitement.

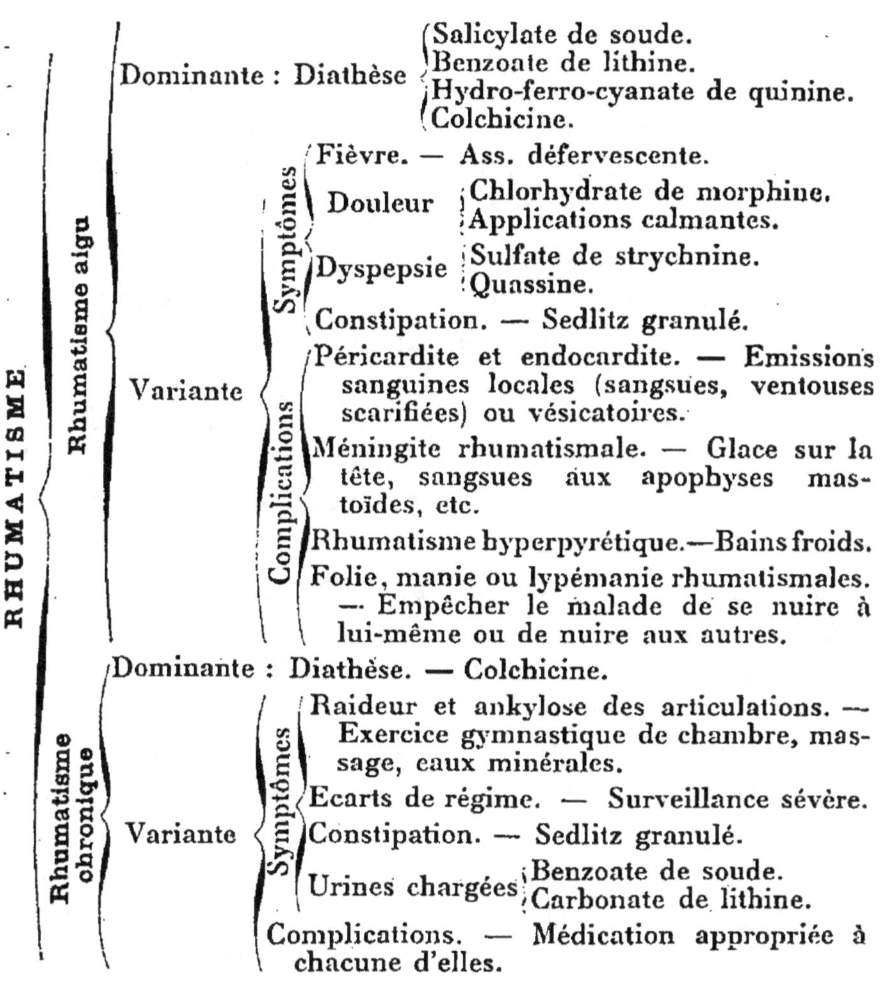

RHUMATISME

Rhumatisme aigu

Dominante : Diathèse
- Salicylate de soude.
- Benzoate de lithine.
- Hydro-ferro-cyanate de quinine.
- Colchicine.

Variante

Symptômes
- Fièvre. — Ass. défervescente.
- Douleur — Chlorhydrate de morphine. Applications calmantes.
- Dyspepsie — Sulfate de strychnine. Quassine.
- Constipation. — Sedlitz granulé.

Complications
- Péricardite et endocardite. — Emissions sanguines locales (sangsues, ventouses scarifiées) ou vésicatoires.
- Méningite rhumatismale. — Glace sur la tête, sangsues aux apophyses mastoïdes, etc.
- Rhumatisme hyperpyrétique. — Bains froids.
- Folie, manie ou lypémanie rhumatismales. — Empêcher le malade de se nuire à lui-même ou de nuire aux autres.

Rhumatisme chronique

Dominante : Diathèse. — Colchicine.

Variante

Symptômes
- Raideur et ankylose des articulations. — Exercice gymnastique de chambre, massage, eaux minérales.
- Ecarts de régime. — Surveillance sévère.
- Constipation. — Sedlitz granulé.
- Urines chargées — Benzoate de soude. Carbonate de lithine.

Complications. — Médication appropriée à chacune d'elles.

GOUTTE

Définition. — Maladie à *forme aiguë* ou *chronique*, caractérisée *généralement* par une fluxion douloureuse des petites articulations, et *essentiellement* par la présence d'urate de soude en excès dans le sang.

Causes. — La goutte est héréditaire dans la moitié des cas. Elle apparaît d'habitude entre 30 et 40 ans. Les causes qui la favorisent tout particulièrement sont la vie sédentaire, les longs travaux intellectuels, l'abus des vins capiteux et des bières fortes, une alimentation trop animalisée. Aussi atteint-elle d'une façon presque exclusive la classe riche, alors que, comme nous l'avons déjà vu, la classe pauvre est surtout sujette au rhumatisme.

Symptômes. — La goutte est caractérisée au point de vue anatomo-pathologique, par un excès d'urate de soude dans le sang et des dépôts de ce sel (*tophus*) dans les articulations ; et au point de vue clinique, par une fluxion douloureuse des articulations, principalement de celles des pieds et des mains, et par diverses manifestations nerveuses ou inflammatoires.

Goutte aiguë. — Elle se manifeste par attaques composées d'accès.

La douleur est le symptôme principal et initial. Elle apparaît d'ordinaire au milieu de la nuit, le plus souvent sur l'un des gros orteils, ou sur les deux, atroce, brûlante, dilacérante ou pongitive. Elle s'accompagne de rougeur, de chaleur et de gonflement de l'articulation. Au point du jour, *au chant du coq*, elle disparaît. Après ce premier accès, en viennent d'autres le lendemain et les jours suivants, pendant une quinzaine, un mois, deux mois. Au bout de ce laps de temps, la santé semble se rétablir à peu près entièrement, mais plus tard, se reproduisent de nouvelles attaques, et la maladie finit par prendre la forme chronique.

Goutte chronique. — Rarement primitive, elle succède, dans la grande majorité des cas, à la goutte aiguë. Les attaques et les accès en sont peu dessinés, peu nets. La douleur est moindre que dans la goutte aiguë, mais plus continue, et elle ne se dissipe pas aussi complètement.

Le gonflement des articulations est permanent et leurs déformations par des dépôts tophacés sont constantes.

Complications. — Troubles cardiaques (dyspnée, angine de poitrine) ; troubles pulmonaires (emphysème, asthme, bronchite chronique) ; troubles stomacaux (dyspepsie, gastralgie) ; troubles rénaux (gravelle, coliques néphrétiques, néphrite interstitielle) ; troubles cérébraux (céphalalgie, vertiges, irascibilité du caractère, insomnies); troubles artériels (athérome avec toutes ses conséquences, dégénérescence graisseuse du cœur, hémorrhoïdes, etc.) ; troubles cutanés (eczéma, lichen) ; cachexie goutteuse.

Tous ces accidents constituent la *goutte viscérale*. S'ils existent sans les symptômes habituels de la maladie, la goutte est *larvée*. Se produisent-ils brusquement au cours d'un accès de goutte, on a la goutte *métastatique* ou *remontée*.

Traitement. — Sa *dominante* doit être dirigée contre la diathèse urique.

Pour combattre cette diathèse, on conseillera au malade d'éviter les excitations de tout genre, de mener une vie régulière, de faire beaucoup d'exercice, des frictions et du massage.

On lui prescrira en outre des boissons alcalines auxquelles on adjoindra le *benzoate de lithine* (une dizaine de granules par jour) et la *colchicine*, véritable spécifique de la goutte (3 granules chaque soir, un par un, à une demi-heure d'intervalle).

La *variante* du traitement s'adressera à l'accès de goutte et aux complications.

Il est de principe courant que l'accès de goutte ne se traite pas. Beaucoup de médecins pensent avec Mead que, « pour la goutte, patience et flanelle suffisent ».

Eh bien, en dépit de cette opinion, nous estimons que l'accès de goutte doit être combattu et peut l'être utilement. La *colchicine*, combinée avec l'*aconitine* et la *vératrine*, constitue un remède efficace (un granule de chacun de ces agents, les trois ensemble, de demi-heure en demi-heure).

Les troubles cardiaques et rénaux seront combattus par la *digitaline*, l'*arséniate de strychnine* et l'*arséniate de fer* (un granule de chacun de ces agents, trois à six fois par jour).

Les troubles stomacaux nécessiteront l'emploi du *chlorhydrate de morphine*, de l'*hyoscyamine* et de l'*arséniate de strychnine* (un granule de chacun de ces agents, quatre à six fois par jour et plus, suivant les cas).

Enfin, on luttera par l'*aconitine*, l'*arséniate de strychnine* et la *caféine*, celle-ci en granules au centigramme (un granule de chacun de ces agents de demi-heure en demi-heure, jusqu'à effet), contre la céphalalgie et les vertiges ; par le *camphre monobromé* (une vingtaine de granules chaque jour, 5 par 5), contre l'irascibilité du caractère, et par le *croton-chloral* (6 à 10 granules chaque soir, 2 par 2), contre l'insomnie (1).

---

(1) Les granules composés antigoutteux (*colchicine, aconitine, digitaline* et *arséniate de strychnine*) nous seront souvent d'un grand secours, soit dans la goutte aiguë, soit dans la goutte chronique, à titre surtout de *dominante* du traitement.

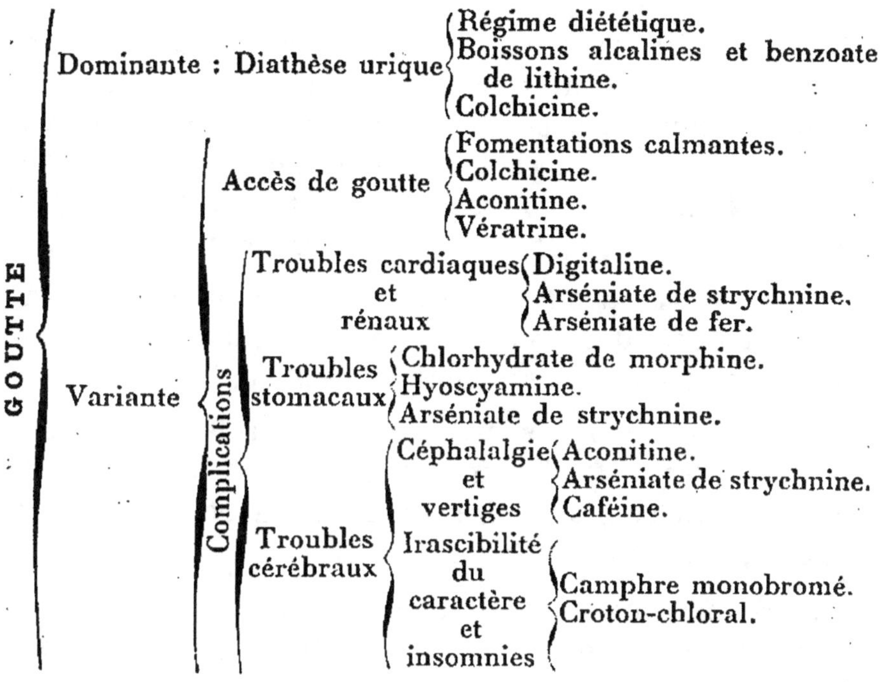

DIABÈTE SUCRÉ

Définition. — Maladie caractérisée *généralement* par l'émission exagérée de l'urine, et *essentiellement* par la présence du sucre dans ce liquide.

Causes. — L'hérédité, l'obésité, l'alimentation féculente, les professions sédentaires, les influences morales, traumatisme sur la tête ou sur le foie, la goutte, les fièvres palustres, la syphilis et les affections cérébrales sont les causes principales du diabète sucré, qu'on remarque surtout de 20 à 40 ans.

Symptômes. — *Symptômes fondamentaux.* — Présence persistante du sucre dans l'urine (*glycosurie*), émission exagérée de ce liquide (*polyurie*), soif ardente (*poly-*

dipsie), faim anormale (*polyphagie*), amaigrissement.

Le sucre disparaît quelquefois de l'urine pendant un certain temps (période *d'anaglycosurie*) pour reparaître plus tard. Le diabète est qualifié alors d'*intermittent*. Seul, le *diabète gras* ou *goutteux* offre cette particularité ; le *diabète maigre* ou *cachectisant* ne la présente jamais.

Symptômes accessoires. — Démangeaisons à la peau, gingivite et stomatite, dyspepsie, douleurs rhumatoïdes, troubles de la vue, affaiblissement du sens génital.

Nota. — Le diabète sucré a souvent des débuts insidieux et qui passent facilement inaperçus. Il faut donc, dès qu'on le soupçonne, avoir soin de le chercher au moyen d'examens répétés de l'urine.

Complications. — Pneumonie toujours fort grave, et phtisie pulmonaire qui enlève 40 pour 100 des diabétiques ; érysipèle, furoncles, anthrax et phlegmons diffus (les derniers consécutifs bien souvent au plus léger traumatisme, et aboutissant très facilement à la gangrène), néphrite parenchymateuse, cystite, balanite, phimosis ; hémorrhagies rétiniennes et cataractes ; accidents nerveux divers, tels que la perte de la mémoire, des crampes, l'hémiplégie, la paraplégie, le coma.

Traitement. — Claude Bernard ayant démontré, par de nombreuses expériences, que la piqûre des pneumogastriques ou de la moelle allongée à l'origine de ces nerfs, ou du plancher du quatrième ventricule, déterminait l'apparition de sucre dans l'urine, on peut, dans certains cas, attribuer le diabète à une lésion nerveuse.

D'autre part, il ressort des travaux du professeur Bouchard que « *le plus souvent le diabète est une maladie générale caractérisée par un mauvais fonctionnement des actes d'assimilation, surtout par défaut d'oxydation du sucre dans l'organisme* ».

Cette façon d'envisager la nature du diabète sucré permet de se rendre parfaitement compte des divers symptômes de l'affection. Ainsi :

1° Par suite de l'accumulation du sucre dans l'économie, les urines renferment de l'ammoniaque, ce qui a pour résultat de diminuer l'alcalinité du sang ;

2° Le sucre n'étant pas totalement oxydé, la partie qui reste intacte est retenue dans les tissus, diminue leur vitalité et amène les ulcérations, les suppurations, les érysipèles, les anthrax, les pneumonies et les phtisies, si redoutables chez les diabétiques :

3° Pour s'éliminer par les reins, le sucre a besoin d'une grande quantité d'eau qu'il emprunte aux tissus. De là la soif inextinguible du malade et l'abondance de sa sécrétion urinaire ; de là encore la diminution de son exhalation pulmonaire et de sa transpiration ; de là enfin son dépérissement.

Il y a donc, dans le diabète sucré, quatre indications à remplir.

La première — la principale — est de favoriser l'oxydation du sucre.

Les trois autres, en attendant que cette oxydation complète soit rétablie, à restituer au sang son alcalinité normale, à redonner aux tissus leur vitalité, et à activer l'exhalation pulmonaire en même temps que la transpiration.

Comme conséquence de ce qui précède, voici quel devra être le traitement du diabète sucré.

Quand le diabète se rattachera à un état d'irritation de la moelle épinière et des pédoncules cérébraux, en d'autres termes, quand il sera d'origine nerveuse, on aura simplement recours à l'*hyoscyamine*, au *bromhydrate de cicutine* et au *camphre monobromé* (3 à 6 granules par jour de chacun de ces trois agents). En faisant, de cette manière, disparaître la cause, on supprimera l'effet.

Dans le cas où le diabète ne sera pas d'origine nerveuse — et c'est ce qui arrivera le plus fréquemment, — on s'adressera d'abord à l'*association défervescente* donnée trois fois par jour, puis au *benzoate de lithine* (10 à 20 granules par jour), à l'*arséniate de fer* (3 à 6 granules par jour) et au *Sedlitz granulé* (une cuillerée à café chaque matin), sans oublier, bien entendu, le régime alimentaire approprié.

L'*aconitine* et la *digitaline* par leur action, la première sur la circulation des petits vaisseaux, la seconde sur les mouvements du cœur, contribueront puissamment à assurer les oxydations intra-cellulaires, et, par voie de conséquence, *à brûler le sucre*.

La *strychnine* complétera ce résultat en incitant le système nerveux ; de plus, elle redonnera aux tissus la vitalité qui leur manque.

Le *benzoate de lithine* tendra à rendre le sang moins acide, à lui faire retrouver son alcalinité. Il sera d'ailleurs aidé dans cette tâche par le *Sedlitz granulé* qui, outre l'avantage qu'il présente d'assurer la liberté intestinale, exerce encore une heureuse influence sur l'état du sang.

Quant à l'*arséniate de fer*, il interviendra efficacement par ses deux éléments : le fer, comme reconstituant : l'*arsenic*, comme agent modificateur de la crase sanguine, et partant, comme régénérateur de l'exhalation pulmonaire et de la transpiration.

La *variante* du traitement visera les symptômes accessoires et les complications. C'est à ce titre, par exemple, qu'on prescrira :

Contre la dyspepsie, la *quassine* (3 ou 4 granules avant les repas) et la *pepsine* (5 à 10 granules après les repas);

Contre l'affaiblissement du sens génital, le *sulfate de strychnine* et la *pipérine* (3 à 6 granules par jour de chacun de ces agents) ;

Contre l'érysipèle, les furoncles, les anthrax, le *sulfhydral* (10 à 20 granules par jour) ;

Contre la néphrite et la cystite, l'eau de Vichy à laquelle on adjoindra le *benzoate de lithine* (10 à 20 granules par jour);

Contre les crampes, le *camphre monobromé* (10 à 20 granules par jour).

Le traitement du diabète, tel que je viens de le formuler, est celui en honneur auprès des thérapeutes-dosimètres. Le docteur Toussaint, notamment, le recommande dans son excellent Manuel. Toutefois, il fait une restriction en ce qui concerne le *benzoate de lithine*, auquel il préfère l'*Eau de Vichy super-alcalinisée*. Par la même occasion, il donne de très judicieux conseils que je suis heureux de reproduire ici. Voici comment il s'exprime :

« Le vin bu aux repas sera coupé d'*Eau de Vichy super-*
« *alcalinisée*. Cette eau se prépare en faisant fondre dans
« une bouteille d'eau de Vichy ordinaire (Célestins), qui
« renferme 5 grammes de sel alcalin, un paquet de même
« sel (Vichy-Etat) de 3 grammes environ, de telle sorte
« que le malade, en buvant une seule bouteille de cette
« eau par jour, absorbe 8 grammes de sel alcalin.

« Afin de faciliter l'oxydation du sucre contenu dans
« l'économie, j'ordonne, en outre :

« L'exercice au grand air, les longues promenades, le

« jardinage, les sports qui procurent une fatigue salutaire,
« activent la respiration, facilitent les échanges gazeux et
« amènent la transpiration.

« Dans le but encore de faire travailler la peau et de sti-
« muler ses fonctions, je conseille les bains froids, quand
« la saison le permet, les lotions froides (le *sponse bath*
« des Anglais) ou le drap mouillé ; les frictions sèches,
« au gant de crin.

« J'ai coutume de surveiller le régime de mes malades,
« d'une façon toute particulière, parce que j'ai remarqué
« qu'une trop grande sévérité de ce côté est souvent nui-
« sible.

« En empêchant telle personne de manger du pain, par
« exemple, ou de la pomme de terre qu'elle aime et dont
« elle ne veut pas se passer, on la dégoûtera de tout, et on
« la verra se débiliter de plus en plus.

« Il vaut certainement mieux que les malades mangent
« un peu de pain sans mie, eupeptique et agréable, ou bien
« deux ou trois pommes de terre cuites à l'eau salée, que
« de ne pas manger du tout.

« Je conseille cependant, autant que possible, de se pri-
« ver de féculents, de mets sucrés. La *saccharine* peut
« d'ailleurs, adroitement employée, tromper bien des palais
« et donner l'illusion du sucre absent !

« J'ordonne, par contre, de manger copieusement de la
« viande, du poisson, des huîtres, des légumes verts, et
« d'user avec modération du vin rouge ou blanc.

« Une recommandation essentielle, c'est d'exiger des
« malades en traitement une analyse d'urine mensuelle.

« Cela est indispensable, d'abord pour se rendre bien
« compte des résultats obtenus par la médication, puis
« pour être à même de rappeler rapidement à l'ordre les

« convalescents oublieux des conseils donnés et enclins
« aux écarts de régime.

« Un point encore à signaler, d'après le docteur Grellety :
« Sous prétexte de se tonifier, de se remonter, beaucoup
« de diabétiques se gorgent de vins médicamenteux ou
« autres, et deviennent très vite alcooliques. Il importe de
« leur faire comprendre le danger que leur fait courir
« une semblable habitude, et de fixer la quantité et le
« genre de boissons qui leur sont permises (1). »

DIABÈTE SUCRÉ

Dominante : Symptômes fondamentaux

Diabète sucré nerveux
- Hyoscyamine.
- Bromhydrate de cicutine.
- Camphre monobromé.

Diabète sucré par défaut d'oxydation
- Ass. défervescente.
- Benzoate de lithine ou eau de Vichy super-alcalinisée.
- Arséniate de fer.
- Sedlitz granulé.
- Régime alimentaire.

Variante

Symptômes accessoires
- Dyspepsie. — Quassine, pepsine.
- Affaiblissement du sens génital. — Sulfate de strychnine, pipérine.

Complications
- Erysipèle, furoncles, anthrax. — Sulfhydral.
- Néphrite, cystite. — Eau de Vichy, benzoate de lithine.
- Crampes. — Camphre monobromé.

DIABÈTE INSIPIDE

Définition. — Maladie caractérisée *essentiellement* par l'émission exagérée de l'urine, sans constatation de la présence de sucre dans ce liquide.

_____

(1) *Ouv. cité, v° Diabète sucré.* — Les granules composés antidiabétiques (*arséniate de strychnine, arséniate de fer, benzoate de lithine et quassine*) agissent très bien seuls comme *dominante* du traitement.

Causes. — Très nombreuses. Les principales sont les traumatismes sur la tête, l'hystérie, la névropathie, les excès alcooliques, les maladies aiguës fébriles, l'hérédité.

Symptômes. — Polydipsie, polyurie, affaiblissement général.

La polyurie peut être simplement *hydrurique* (*diabète insipide vrai*, se constatant surtout chez les hystériques et les hypochondriaques), *albumineuse* (*diabète albumineux*, observé dans la goutte et la néphrite interstitielle), *azoturique* (*diabète azoturique*) ou *saline* (*diabète oxalurique* et *diabète phosphaturique*).

Complications. — La phtisie pulmonaire vient souvent compliquer le *diabète phosphaturique*.

Traitement. — *Diabète insipide vrai*. — La *dominante* du traitement consistera à lutter contre l'hystérie ou la névropathie qui a donné naissance au diabète. On prescrira donc l'*hyoscyamine*, le *bromhydrate de cicutine* et le *camphre monobromé* (dans les cas aigus, un granule de chacun de ces agents de demi-heure en demi-heure, jusqu'à effet ; dans les cas chroniques, 3 à 6 granules par jour de chacun d'eux, donnés en trois fois, et avant les repas).

Diabète albumineux. — Se reporter au traitement de l'affection, goutte ou néphrite interstitielle, qui l'a produit.

Diabète azoturique. — S'opposer au mouvement exagéré de désassimilation des matières azotées, tel devra être le but de la *dominante* du traitement dont une bonne alimentation, l'*arséniate de strychnine* (4 à 6 granules par jour) et le *glycérophosphate de chaux* (10 à 30 granules par jour) rempliront les indications.

Diabète phosphaturique. — La *dominante* du traitement comportera avant tout le *sulfate de strychnine,* l'*acide arsénieux* et le *phosphure de zinc* (3 à 6 granules par jour de chacun de ces agents, donnés en trois fois et avant les repas), sans préjudice naturellement d'une bonne alimentation.

Pour la *variante* du traitement de chacun des diabètes insipides, on se guidera suivant les circonstances.

DIABÈTE INSIPIDE

Dominante

Diabète insipide vrai : Hystérie ou névropathie.
- Hyoscyamine.
- Bromhydrate de cicutine.
- Camphre monobromé.

Diabète albumineux : Goutte ou néphrite interstitielle (se reporter au traitement de ces maladies).

Diabète azoturique : mouvement exagéré de désassimilation des matières azotées
- Bonne alimentation.
- Arséniate de strychnine.
- Glycérophosphate de chaux.

Diabète phosphaturique : élimination exagérée des sels.
- Bonne alimentation.
- Sulfate de strychnine.
- Acide arsénieux.
- Phosphure de zinc.

Variante (Agir, dans chaque cas, suivant les circonstances.)

VII. — DYSCRASIES (1)

ANÉMIE

Définition. — Maladie caractérisée par une diminution notable et une altération plus ou moins prononcée des globules rouges du sang.

---

(1) La *leucémie* ou *leucocythémie,* le *scorbut,* la *maladie d'Addison* et la *pellagre* font partie de ces maladies. Je n'en dirai rien pourtant, d'abord parce que les médecins de notre pays les rencontrent très rarement dans leur pratique, puis parce que les ouvrages de thérapie dosimétrique se taisent absolument à leur sujet.

Causes. — Le jeune âge, le sexe féminin, les constitutions faibles sont des causes *prédisposantes*. L'excès des dépenses (hémorrhagies abondantes ou répétées, grossesses multiples, maladies fébriles, surtout fièvres palustres, et rhumatisme aigu, abus vénériens, excès de travail physique ou intellectuel) et l'insuffisance des recettes (alimentation défectueuse, maladies des voies digestives s'opposant à l'utilisation des aliments ingérés, viciation par l'oxyde de carbone de l'air respiré, air confiné, encombrement, habitations sombres) sont les causes *déterminantes*. — Chez quelques sujets, la cause de la maladie nous échappe ; l'anémie est alors qualifiée d'*essentielle*.

Symptômes. — Ils sont tous la conséquence de l'altération du sang et de la diminution notable du nombre de ses globules rouges. En voici la description succincte : Habitus extérieur (pâleur des tissus principalement) ; troubles circulatoires (palpitations fréquentes ; bruit de souffle doux et prolongé au premier temps et à la base, dans la région précordiale ; *bruit de diable* ou *chant des artères* au niveau des vaisseaux du cou) ; irritabilité particulière du système nerveux (céphalalgie, vertiges, éblouissements, vision de mouches volantes, névralgies diverses, inaptitude à tout travail physique ou intellectuel, impressionnabilité excessive et quelquefois, chez la femme, hystérie) ; essoufflement et dyspnée faciles ; anorexie, dyspepsie, gastralgie et constipation ; diminution, dans les urines, des chiffres de l'urée, de l'acide urique et des phosphates ; chez la femme, aménorrhée, dysménorrhée ou leucorrhée.

Complications. — Hémorrhagies pouvant amener des syncopes mortelles. — Les hémorrhagies, particulièrement celles de la rétine, sont fréquentes dans l'*anémie* dite *pernicieuse progressive*.

Traitement. — La *dominante* comportera l'ensemble des moyens à opposer aux causes de l'anémie. C'est donc à ces causes qu'on devra tout d'abord songer. Comme elles peuvent être très différentes suivant les cas, je ne saurais avoir la prétention de les passer en revue et je laisse au lecteur le soin d'agir suivant les circonstances.

La *variante* consistera à combattre l'anémie en elle-même et ses complications.

L'anémie en elle-même sera justiciable des toniques et des reconstituants : régime substantiel, bon vin, vie au grand air, frictions sèches au gant de crin, hydrothérapie, bains de mer. De plus, pour aider autant que possible à la reconstitution d'un bon assolement, on prescrira au malade les *glycérophosphates de fer* et *de chaux* (6 à 8 granules de chacun de ces agents, le matin, au premier déjeuner, et autant dans l'après-midi, au goûter).

Pour augmenter la crase sanguine et arrêter les poussées fébriles, on conseillera les *arséniates de strychnine* et *de soude* et le *bromhydrate de quinine* (3 à 6 granules par jour de chacun de ces agents).

Pour exciter l'appétit et faciliter la digestion, on donnera la *quassine* et la *pepsine* (3 à 4 granules de quassine avant chacun des deux principaux repas, et 10 à 20 granules de pepsine après chacun des mêmes repas).

Pour assurer la liberté du tube digestif, on recommandera le *Sedlitz granulé* à la dose laxative quotidienne de une cuillerée à café.

Enfin, en cas d'une complication hémorrhagique, on pourra user de l'*ergotine* (2 ou 3 granules de quart d'heure en quart d'heure, jusqu'à effet), ou mieux de la transfusion du sang.

Les eaux d'Orezza, de Bussang, de Renlaigue, bues aux repas, coupées de vin, seront de bons adjuvants du traitement précédent (1).

ANÉMIE	Dominante : Causes. — Moyens appropriés.			
	Variante	Anémie en elle-même	Pauvreté du sang	Glycérophosphate de fer. Glycérophosphate de chaux.
			Dyscrasie	Arséniate de strychnine. Arséniate de soude. Bromhydrate de quinine.
			Dyspepsie	Quassine. Pepsine.
			Constipation. — Sedlitz granulé.	
		Complications hémorrhagiques	Ergotine. Transfusion du sang.	

CHLOROSE ou CHLORO-ANÉMIE

(PALES COULEURS)

Définition. — Anémie de l'âge de la nubilité presque spéciale aux jeunes filles, très rare chez les garçons.

Causes. — Le sexe féminin est la cause *prédisposante*. Les dépenses exagérées auxquelles donnent lieu les fonctions d'accroissement et de reproduction sont la cause *déterminante*.

Symptômes. — Ceux de l'anémie à peu près. La peau est couleur de cire vieille (*pâles couleurs*). Les palpitations du cœur sont très fréquentes. Il y a de la dyspnée, de la toux sèche et tenace, de la dyspepsie, du pica, de la boulimie, du météorisme, de la constipation, de l'aménorrhée,

---

(1) Nous employons fréquemment avec succès les granules composés antianémiques (*arséniate de fer, quassine et bromhydrate de quinine*) pour remplir les indications de la *dominante* du traitement.

de la dysménorrhée, de la leucorrhée, des névralgies, surtout de la cinquième paire et des intercostaux, de la céphalalgie, de l'impressionnabilité des sens, de la bizarrerie de caractère, de la répulsion pour le travail, de l'hyperesthésie, de l'anesthésie, de l'analgésie, des paralysies partielles, des troubles vaso-moteurs (phénomène du doigt demi-mort)..

Complications. — Hémorrhagies graves.

Traitement. — Le même, en principe, que celui de l'anémie, auquel on ajoutera :

Le *chlorhydrate de morphine*, l'*hyoscyamine* et le *sulfate de strychnine*, contre les crampes douloureuses de l'estomac (un granule de chacun de ces agents, les trois ensemble, de demi-heure en demi-heure, jusqu'à la cessation des crampes);

Et le *camphre monobromé*, contre les malaises nerveux (10 à 20 granules par jour, donnés séparément) (1).

Nota. — Il faudra avoir soin de varier, dans le traitement de la chlorose, les préparations ferrugineuses pour ne pas fatiguer les malades qui, fréquemment, souffrent beaucoup de l'estomac..

---

(1) Pour la chlorose comme pour l'anémie, nous employons fréquemment les granules composés antianémiques (*arséniate de fer, quassine* et *bromhydrate de quinine*), qui résument d'une façon complète la *dominante* du traitement.

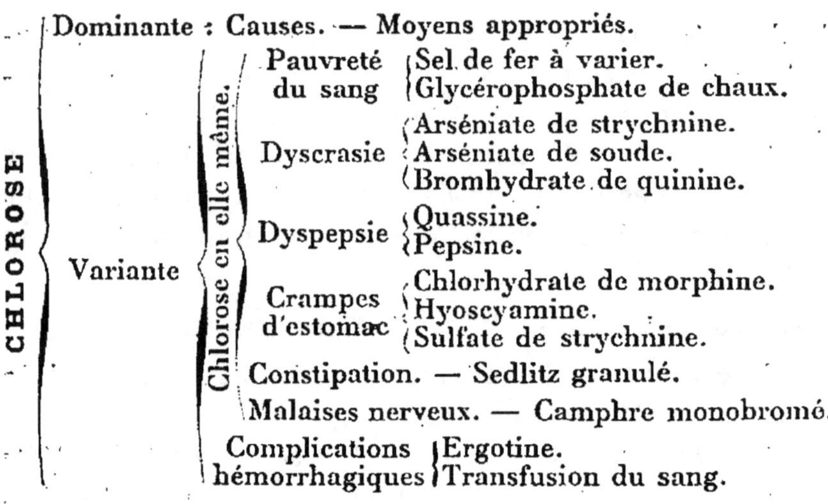

VIII. — INTOXICATIONS (1)

ALCOOLISME

Définition. — Intoxication *aiguë* ou *chronique* par l'alcool.

Cause. — Abus de l'alcool sous toutes ses formes.

Symptômes. — ALCOOLISME AIGU (abus momentané de l'alcool, *ivresse*). — Agitation, hébétude, tremblement, difficulté de la parole, conceptions délirantes.

ALCOOLISME CHRONIQUE (abus constant de l'alcool). — Tremblement des mains, vacillement sur les jambes, terreurs nocturnes, lypémanie et *delirium tremens*. L'alcoo-

---

(1) Il ne peut être ici question, bien entendu, que des intoxications que le praticien est appelé à voir presque tous les jours, comme l'*alcoolisme*, ou du moins assez fréquemment, comme le *saturnisme*. Les autres intoxications sont tout à fait en dehors de mon programme.

lisme se prolongeant, apparaissent la gastrite pituiteuse, l'ulcère rond de l'estomac et la cirrhose du foie ; l'emphysème, la congestion et la tuberculose pulmonaire ; l'altération du myocarde et de l'endocarde, l'athérome des artères ; la néphrite interstitielle ; la dégénérescence des muscles et des os ; enfin, la paralysie générale.

Complications. — Maladies aiguës et traumatismes, toujours fort graves chez l'alcoolique.

Traitement. — ALCOOLISME AIGU. — En cas d'ivresse légère, donner simplement au sujet, du café et un verre d'eau additionnée de 15 à 20 gouttes d'ammoniaque ; en cas d'ivresse grave, le faire vomir, puis apaiser son excitation nerveuse par l'*hyoscyamine*, le *sulfate de strychnine* et la *digitaline* (un granule de chacun de ces agents, les 3 ensemble, de quart d'heure en quart d'heure au début, puis de demi-heure en demi-heure, jusqu'au retour du calme).

ALCOOLISME CHRONIQUE. — On ne privera le malade de l'alcool que progressivement et non brusquement. On lui conseillera l'exercice et l'hydrothérapie.

On essaiera de rétablir ses fonctions stomacales avec le *sulfate de strychnine* et la *quassine* (1 ou 2 granules de sulfate de strychnine et 3 ou 4 granules de quassine, tous ces granules ensemble, avant chacun des deux principaux repas).

Si le malade ne peut supporter les aliments ordinaires, on le mettra pour un certain temps au régime lacté (lait coupé d'eau de Vichy).

Quand il se plaindra d'une soif ardente, on l'autorisera à boire des grogs au café, de l'orangeade, de la citronnade, du bouillon froid.

Enfin, ce qu'il faudra surtout prendre à cœur, ce sera de lui montrer qu'il est perdu, absolument perdu, s'il ne renonce pas pour toujours à sa déplorable habitude.

<table>
<tr><td rowspan="8">ALCOOLISME</td></tr>
</table>

ALCOOLISME	Alcoolisme aigu	Trop plein de l'estomac. — Vomitif ou sonde œsophagienne.
		Excitation nerveuse { Hyoscyamine. Sulfate de strychnine. Digitaline.
	Alcoolisme chronique	Habitude. — Remontrances et conseils. — Suppression progressive, et non brusque, de l'alcool.
		Troubles de l'estomac { Régime lacté. Sulfate de strychnine et quassine.
		Soif constante. — Grogs au café, orangeade, citronnade, bouillon froid.

SATURNISME

Dans la médication du saturnisme ou intoxication par le plomb ou par ses sels, on peut remplacer avantageusement les iodures alcalins par le *sulfhydral*. Suivant le docteur Le Grix, le sulfhydral est le meilleur agent auquel on puisse s'adresser pour la prophylaxie et la thérapeutique de l'intoxication saturnine. Quelques observations intéressantes sont venues confirmer cette manière de voir. Le sulfhydral donné comme *dominante* du traitement, à la dose de 6 à 12 granules par jour, en trois fois pendant une huitaine, supprimé pendant la huitaine suivante, puis repris une autre huitaine, et ainsi de suite, a produit d'excellents résultats.

Dans la *variante* du traitement, l'*hyoscyamine* est très efficace contre les coliques saturnines. On en donne un granule de quart d'heure en quart d'heure, jusqu'à sédation.

MALADIES LOCALISÉES

Les maladies localisées que je vais passer en revue sont les maladies les plus fréquentes du système nerveux, du cœur, des fosses nasales et du larynx, des bronches, des poumons, de la plèvre, du tube digestif, du péritoine, du foie, des reins et des voies urinaires.

I. — MALADIES DU SYSTÈME NERVEUX

NÉVRALGIES

Définition. — Affections douloureuses ayant leur siège dans les nerfs cérébro-spinaux.

Causes. — Sont directes (froid, compression ou contusion des nerfs, carie osseuse), déterminées par l'action réflexe d'affections viscérales, ou dues à des maladies générales (fièvres palustres, anémie, saturnisme).

Symptômes. — Les névralgies sont en général *unilatérales* et leur symptôme fondamental est la *douleur spontanée* ou *provoquée*. Sur le trajet des nerfs atteints se trouvent toujours des points plus sensibles que les autres. Ce sont les points dits *douloureux*.

Névralgie faciale (cinquième paire). — Points douloureux : sus-orbitaire, sous-orbitaire, mentonnier. — Quelquefois *tic douloureux* de la face.

Névralgie cervico-occipitale (branches postérieures des quatre premiers nerfs cervicaux et surtout nerf sous-occipital). — Points douloureux : occipital, cervical superficiel, pariétal, mastoïdien, auriculaire.

Névralgie cervico-brachiale (plexus brachial). — Points douloureux : axillaire, épitrochléen, cubito-carpien.

Névralgie diaphragmatique (nerf phrénique). — Points douloureux : insertions antérieures du diaphragme aux 7e, 8e, 9e et 10e côtes ; insertions postérieures, principalement celle de la dernière côte, partie latérale du cou au-devant du scalène antérieur, apophyses épineuses.

Névralgie intercostale (nerfs intercostaux). — Points douloureux : point postérieur, point moyen latéral, point antérieur.

Névralgie lombo-abdominale (branches supérieures du plexus lombaire). — Points douloureux : lombaire, iliaque moyen, iliaque antérieur, hypogastrique, inguinal, scrotal. — Chez la femme, le dernier point douloureux siège aux grandes lèvres.

Névralgie crurale (nerf crural). — Points douloureux : inguinal, crural moyen, condylo-rotulien interne, malléolaire interne, plantaire interne.

Névralgie sciatique (nerf sciatique). — Points douloureux : fessier, trochantérien, fémoraux, poplité, péronier, malléolaire externe, plantaires.

Traitement. — La *dominante* aura pour objectif la cause de la névralgie, et nécessairement les agents qu'elle comporte seront très différents, suivant les cas. — La *variante* visera d'une façon exclusive l'élément douleur. Elle combattra la prosopalgie, l'otalgie et le tic douloureux de la face par l'*aconitine* et la *gelsémine* ; l'odontalgie, par l'*aconitine*, la *gelsémine* et la *cocaïne* ; la névralgie intercostale, par *l'aconitine* et la *cicutine*, et la névralgie sciatique, par *l'aconitine*, la *gelsémine* et le *tannate de cannabine*.

Lorsque les agents que je viens d'indiquer seront employés séparément, on les prescrira à la dose de un granule de quart d'heure en quart d'heure, jusqu'à effet ; lorsqu'ils seront employés associés, on les fera prendre ensemble, chacun à la dose de un granule, mais seulement de demi-heure en demi-heure, et toujours jusqu'à effet, c'est-à-dire jusqu'à ce que la douleur ait disparu (1).

NÉVRALGIES			
	Dominante :	Cause (Agir, dans chaque cas, suivant les circonstances).	
	Variante : Douleur	Prosopalgie, Otalgie, Tic douloureux	Aconitine. Gelsémine.
		Odontalgie	Aconitine. Gelsémine. Cocaïne.
		Névralgie intercostale	Aconitine. Cicutine.
		Névralgie sciatique	Aconitine. Gelsémine. Tannate de cannabine.

CONGESTION CÉRÉBRALE

Définition. — Accumulation de sang dans le cerveau.

Causes. — Emotions vives, colère, refroidissement brusque, alcoolisme, absinthisme, compression du cou ; ingestion de certains poisons, de solanées vireuses par exemple ; asphyxie par certains gaz délétères, tels que l'acide carbonique et l'oxyde de carbone ; maladies du

(1) Les granules composés antinévralgiques (*valérianate de quinine, aconitine amorphe* et *hyoscyamine*) sont de précieux auxiliaires dans le traitement des névralgies.

cœur ou des poumons, déterminant une stase dans les vaisseaux cérébraux, une congestion passive.

Symptômes. — Céphalalgie, bourdonnement d'oreilles, éblouissement, vertige, perte de connaissances, coma.

Complication. — Hémorrhagie cérébrale.

Traitement. — Comme *dominante*, on songera tout d'abord à la saignée au bras ou aux sangsues aux apophyses mastoïdes, ainsi qu'à des applications de glace ou d'eau froide sur la tête et de sinapismes aux membres inférieurs.

Quand le malade sera revenu à lui et en état de prendre des médicaments, on lui donnera une bonne dose de *Sedlitz granulé* ; puis, si l'on a affaire à une congestion active, l'*association défervescente* administrée de quart d'heure en quart d'heure ou de demi-heure en demi-heure, jusqu'à ce que tous les symptômes se soient dissipés.

Dans le cas où la céphalalgie serait très accentuée, la *caféine* nous rendrait de réels services. On en prescrirait alors un granule au centigramme de quart d'heure en quart d'heure ou de demi-heure en demi-heure, en même temps que l'*association défervescente*.

Le *camphre monobromé* (2 granules de demi-heure en demi-heure) pourra faire cesser le délire de la congestion passive.

Enfin des frictions énergiques et le marteau de Mayor seront employés contre le coma.

Lorsque la guérison aura été obtenue, on soumettra le malade à un régime frugal ; on lui conseillera de faire chaque jour un exercice modéré, de fuir tous les excès et d'éviter la constipation au moyen de l'usage fréquent du *podophyllin* (3 ou 4 granules le soir au moment du coucher) et du *Sedlitz granulé* (une cuillerée à dessert, le lendemain matin, au moment du lever).

<table>
<tr><td rowspan="9">CONGESTION CÉRÉBRALE</td></tr>
<tr><td rowspan="5">Dominante</td><td>Congestion active</td><td>Saignée ou sangsues, applications de glace ou d'eau froide sur la tête, sinapismes aux membres inférieurs.
Sedlitz granulé.
Ass. défervescente.</td></tr>
<tr><td>Congestion passive</td><td>Saignée ou sangsues, applications de glace ou d'eau froide sur la tête, sinapismes aux membres inférieurs.
Sedlitz granulé.</td></tr>
<tr><td rowspan="4">Variante</td><td>Céphalalgie Vertige</td><td>Caféine.</td></tr>
<tr><td colspan="2">Délire. — Camphre monobromé.</td></tr>
<tr><td colspan="2">Coma. — Frictions énergiques et marteau de Mayor.</td></tr>
<tr><td colspan="2">Constipation consécutive. — Podophyllin, Sedlitz granulé.</td></tr>
</table>

HÉMORRHAGIE CÉRÉBRALE

Définition. — Epanchement de sang dans le cerveau.

Causes. — L'âge au-dessus de cinquante ans, la syphilis, l'alcoolisme, l'hérédité sont des causes *prédisposantes*. Une congestion cérébrale, une chute ou un traumatisme sur la tête, un repas copieux, des efforts, l'hypertrophie du cœur, la néphrite interstitielle sont les causes *déterminantes*.

Symptômes. — Perte de connaissance, hémiplégie, paralysie complète.

Traitement. — Ne pas pratiquer de saignée, mais user largement de lavements purgatifs, et appliquer des sinapismes aux membres inférieurs (*dominante* du traitement).

Une fois l'hémorrhagie arrêtée et le malade revenu à lui, on formulera ainsi la *variante* :

Contre la constipation, nettoyage quotidien du tube digestif par le *Sedlitz granulé* donné à doses laxatives ;

Contre la fièvre, si elle s'allume, *association défervescente* administrée d'abord de demi-heure en demi-heure, puis d'heure en d'heure ;

Contre le ramollissement possible du cerveau, *hypophosphite de strychnine* (6 à 8 granules par jour, 2 par 2) ;

Contre la paralysie, électricité, eaux sulfureuses.

HÉMORRHAGIE CÉRÉBRALE

- Dominante. — Lavements purgatifs, sinapismes aux membres inférieurs.
- Variante
  - Constipation. — Sedlitz granulé.
  - Fièvre. — Ass. défervescente.
  - Ramollissement. — Hypophosphite de strychnine.
  - Paralysie. — Electricité, eaux sulfureuses.

MÉNINGITE AIGUË FRANCHE

Définition. — Inflammation de la pie-mère et du feuillet viscéral de l'arachnoïde (*méningite de la convexité*).

Causes. — Fièvre typhoïde, scarlatine, érysipèle, rhumatisme, pneumonie, otites, traumatismes, insolation, fatigues intellectuelles, excès alcooliques.

Symptômes. — Dans une première période (*période d'excitation*), fièvre continue de 39° à 40°, pouls accéléré, céphalalgie extrêmement intense, surtout à la région frontale, hyperesthésie de la vue et de l'ouïe, rétrécissement des pupilles, contracture des muscles de la face et du cou, strabisme, grincements de dents, vomissements, violent délire, constipation.

Dans la seconde période (*période de dépression*), somnolence, relâchement des muscles de la face et du cou, dilatation des pupilles, anesthésie, paralysie, abaissement du chiffre des battements du pouls à 40 ou 50 à la minute, bien que la fièvre se maintienne entre 39° et 40°, et finalement mort par asphyxie ou au milieu des phénomènes convulsifs.

Traitement. — Comme *dominante,* on prescrira des sangsues aux apophyses mastoïdes, des applications de glace ou d'eau froide sur la tête, des sinapismes aux membres inférieurs. En même temps, on administrera les alcaloïdes défervescents, tels que l'*aconitine* et la *vératrine* (un granule de chacun d'eux, de quart d'heure en quart d'heure, jusqu'à la chute de la fièvre). Si la fièvre présentait des rémittences, on aurait recours, pour la combattre, à l'*hydro-ferro-cyanate de quinine* (un granule au centigramme de quart d'heure en quart d'heure pendant la rémission, jusqu'à la régularisation complète du pouls).

La *variante* s'attaquera aux principaux symptômes. Ainsi l'on conseillera :

Contre la céphalalgie, le *camphre monobromé* (2 granules de demi-heure en demi-heure, jusqu'à sédation) ;

Contre l'hyperesthésie de la vue et de l'ouïe, le rétrécissement des pupilles, les contractures des muscles de la face et du cou, le strabisme et les grincements de dents, le *valérianate d'atropine* ou la *daturine* (un granule de deux heures en deux heures) ;

Contre les vomissements, l'*hyoscyamine* (un granule de demi-heure en demi-heure) ;

Contre le délire, le *croton-chloral* (2 granules de quart d'heure en quart d'heure);

Contre la constipation, le *Sedlitz granulé* (une cuillerée à dessert chaque jour);

Contre les signes de paralysie cérébrale, tels que résolution musculaire, selles et mictions involontaires, dilatation des pupilles, dureté de l'ouïe, etc., le *phosphure de zinc* et le *sulfate de strychnine* (un granule de chacun de ces agents de quart d'heure en quart d'heure, jusqu'à la disparition de ces signes).

MÉNINGITE AIGUË FRANCHE

Dominante : Phlegmasie — Sangsues, applications de glace ou d'eau froide sur la tête, sinapismes aux membres inférieurs. Aconitine et vératrine.

Variante : Symptômes
- Céphalalgie. — Camphre monobromé.
- Hyperesthésie de la vue et de l'ouïe. / Rétrécissement des pupilles. / Contracture des muscles de la face et du cou, strabisme. — Valérianate d'atropine ou Daturine.
- Grincements de dents.
- Vomissements. — Hyoscyamine.
- Délire. — Croton-chloral.
- Constipation. — Sedlitz granulé.
- Signes de paralysie — Phosphure de zinc. Sulfate de strychnine.

MÉNINGITE TUBERCULEUSE

Définition. — Méningite *de la base du cerveau*, qui n'est qu'une des formes cliniques de la tuberculose.

Causes. — Celles de la tuberculose en général. — La méningite tuberculeuse est surtout fréquente de deux à dix ou onze ans.

Symptômes. — Comme dans la méningite aiguë, deux périodes (période d'excitation et période de dépression), mais moins bien tranchées ; fièvre de 38° 5 à 39°, avec exacerbations vespérales ; pouls accéléré d'abord ;

puis tombant bientôt et ne battant plus que 40 ou 50 fois à la minute ; céphalalgie moindre que dans la méningite aiguë, arrachant à l'enfant sa plainte bien connue de : *Oh! ma tête, ma tête !* rétrécissement des pupilles, contracture des muscles de la face et du cou, strabisme ; grincements de dents, vomissements *porracés*, délire, *cris hydrencéphaliques* pendant le sommeil, constipation opiniâtre, enfin convulsions épileptiformes (*attaques éclampliques*), ou somnolence suivie de coma, et mort.

Complication. — Tuberculose aiguë généralisée.

Traitement. — En principe, sera le même que celui de la méningite aiguë. Toutefois, il faudra se montrer sobre, dans la méningite tuberculeuse, d'émissions sanguines et donner la préférence aux applications de glace sur la tête et aux évacuations alvines.

On aura grand soin également de tout tenter pour couper la fièvre méningitique qui procède par accès et précipite la mort par l'épanchement consécutif à la congestion cérébrale que cette fièvre peut amener. Dans ce but, on recourra aux antipériodiques, principalement à l'*arséniate* ou à l'*hydro-ferro-cyanate de quinine* (un granule de chacun de ces agents — le dernier au centigramme — de quart d'heure en quart d'heure pendant les périodes de rémission, et ce, jusqu'à ce que le pouls soit redevenu parfaitement régulier).

Le cas échéant, le *sulfhydral* et l'*iodoforme* (5 ou 6 granules par jour de chacun de ces agents) serviront à mettre obstacle à la complication possible de tuberculose généralisée.

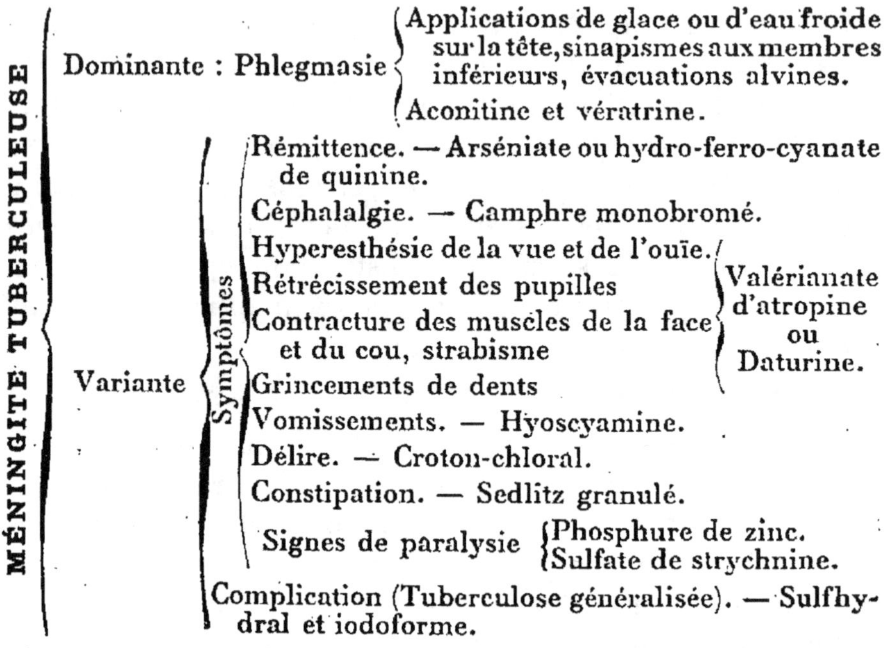

CHORÉE ou DANSE DE SAINT-GUY

Définition. — Névrose caractérisée par des contractions musculaires involontaires, persistant même au repos, et par une incoordination extrême des mouvements commandés.

Causes. — L'âge de six à quinze ans, le sexe féminin, le nervosisme héréditaire, l'anémie, la chlorose et surtout la diathèse rhumatismale sont des causes *prédisposantes*. Une émotion vive, une frayeur sont souvent les causes *déterminantes*.

Symptômes. — Le malade a, au début, une allure bizarre ; il se remue sans cesse, fait des grimaces ; sa tête, ses épaules, son tronc, ses membres supérieurs exécutent les mouvements les plus variés ; il marche mal, tombe fréquemment, se heurte aux portes, aux meubles ; il laisse échapper de ses mains les objets qu'il tient, il brise ceux qu'il prend. Veut-il porter un verre d'eau à sa bouche, sa main va à droite et à gauche avant d'atteindre le but. Il parle quelquefois difficilement, et quelquefois aussi la déglutition est très gênée ou très rapide. L'agitation augmente de plus en plus, et dans certains cas elle devient fort grave (*folie musculaire*), si grave même que le malade ne peut plus ni manger ni boire seul, qu'il lui est impossible de dormir et qu'il se roule à chaque instant en bas de son lit.

Toutefois, au milieu de ce désordre, son intelligence reste indemne, et il comprend et raisonne aussi juste que s'il était tout à fait bien portant.

Complications. — Passage de la maladie à l'état chronique (surtout dans l'*hémichorée* symptomatique des maladies organiques des centres nerveux ou de nature hystérique), rhumatisme articulaire aigu, anémie, chlorose.

Traitement. — Sa *dominante* visera la cause. En conséquence :

S'agit-il d'une chorée d'origine rhumatismale, on prescrira le *salicylate de soude* (2 ou 3 granules d'heure en heure), l'*arséniate de soude* (4 à 10 granules par jour, donnés séparément) et quelques bains sulfureux.

Est-on en présence d'une chorée due à la chloro-anémie, on aura recours aux incitants vitaux et aux reconstituants, et l'on conseillera le *sulfate de strychnine* ou la *brucine* (un granule toutes les heures ou toutes les deux heures, selon le degré du mal et l'âge du malade), et les *glycérophosphates de fer* et *de chaux* (5 à 10 granules de chacun de ces agents au moment des repas).

Comme *variante* du traitement, on usera :

Contre le déséquilibre nerveux, du *valérianate de zinc* et du *camphre monobromé* (un granule du premier agent et deux granules du second, de demi-heure en demi-heure, jusqu'à ce que le déséquilibre nerveux ait disparu ou du moins soit atténué) ;

Contre l'insomnie, du *croton-chloral* (une dizaine de granules, 2 par 2, pendant la nuit) ;

Contre la difficulté de manger et de boire, du soin d'alimenter le malade comme on le ferait pour un enfant en bas âge ;

Contre les accidents traumatiques possibles, d'une surveillance de tous les instants.

Pour les complications principales, rhumatisme articulaire, anémie, chloro-anémie, on agira, dans chaque cas, suivant les circonstances.

CHORÉE

Dominante : Cause
- Diathèse rhumatismale
  - Salicylate de soude.
  - Arséniate de soude.
  - Bains sulfureux.
- Anémie, chlorose
  - Sulfate de strychnine ou brucine.
  - Glycérophosphate de fer.
  - Glycérophosphate de chaux.

Variante
- Symptômes
  - Déséquilibre du système nerveux
    - Valérianate de zinc.
    - Camphre monobromé.
    - Gymnastique.
  - Insomnie. — Croton-chloral.
- Complications
  - Difficulté d'alimentation. — Nourrir le malade comme un enfant en bas âge.
  - Possibilité d'accidents traumatiques. — Surveillance attentive du malade.
  - Rhumatisme articulaire, anémie ou chlorose. — Agir suivant le cas.

HYSTÉRIE

Définition. — Presque impossible à donner. Tout ce qu'on peut dire, c'est que, dans la forme la plus commune, l'hystérie est une névrose caractérisée par des attaques de convulsions cloniques.

Causes. — Le sexe féminin (les hommes sont rarement atteints d'hystérie), l'âge de douze à dix-huit ans, le nervosisme héréditaire, l'anémie, les privations, les chagrins prolongés sont des causes *prédisposantes*. Les émotions vives, un amour contrarié, des troubles menstruels, un traumatisme léger, la vue d'une malade atteinte d'une attaque d'hystérie (*contagion nerveuse*) sont les causes déterminantes.

Symptômes. — Sont très nombreux et fort variables suivant les sujets et les circonstances. Je les rappelle sommairement. On constate :

Des attaques convulsives : douleur épigastrique, *globe* ou *boule hystérique*, suffocation, convulsions cloniques, souvent perte de connaissance, et quand la connaissance revient, quand l'attaque cesse, bâillements, sanglots ;

Des troubles de la sensibilité : ovaralgie, *clou hystérique* au sommet de la tête, névralgies pouvant siéger sur une foule d'organes, myosalgies, hémianesthésie ;

Des troubles de la motilité : hémiplégie et paraplégie hystériques ;

Des troubles des appareils respiratoire et digestif : toux hystérique, gastralgie, vomissements, tympanite, pseudo-péritonite, polyurie, anurie ou ischurie, ptyalisme, galactorrhée ;

Des troubles intellectuels : bizarrerie de caractère, délire, folie, démence.

Complications. — Chorée, hystéro-épilepsie, catalepsie, extase, somnambulisme, léthargie.

Traitement. — Sa *dominante* consistera à combattre la cause qui a produit l'hystérie. Ainsi :

Dans le cas d'hystérie congestive, on aura recours au *camphre monobromé* (8 ou 10 granules par jour) et au *Sedlitz granulé* (une dose laxative tous les matins) ;

Et dans le cas d'hystérie anémique ou chloro-anémique, la plus rebelle, on donnera un ferrugineux, de préférence un ferrugineux antispasmodique, le *valérianate de fer* (5 ou 6 granules par jour).

La *variante* du traitement sera surtout dirigée contre les convulsions, contre le spasme utérin, contre les névroses hystériques suspensives, telles que l'aphonie et la dysphagie, contre les pneumatoses, contre la douleur qui se présente sous tant de formes chez les hystériques, et enfin contre les paralysies hystériques. On conseillera donc :

Contre les convulsions, le *valérianate de zinc* (6 à 10 granules par jour) ;

Contre le spasme utérin, l'*hyoscyamine* et le *camphre monobromé* (un granule de chacun de ces agents de demi-heure en demi-heure, jusqu'à ce que le spasme ait cessé) ;

Contre les névroses hystériques suspensives, le *sulfate de strychnine* et l'*hyoscyamine* (un granule de chacun de ces agents, d'heure en heure, jusqu'à la disparition du symptôme) ;

Contre la douleur, le *chlorhydrate de morphine*, le *valérianate d'atropine* ou le *croton-chloral* (un granule de l'un ou l'autre de ces agents, de quart d'heure en quart d'heure ou de demi-heure en demi-heure, jusqu'à la disparition de la douleur). — Le *chlorhydrate de morphine* pourra être administré par la voie hypodermique, si les circonstances l'exigent.

Enfin, pour lutter contre les paralysies hystériques, on aura de bons auxiliaires dans le *sulfate de strychnine* (3 à 6 granules par jour) et l'électricité.

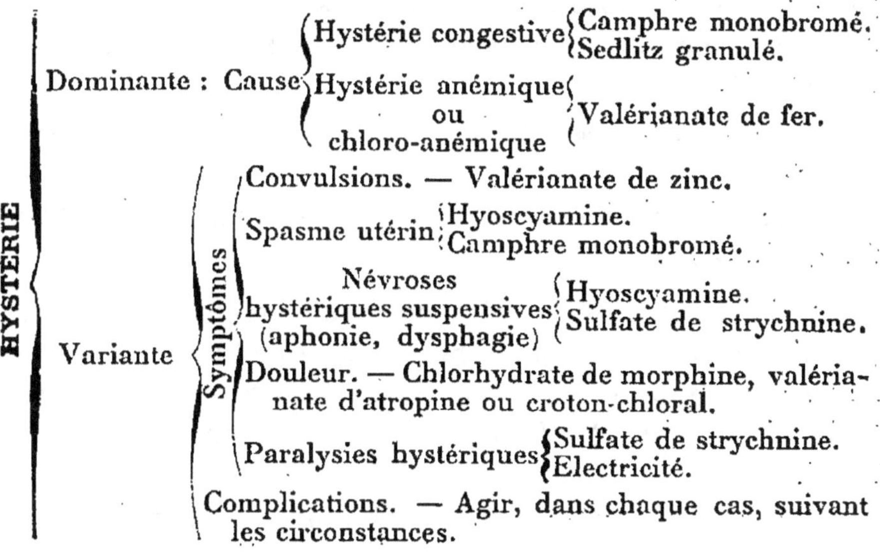

ÉPILEPSIE ESSENTIELLE

Définition. — Névrose caractérisée par des attaques convulsives ou de simples vertiges, accompagnés de la perte de connaissance et de troubles intellectuels.

Cause. — Hérédité.

Symptômes. — *Grande attaque* ou *grand mal.* — La grande attaque est souvent précédée d'un malaise singulier, l'*aura*, puis, subitement, le malade pousse un cri, se raidit et tombe tout d'une pièce, d'ordinaire sur la face *(convulsions toniques)*. Bientôt sa raideur disparaît ; alors il se débat, se soulève, retombe ; sa face se convulsionne d'une façon horrible à voir ; il se mord la langue et rejette par la bouche une écume sanguinolente *(convulsions cloniques)* ; au bout de une à trois ou quatre minutes, ces convulsions cessent et le malade est plongé dans le coma. — Dans la grande attaque, il n'y a généralement pas de fièvre ; toutefois, si plusieurs grandes attaques se répètent *coup sur coup*, la température s'élève et monte à 40° ou 41°.

Petite attaque, petit mal : *vertiges* ou *absence* épileptiques.

Troubles intellectuels — Délire, impulsions irrésistibles, folie, démence.

Traitement. — La névrose en elle-même sera traitée par l'*hyoscyamine*, le *camphre monobromé* et les *valérianates de zinc* et *de fer* (deux granules de chacun de ces agents, trois fois par jour). Voilà pour la *dominante* du traitement.

Pour sa *variante*, on administrera au moment de l'attaque et pendant la crise, *si c'est possible*, le *chlorhydrate de morphine*, l'*hyoscyamine* et le *sulfate de strychnine* (un granule de chacun de ces agents, les 3 ensemble, de quart d'heure en quart d'heure).

Quand plusieurs grandes attaques se répétant coup sur coup, il se produit de la fièvre, l'*association défervescente* sera donnée de quart d'heure en quart d'heure, jusqu'à effet.

Après la crise, on se trouvera bien de la *caféine*, pour tirer le malade de la torpeur où il est plongé (2 ou 3 granules au centigramme, de dix minutes en dix minutes).

Entre les crises, l'on doit le surveiller avec la plus

grande sollicitude, car il peut, à un moment donné, être pris brusquement de la *folie furieuse épileptique*, et causer des malheurs irrémédiables.

D'ailleurs, quoi qu'on tente et quoi qu'on fasse, l'épilepsie essentielle est presque toujours incurable.

ÉPILEPSIE

Dominante : Névrose en elle-même
- Hyoscyamine.
- Camphre monobromé.
- Valérianate de zinc.
- Valérianate de fer.

Variante : Crise
- Accidents ordinaires
  - Chlorhydrate de morphine.
  - Hyoscyamine.
  - Sulfate de strychnine.
- Fièvre survenant exceptionnellement. — Ass. défervescente.
- Torpeur consécutive. — Caféine.

MIGRAINE ou HÉMICRANIE

Définition. — Céphalalgie, généralement unilatérale, revenant par accès, et se terminant par des nausées et des vomissements.

Causes. — L'hérédité, l'impaludisme, les diathèses arthritique et goutteuse, l'anémie, la dyspepsie, la constipation habituelle, la dysménorrhée, l'âge adulte sont des causes *prédisposantes*. Les fatigues intellectuelles, les veilles prolongées, les excès de table, les soucis, une lumière trop vive, certaines odeurs sont les causes *déterminantes*.

Symptômes. — Violents accès de céphalalgie, d'ordinaire unilatéraux, horreur excessive de la lumière et du bruit, courbature plus ou moins forte de tous les membres, et à la fin des accès, nausées et vomissements.

Chez les femmes dysménorrhéiques qui sont sujettes à la migraine, les accès se reproduisent périodiquement à l'époque des règles ; chez les autres malades, ils se reproduisent à n'importe quel moment.

Traitement. — Sa *dominante* s'adressera à l'état constitutionnel auquel est due la migraine ; sa *variante*, à l'accès.

Nous savons comment on combat l'impaludisme, les diathèses arthritique et goutteuse, l'anémie ; nous n'aurons donc, dans les cas de migraine reconnaissant une de ces origines, qu'à appliquer la médication y appropriée.

Si la migraine provient d'une dyspepsie, on instituera la médication suivante :

Sulfate de strychnine et quassine (un ou 2 granules de sulfate de strychnine et 3 ou 4 granules de quassine avant chaque repas) ;

Eau de Vichy ou de Vals pendant les repas ;

Pepsine (une dizaine de granules après chaque repas).

Quand la migraine est le résultat de la constipation habituelle, on conseillera le *podophyllin* (2 ou 3 granules chaque jour ou chaque deux jours, le soir au moment du coucher) et le *Sedlitz granulé* (une cuillerée à café ou à dessert le lendemain matin).

La migraine reconnaît-elle pour cause la dysménorrhée, l'*aconitine* et l'*anémonine* seront des plus efficaces (3 à 6 granules par jour de chacun de ces agents, quelque temps avant et pendant les règles).

La *variante* du traitement comportera :

Contre l'accès, l'*aconitine*, la *gelsémine* et la *caféine*, celle-ci en granules au centigramme (un granule de chacun de ces agents, les trois ensemble, de demi-heure en demi-heure, jusqu'à sédation) ;

Contre l'insomnie provoquée par l'accès, le *sel de Grégory* ou le *croton-chloral* (une dizaine de granules,

2 par 2, de demi-heure en demi-heure, jusqu'à sommeil) ;
Contre l'abattement qui suit quelquefois l'accès pendant vingt-quatre ou quarante-huit heures, les *arséniates de strychnine* et *de fer* (2 ou 3 granules par jour de chacun de ces agents avant les deux principaux repas).

MIGRAINE

Dominante : Cause
- Impaludisme / Diathèse arthritique / Diathèse goutteuse / Anémie : Médication appropriée.
- Dyspepsie : Sulfate de strychnine et quassine. Eau de Vichy ou de Vals. Pepsine.
- Constipation habituelle : Podophyllin. Sedlitz granulé.
- Dysménorrhée : Aconitine. Anémonine.

Variante : Accès
- Accès en lui-même : Aconitine. Gelsémine. Caféine.
- Insomnie provoquée par l'accès : Sel de Grégory. Croton-chloral.
- Abattement consécutif : Arséniate de strychnine. Arséniate de fer.

II. — MALADIES DU CŒUR

ASYSTOLIE

Définition. — Syndrome clinique, spécial à l'*asthénie* du cœur, assez important pour être assimilé à une entité morbide et être traité comme tel.

Causes. — Péricardite, myocardite, dégénérescence graisseuse ou hypertrophie du cœur, lésions valvulaires, lésions pulmonaires, anémie permanente des voies artérielles, congestion continue du système veineux, fatigues exagérées, excès de toutes sortes, refroidissements.

Symptômes. — Il y a de l'angoisse, de la dyspnée, de l'orthopnée, de la pâleur de la peau, de l'excitation cérébrale, de l'anasarque ; les battements du cœur sont accélérés, ses bruits sourds, mal frappés ; son rythme est irrégulier et il présente de fausses intermittences ; enfin, on constate fréquemment le vrai pouls veineux aux jugulaires ou des battements hépatiques.

Complications. — Congestions viscérales diverses (cérébrale, hépatique, rénale) ; quand l'asystolie passe à l'état chronique, cachexie cardiaque.

Traitement. — Sera exposé plus loin à propos du traitement de l'endocardite (lésions valvulaires du cœur).

PÉRICARDITE

Définition. — Inflammation *aiguë* ou *chronique* du péricarde.

Causes. — Péricardite aiguë. — Le sexe masculin (la femme est moins souvent atteinte que l'homme), l'âge adulte, la saison d'hiver, les autres maladies du cœur sont des causes *prédisposantes*. Les refroidissements, la suppression de la sueur, d'un flux habituel, la fièvre typhoïde, la variole, la scarlatine, la chorée, les inflammations pleuro-pulmonaires, le mal de Bright, l'état puerpéral, la septicémie, mais *surtout* le rhumatisme articulaire, sont des causes *déterminantes*.

Péricardite chronique. — Succède à la péricardite aiguë ou est chronique d'emblée. Dans ce dernier cas, elle se lie à une autre maladie du cœur, ou elle est une manifestation de la tuberculose.

Symptômes. — Péricardite aigue. — Fièvre assez forte, gêne ou douleur à la région précordiale, battements tumultueux et irréguliers du cœur, bruit de frottement péricardique, palpitations, dyspnée. S'il se produit un épanchement, voussure et matité plus ou moins sensibles à la région précordiale, bruits du cœur lointains et affaiblis, phénomènes d'asphyxie ou syncopes pouvant amener la mort quand l'épanchement ne cède pas.

Péricardite chronique. — Peu ou pas de fièvre et de douleur, bruit de frottement, matité très étendue, faiblesse du cœur et irrégularité du pouls, œdème de la face et des membres.

Complications. — Inflammations de voisinage (myocardite et endocardite), congestion des poumons (atélectasie) ou des gros troncs veineux.

Traitement. — Péricardite aigue. — La *dominante* s'attaquera au processus inflammatoire. En conséquence, elle comportera une révulsion énergique dès le début de la maladie (sangsues, ventouses scarifiées ou vésicatoires volants sur la région précordiale), et l'administration, de quart d'heure en quart d'heure ou de demi-heure en demi-heure, de l'*association défervescente*, jusqu'à la disparition des symptômes inquiétants.

La *variante* du traitement aura surtout en vue de soutenir le cœur et d'empêcher l'épanchement, ou tout au moins, s'il se produit, d'en faciliter la résorption.

Pour soutenir le cœur, on prescrira la *caféine* en granules au centigramme (10 à 30 granules par jour, donnés séparément).

Pour empêcher l'épanchement ou pour en faciliter la résorption, on adjoindra aux révulsifs cutanés déjà indiqués, la *jalapine* comme purgatif (de temps à autre, une vingtaine de granules, en une fois, chaque jour), la *scillitine* comme diurétique et le *nitrate de pilocarpine* comme sudorifique (un granule de chacun de ces agents de quart d'heure en quart d'heure ou de demi-heure en demi-heure, jusqu'à effet). Le régime lacté complétera cette médication.

Si, malgré tout, l'épanchement devient considérable et l'asphyxie imminente, on pratiquera comme **dernière** ressource la ponction du péricarde, **au moyen** de l'appareil aspirateur.

Péricardite chronique. — Les moyens employés seront les mêmes que pour la péricardite aiguë, sauf, bien entendu, **que le** traitement sera poussé moins activement.

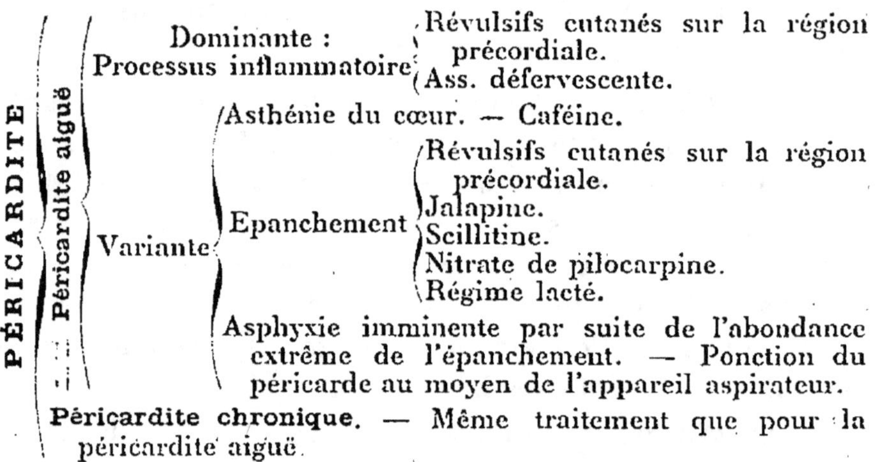

ENDOCARDITE

Définition. — Inflammation *aiguë* ou *chronique* de la séreuse interne du cœur.

Causes. — Endocardite aiguë. — Le sexe masculin et l'âge adulte sont des causes *prédisposantes*. La fièvre typhoïde, les fièvres palustres, la variole, la scarlatine, la

chorée, l'état puerpéral, et presque toujours le rhumatisme articulaire, sont les causes *déterminantes*.

Endocardite chronique. — « Pour les altérations des
« orifices quels qu'ils soient, il n'existe que deux causes
« bien démontrées, qui sont : les progrès de l'âge et une
« inflammation, le plus ordinairement secondaire, sur-
« venue dans le cours d'une maladie fébrile. L'insuffi-
« sance des valvules semble seule reconnaître quelques
« causes qui lui appartiennent en propre et qui sont,
« outre le rhumatisme articulaire, un effort ou un coup
« violent. » (Valleix.)

Symptômes. — Endocardite aiguë. — Fièvre, douleur modérée et matité étendue au niveau de la région
précordiale ; respiration gênée ; battements du cœur plus
ou moins forts ; pouls fréquent, d'abord régulier, dur,
puis irrégulier, petit, misérable ; bruits de souffle, de scie,
de râpe.

Ces symptômes sont surtout ceux de l'*endocardite aiguë
simple* ou *végétante*. Dans l'*endocardite aiguë ulcéreuse*, soit
à *forme typhoïde*, soit à *forme pyohémique*, les symptômes
sont beaucoup plus graves.

Endocardite chronique. — Certains symptômes sont
communs à toutes les lésions valvulaires du cœur, certains
sont propres à chacune de ces lésions. Parmi les premiers,
il faut noter de la gêne dans la circulation et la respiration, des modifications diverses du pouls, du malaise à la
région précordiale, de l'œdème, de l'anasarque, etc. Quant
aux seconds, en voici le résumé d'après Laveran et Teissier :

I. — Lésions valvulaires du cœur gauche.

1° *Rétrécissement aortique.* — Souffle dur et râpeux au
premier temps et à la base, se propageant dans la direction
de l'aorte ; — hypertrophie du cœur, souvent très accen-

tuée ; — pouls petit, serré, mais *toujours régulier* ; — ischémie cérébrale, avec tendance aux lipothymies, au vertige, à la syncope.

2º *Insuffisance aortique*. — Souffle diastolique à la base, humé, doux ; — pouls large, fort, bondissant, mais très dépressible (*pouls de Corrigan*) ; — double souffle à l'artère fémorale (*double souffle de Durozier*) ; — retard apparent des pulsations de la carotide sur la systole cardiaque (*signe de Henderson*) ; — hypertrophie du cœur, quelquefois considérable, mais moindre pourtant que dans le rétrécissement aortique ; — tendance marquée à la syncope et prédisposition à une mort subite par anémie cérébrale, plus grande que dans n'importe quelle autre affection.

3º *Rétrécissement mitral*. — Pouls petit et régulier ; — frémissement cataire diastolique ; — rythme mitral (dédoublement du deuxième temps à la base, souffle diastolique à la pointe, souffle présystolique) ; — prédisposition toute spéciale à la stase et aux apoplexies pulmonaires.

4º *Insuffisance mitrale*. — Pouls petit et irrégulier ; — dicrotisme plus accentué qu'à l'état normal ; — bruit de souffle systolique, souffle en jet de vapeur dont le maximum siège à la pointe, et qui tend à se propager dans la direction de l'aisselle.

II. — Lésions valvulaires du cœur droit.

1º *Rétrécissement de l'artère pulmonaire* (habituellement congénital, rarement acquis). — Souffle systolique dont le maximum se perçoit au niveau du troisième espace intercostal et qui se propage vers la clavicule gauche ; — frémissement cataire au niveau du deuxième espace intercostal gauche ; — hypertrophie du ventricule droit ; — gêne respiratoire et phénomènes de stase veineuse.

2° *Insuffisance tricuspidienne.* — Vrai pouls veineux des jugulaires ; — battements hépatiques.

Complications. — Dans l'endocardite aiguë, embolie ; dans l'endocardite chronique, congestions et apoplexies cérébrales et pulmonaires.

Traitement. — Endocardite aiguë. — La *dominante* du traitement s'adressera à la cause, le plus souvent, par conséquent, au rhumatisme. Quant à la *variante*, elle visera le processus inflammatoire propre à l'endocardite. Ce processus sera combattu au moyen d'applications de sangsues ou de vésicatoires volants répétés sur la région précordiale, et de l'administration de *l'association déffervescente* donnée suivant la règle des doses réfractées.

Si l'on a affaire à une endocardite ulcéreuse, on devra user *larga manu* des incitants vitaux et des toniques.

Endocardite chronique. — Tant qu'il n'y a que quelques troubles peu importants, respiration courte, légères palpitations, oppression peu marquée, une bonne hygiène générale, *l'association déffervescente*, le *camphre monobromé* et le *Sedlitz granulé* tiendront le mal en respect.

Mais quand se manifeste l'asystolie avec ses symptômes habituels, que doit-on faire ? Il faut soutenir le cœur, tonifier tout l'organisme et faciliter la résorption de la sérosité épanchée. Ces trois indications constitueront la *dominante* du traitement des lésions valvulaires en général.

Pour soutenir le cœur, on administrera la *digitaline* (3 à 6 granules par jour).

Pour tonifier l'organisme, les *arséniates de strychnine* et *de fer*, à la dose quotidienne de 5 ou 6 granules chacun, seront d'un très grand secours.

Pour favoriser la résorption de la sérosité épanchée, l'on conseillera les purgatifs hydragogues, *colocynthine* et *jala-*

pine (5 ou 6 granules par jour de chacun de ces agents), et les diurétiques, notamment le lait, la *scillitine* et l'*asparagine* (5 ou 6 granules par jour de chacun de ces deux derniers agents).

La *variante* du traitement devra souvent parer à la syncope, aux congestions ou aux apoplexies.

S'il arrive, à un moment donné, que le malade soit pris de vertige et tombe en syncope, on fera une injection hypodermique de *caféine*, et l'on prescrira l'*arséniate de strychnine* de quart d'heure en quart d'heure, jusqu'à ce que le cœur se remette à battre régulièrement. Mais alors la réaction peut être trop violente. Dans ce cas, on la modérera par l'*aconitine* et la *digitaline* (un granule de chacun de ces agents, de quart d'heure en quart d'heure, jusqu'à effet).

Enfin, contre les congestions, contre les apoplexies cérébrales ou pulmonaires, on procédera à des émissions sanguines ou à une dérivation intestinale énergique au moyen de la *bryonine* (un granule de quart d'heure en quart d'heure, jusqu'à effet) (1).

---

(1) Les granules composés contre les maladies de cœur (*arséniate de strychnine*, *digitaline* et *arséniate de fer*) rendent de grands services dans le traitement de l'endocardite chronique.

ENDOCARDITE

- **Endocardite aiguë**
  - Dominante : Cause. — Traitement approprié.
  - Variante : Processus inflammatoire propre à l'endocardite
    - Emissions sanguines, vésicatoires volants répétés.
    - Ass. défervescente.
    - Incitants vitaux et toniques.

- **Endocardite chronique (Lésions valvulaires)**
  - Dominante : Asystolie
    - Asthénie du cœur. — Digitaline.
    - Adynamie
      - Arséniate de strychnine.
      - Arséniate de fer.
    - Sérosité épanchée
      - Hydragogues
        - Colocynthine.
        - Jalapine.
      - Diurétiques
        - Scillitine.
        - Asparagine.
        - Lait.
  - Variante : Complications
    - Syncope
      - Caféine en injection hypodermique.
      - Arséniate de strychnine.
      - Aconitine.
      - Digitaline.
    - Congestions ou apoplexies cérébrales ou pulmonaires
      - Emissions sanguines.
      - Bryonine.

PALPITATIONS

Définition. — Trouble dans l'action du cœur, ne constituant en réalité qu'un symptôme, mais un symptôme assez important pour mériter une mention à part.

Causes. — Elles sont *organiques* (toutes les lésions du cœur) ou *nerveuses* (hystérie, goître exophthalmique, névrite du plexus cardiaque, certaines dyspepsies, affections de l'utérus, vers intestinaux, émotions vives, abus du thé, du café, du tabac, etc.).

Symptômes. — Modifications dans la fréquence, l'intensité et le rythme des battements du cœur : anxiété, angoisse, refroidissement des extrémités, étourdissements, vertige, syncopes ; jamais de fièvre.

Complications. — Celles de la cause par laquelle les palpitations ont été provoquées.

Traitement. — Les palpitations reconnaissent-elles pour cause une lésion du cœur, c'est à combattre cette lésion que devra s'attacher la *dominante* du traitement.

Sont-elles d'origine nerveuse, la *dominante* changera du tout au tout, selon les circonstances. C'est ainsi qu'on devra, soit instituer le traitement de l'hystérie, du goître exophthalmique ou de la névrite du plexus cardiaque, soit lutter contre la dyspepsie ou l'affection de l'utérus, soit administrer un vermifuge, soit s'opposer par l'usage des toniques et de l'hydrothérapie à l'émotivité du sujet, soit enfin faire cesser l'abus du thé, du café, du tabac.

Mais, dans tous les cas, que les palpitations soient organiques ou qu'elles soient nerveuses, il ne faudra pas oublier qu'il y a des agents susceptibles de nous rendre d'inappréciables services, à titre de *variante*, pour combattre la dépression de la vitalité que dénotent les palpitations : j'ai nommé les incitants vitaux, et plus spécialement la *strychnine*.

En ce qui me concerne, je conseille même toujours, quand je me trouve en face d'un malade atteint de palpitations, l'*association défervescente*, et toujours l'*association défervescente* a répondu à mes espérances.

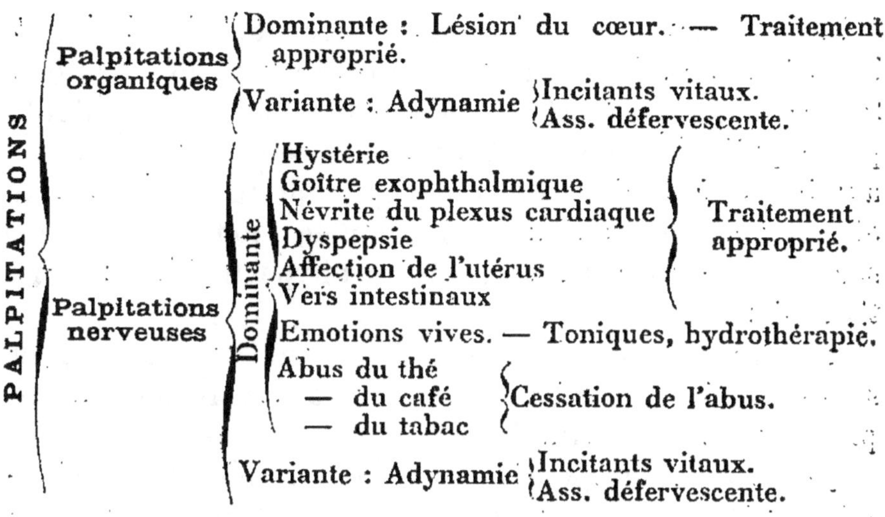

GOITRE EXOPHTHALMIQUE

Définition. — Névrose cardio-vasculaire.

Causes. — L'âge adulte, le sexe féminin (l'homme est moins souvent atteint que la femme), le tempérament nerveux sont des causes *prédisposantes*. Les émotions, les frayeurs paraissent pouvoir être, dans certains cas, des causes *déterminantes*.

Symptômes. — Palpitations accompagnées de l'accélération des battements du cœur, battements dont le nombre peut s'élever jusqu'à 150 et 160 à la minute (*folie cardiaque* de Bouillaud), avec ou sans hypertrophie du cœur ; — hypertrophie du corps thyroïde et dilatation parfois énorme des veines du cou ; — saillie des globes oculaires, ou exophthalmie ; — état nerveux particulier, susceptible d'aboutir à la folie maniaque.

Complications. — Hémorrhagies cérébrales, pulmonaires ou intestinales ; gangrènes multiples ; aliénation mentale.

Traitement. — Très incertain. Tout d'abord, il est important de faire remarquer que l'iodure de potassium, trop souvent employé, est bien plus dangereux qu'utile, parce qu'il détermine fréquemment chez le sujet, même administré à faibles doses, des symptômes accentués d'iodisme. J'en dirai autant des pommades iodées dont on se sert comme agents résolutifs de l'hypertrophie du corps thyroïde.

La même observation s'applique aux ferrugineux, que semblerait indiquer l'anémie du malade, mais dont l'usage provoque facilement des crises paroxystiques.

Quel doit donc être le traitement du goître exophthalmique ? Il doit être purement symptomatique, et il ne peut être que cela, vu l'ignorance absolue où nous sommes de la nature intime de la maladie.

En conséquence, on se contentera de prescrire :

L'association défervescente, à prendre trois fois à six fois par jour pour inciter l'organisme, pour régulariser les battements du cœur et pour faire obstacle à la paralysie des vaso-moteurs ;

L'hydrothérapie, pour servir d'adjuvant à *l'association défervescente*.

Enfin le *camphre monobromé*, pour calmer les palpitations (10 à 20 granules par jour, donnés séparément).

Les complications, s'il s'en produit, recevront le traitement qu'elles comportent.

GOITRE EXOPHTHALMIQUE	Dominante : Symptômes fondamentaux	Accélération des battements du cœur	Ass. défervescente. Hydrothérapie.
		Palpitations.	— Camphre monobromé.
	Variante : Complications. — Traitement approprié à chaque cas.		

ANGINE DE POITRINE (ANGOR PECTORIS)

Définition. — Maladie caractérisée par de violents accès de douleur angoissante partant de la poitrine et s'irradiant dans l'épaule et le bras du côté gauche.

Causes. — Très discutées. Pour les uns, l'angine de poitrine serait une simple névrose, provenant du nervosisme, de l'arthritisme ou du tabagisme (*angine de poitrine idiopathique*) ; pour les autres, elle serait liée, soit à une névrite du plexus cardiaque, soit à l'athérome des artères coronaires (*angine de poitrine symptomatique*). Ce qu'il y a de certain, c'est que ses accès sont souvent provoqués par des faits accidentels : marche contre le vent, mauvaise digestion, émotion violente, excès.

Symptômes. — Douleur rétro-sternale extrêmement vive éclatant brusquement et s'irradiant dans l'épaule et le bras du côté gauche : pâleur du malade ; sueur froide couvrant tout le corps, angoisse inexprimable, sensation de mort imminente, et du côté du cœur, ralentissement souvent considérable de ses battements et intermittences.

Complication. — Suracuité de la douleur qui peut amener une mort subite en arrêtant le cœur par excitation du pneumogastrique.

Traitement. — *Angine de poitrine idiopathique.* — L'indication de la *dominante* du traitement consiste à modifier autant que possible l'état constitutionnel duquel dépend l'angine de poitrine. On conseillera donc :

Contre le nervosisme, le *sulfate de strychnine* à titre de stimulant nervin (3 à 6 granules par jour, en trois fois), et le *camphre monobromé* à titre de sédatif (10 à 20 granules par jour, donnés séparément) ;

Contre l'arthritisme, l'*arséniate de soude* (3 à 6 granules par jour, en trois fois) et le *salicylate de soude* ou le *benzoate de lithine*, suivant qu'on a affaire à la diathèse rhumatismale ou goutteuse (10 à 20 granules par jour, donnés séparément) ;

Contre le tabagisme, la suppression de l'usage du tabac.

Les moyens à opposer à l'accès d'angine de poitrine rentrent dans la *variante* du traitement. Ces moyens comportent :

1° L'administration de l'*arséniate* ou du *sulfate de strychnine* et de l'*hyoscyamine* (un granule de chacun de ces agents de quart d'heure en quart d'heure, jusqu'à ce que l'accès ait cessé) ;

2° Des frictions énergiques sur tout le corps avec le *liniment de Rosen* ;

3° Des *bains de pieds sinapisés* ou des applications de *sinapismes* aux jambes ;

4° Si l'accès se prolonge, on peut avoir recours à des *inhalations d'éther* ou à des *pulvérisations de ce même liquide* sur la région précordiale ;

5° Au lieu d'éther, certains praticiens font prendre au malade 3 ou 4 gouttes d'une solution au centième de *nitroglycérine*, ou lui font respirer sur un mouchoir 5 ou 6 gouttes de *nitrite d'amyle* ;

6° Dans le cas de douleur excessive, on se trouve bien d'une injection hypodermique de un ou deux centigrammes de *chlorhydrate de morphine*.

Angine de poitrine symptomatique. — La *dominante* du traitement comprendra les soins contre la névrite du plexus cardiaque ou l'athérome des artères coronaires. On aura donc recours :

Aux révulsifs cutanés, pour enrayer l'athérome ou la névrite ;

Au *sulfate de strychnine* et à l'*hyoscyamine*, de même qu'à l'éther ou aux injections hypodermiques de *chlorhydrate de morphine*, pour atténuer l'accès ou pour le prévenir.

ANGINE DE POITRINE

Angine de poitrine idiopathique

Dominante : Etat constitutionnel
- Nervosisme : Sulfate de strychnine. Camphre monobromé.
- Arthritisme : Arséniate de soude. Benzoate de soude ou salicylate de lithine.
- Tabagisme. — Suppression de l'usage du tabac.

Variante : Accès
- Sulfate de strychnine et hyoscyamine.
- Frictions au liniment de Rosen.
- Bains de pieds sinapisés ou sinapismes aux jambes.
- Inhalations ou pulvérisations d'éther.
- Injections hypodermiques de chlorhydrate de morphine.

Angine de poitrine symptomatique

Dominante : Névrite du plexus cardiaque ou athérome des artères coronaires. — Révulsifs cutanés.

Variante : Accès
- Sulfate de strychnine et hyoscyamine.
- Inhalations ou pulvérisations d'éther.
- Injections hypodermiques de chlorhydrate de morphine.

III. — MALADIES DES FOSSES NASALES ET DU LARYNX

EPISTAXIS

Définition. — Hémorrhagie nasale.

Causes. — L'épistaxis est *idiopathique* ou *symptomatique*. Elle est souvent *idiopathique*, chez les enfants et les jeunes gens, les sujets sanguins et les femmes (épistaxis *complémentaire* ou *supplémentaire* des règles insuffisantes ou supprimées) ; elle est *symptomatique* dans la fièvre typhoïde, les fièvres éruptives, le purpura, le scorbut, l'hémophilie, la leucémie, la coqueluche, les maladies du cœur et du foie.

Symptômes. — Dans certains cas, lourdeur de tête et désagréable sensation de chatouillement dans les fosses nasales, avant l'écoulement sanguin ; mais ordinairement l'hémorrhagie apparaît d'une façon inopinée.

Complication. — Une anémie profonde peut succéder à des épistaxis répétées.

Traitement. — Sa *dominante* aura à satisfaire à deux indications : faire disparaître la cause de l'épistaxis, et combattre l'épistaxis elle-même quand elle se produit.

Pour faire disparaître la cause de l'épistaxis, on s'inspirera des circonstances spéciales à chaque sujet. On se souviendra seulement que chez les pléthoriques et les femmes mal réglées, les épistaxis doivent, en thèse générale, être respectées.

Maintenant, comment agira-t-on contre l'épistaxis elle-même ?

Dans les cas légers, on se contentera de moyens très simples : élévation du bras correspondant à la narine qui saigne, injections dans les fosses nasales d'eau glacée pure, d'eau vinaigrée ou additionnée de jus de citron, applications froides entre les deux épaules ou sur le front.

Quand l'hémorrhagie sera assez abondante, on introduira dans les fosses nasales des tampons imbibés d'une solution de perchlorure de fer à 30°, ou d'une solution d'antipyrine formée de cinq grammes d'antipyrine pour vingt grammes d'eau, etc., et l'on donnera à l'intérieur, la limonade sulfurique, l'eau de Léchelle, le perchlorure de fer par gouttes, ou l'*ergotine* associée à *l'arséniate de strychnine* (2 granules de chacun de ces agents de quart d'heure en quart d'heure, jusqu'à la cessation de l'hémorrhagie).

Tous les moyens précédents échouent-ils, on pratiquera le tamponnement des fosses nasales avec la sonde de Belloc, ou mieux l'on cautérisera au crayon de nitrate d'argent l'ulcération de la muqueuse ou la petite plaie vasculaire par laquelle a lieu l'épistaxis.

A l'anémie consécutive aux épistaxis répétées, on opposera, comme *variante*, les incitants vitaux, les ferrugineux, les eaux salines et les bains de mer.

ÉPISTAXIS

Dominante : Epistaxis en elle-même

- Cause. — Traitement approprié.
- A l'intérieur. — Limonade sulfurique, eau de Léchelle, perchlorure de fer, ergotine associée à l'arséniate de strychnine.
- A l'extérieur. — Applications froides dans le dos ou sur le front, solutions hémostatiques dans les fosses nasales, tamponnement avec la sonde de Belloc, cautérisation au nitrate d'argent de la plaie vasculaire de la muqueuse nasale.

Variante : Anémie consécutive aux épistaxis répétées

- Incitants vitaux.
- Ferrugineux.
- Eaux salines.
- Bains de mer.

LARYNGITE

Définition. — Inflammation *aiguë* ou *chronique* du larynx.

Causes. — LARYNGITE AIGUE. — Est *primitive* (laryngite

aiguë catarrhale, due à un refroidissement ou à une fatigue exagérée du larynx), ou *secondaire* (laryngite aiguë typhoïde, variolique, érysipélateuse, syphilitique, morveuse).

Laryngite chronique. — Est également *primitive* (laryngite chronique catarrhale succédant à une laryngite catarrhale aiguë, et laryngite glanduleuse chronique d'emblée), ou *secondaire* (laryngite chronique typhoïde, variolique, érysipélateuse, tuberculeuse — la tuberculeuse est dite encore *phtisie laryngée* — syphilitique, morveuse).

Symptômes. — Au niveau des cordes vocales, sensation de brûlure et picotements qui provoquent des accès d'une toux rauque caractéristique ; modification plus ou moins sensible de la voix, spasme laryngé déterminant une dyspnée parfois très considérable.

Complications. — Intensité extrême de la dyspnée allant jusqu'à compromettre la vie, œdème de la glotte.

Traitement. — Laryngite aigue. — L'indication la plus urgente dans la *laryngite aiguë primitive* est de décongestionner le larynx (*dominante* du traitement). A cet effet, l'on aura recours aux boissons et aux fumigations chaudes, aux bains de pieds sinapisés ou aux sinapismes aux jambes, et à l'application de une ou deux sangsues de chaque côté du larynx.

En même temps, l'on ordonnera l'*association défervescente* et le *sulfhydral* (un ou 2 granules de demi-heure en demi-heure, avec l'*association défervescente*).

Enfin, le repos du larynx sera expressément recommandé.

La *variante* du traitement visera les accès de suffocation qui pourraient provenir d'un spasme laryngé, et l'œdème de la glotte. Elle comportera par conséquent le *chlorhydrate de morphine*, l'*hyoscyamine* et le *sulfate de strychnine* (un granule de chacun de ces agents de quart d'heure en quart d'heure ou de demi-heure en demi-heure).

Si, malgré tout, l'asphyxie devenait imminente, on devrait pratiquer le tubage ou la trachéotomie.

Le traitement de la *laryngite aiguë secondaire* comprendra, outre les moyens précédents, la médication de l'affection à laquelle cette laryngite est liée.

Laryngite chronique. — La laryngite chronique étant le plus souvent secondaire, c'est sa cause que la *dominante* du traitement devra le plus souvent atteindre en instituant, dans ce but, la médication appropriée.

Mais que la laryngite chronique soit *secondaire* ou *primitive*, elle présente toujours deux symptômes des plus gênants pour le malade, et qu'il ne faut pas négliger : la modification de la voix et la toux.

On viendra à bout de ces deux symptômes par la tisane des quatre fleurs, de lierre terrestre ou d'eucalyptus, etc.; par les eaux sulfureuses (Eaux-Bonnes, Enghien, Saint-Honoré, Cauterets, Amélie-les-Bains, etc.) ; par l'association de la *codéine*, de l'*iodoforme* et du *sulfhydral* (2 granules de chacun de ces agents, les 6 ensemble, de trois ou quatre heures en trois ou quatre heures), et par le repos du larynx.

LARYNGITE

Laryngite aiguë

Laryngite aiguë primitive

Dominante : Processus inflammatoire

- Boissons et fumigations chaudes.
- Bains de pieds sinapisés ou sinapismes aux jambes.
- Sangsues ~~de chaque~~ côté du larynx.
- Ass. défervescente.
- Sulfhydral.
- Repos de l'organe.

Variante : Complications

- Spasme laryngé et œdème de la glotte : Chlorhydrate de morphine. Hyoscyamine. Sulfate de strychnine.
- Asphyxie imminente. — Tubage ou trachéotomie.

Laryngite aiguë secondaire. — Traitement de l'affection à laquelle elle est liée, et des symptômes précédents communs à toutes les laryngites aiguës.

Laryngite chronique

Laryngite chronique primitive. Modifications de la voix et toux

- Tisanes diverses.
- Eaux sulfureuses.
- Codéine, iodoforme et sulfhydral.
- Repos de l'organe.

Laryngite chronique secondaire. — Traitement de l'affection à laquelle elle est liée, et des symptômes précédents communs à toutes les laryngites chroniques.

LARYNGITE PSEUDO-MEMBRANEUSE ou CROUP

(Voir plus haut, pages 132-137.)

IV. — MALADIES DES BRONCHES

BRONCHITE

Définition. — Inflammation *aiguë* ou *chronique* des bronches.

Causes. — BRONCHITE AIGUE. — Est *primitive* ou *secondaire*. — Certains états constitutionnels, l'arthritisme, la goutte, le mal de Bright sont des causes *prédisposantes* de la bronchite aiguë primitive ; un refroidissement, la respiration de poussières, de vapeurs ou de gaz irritants en sont les causes *déterminantes*. — La bronchite aiguë secondaire s'observe dans la fièvre typhoïde, la grippe, la rougeole, la coqueluche.

BRONCHITE CHRONIQUE. — Est *consécutive* à une bronchite aiguë, ou *chronique d'emblée*. Dans ce dernier cas, elle provient de l'arthritisme, de la goutte, d'une maladie du cœur, de l'action prolongée de poussières, de vapeurs ou de gaz irritants, d'accès d'asthme répétés, d'une grippe, d'une rougeole ou d'une coqueluche antérieure. La vieillesse, le sexe masculin, le froid et l'humidité y prédisposent.

Symptômes. — BRONCHITE AIGUE. — Légère fièvre, courbature, embarras gastrique, sentiment de brûlure derrière le sternum, toux d'abord sèche et irritante, râles sonores, sibilants et ronflants (*période d'inflammation*). Au bout de quatre ou cinq jours, toux grasse, expectoration d'un jaune verdâtre, râles humides (*période de coction*).

BRONCHITE CHRONIQUE. — La toux, la dyspnée et des sifflements à l'inspiration dominent dans le *catarrhe sec* ; dans le *catarrhe muqueux et pituiteux* ou *catarrhe humide*, c'est l'expectoration qui tient la première place, avec les râles sonores, sibilants, ronflants ou muqueux de la bronchite aiguë.

Le caractère distinctif de la *bronchite fétide* est l'odeur repoussante de l'expectoration ; enfin, dans la *bronchite pseudo-membraneuse*, le symptôme principal est l'expulsion de fausses membranes deux ou trois heures après chaque accès d'une toux convulsive qu'accompagne une expectoration très abondante.

Complications. — Chez les sujets délicats, la bronchite aiguë peut aboutir à la phtisie pulmonaire, et la bronchite chronique détermine souvent la dilatation des bronches et l'emphysème.

Traitement. — Bronchite aigue. — L'indication la plus urgente dans la *bronchite aiguë primitive* est de décongestionner les bronches (*dominante du traitement*). Cette indication sera remplie par l'*aconitine*, la *vératrine* et l'*hydro-ferro-cyanate de quinine* (un granule de chacun de ces agents, les trois ensemble, de demi-heure en demi-heure ou d'heure en heure), et par des cataplasmes sinapisés ou des badigeonnages à la teinture d'iode.

La *variante* du traitement s'attachera :

A combattre l'embarras gastrique et la constipation du début par le *Sedlitz granulé* donné à doses laxatives ;

A calmer la toux par la *codéine* et l'*iodoforme* (un granule de chacun de ces agents de demi-heure en demi-heure) ;

A favoriser l'expectoration par le *kermès* (10 à 20 granules par jour, donnés séparément) ;

A favoriser le détachement des crachats trop épais, par la *codéine* et l'*aconitine* (6 à 8 granules de chacun de ces agents à prendre séparément le matin, et autant le soir).

Le traitement de la *bronchite aiguë secondaire* comprendra, outre les moyens précédents, la médication de l'affection à laquelle cette bronchite est liée.

Bronchite chronique. — La bronchite chronique étant le plus souvent secondaire, c'est la cause que la *dominante* du traitement devra le plus souvent atteindre en instituant, dans ce but, la médication appropriée.

Mais que la bronchite chronique soit *secondaire* ou *primitive*, il faudra avoir soin de combattre l'inflammation de la muqueuse des bronches par des cataplasmes sinapisés, des ventouses, des badigeonnages à la teinture d'iode, et par l'*association défervescente*.

A l'expectoration et surtout à sa fétidité, si elle en a, on opposera l'*iodoformé* et le *sulfhydral* (une dizaine de granules par jour de chacun de ces agents), et, dans certains cas, l'emploi des eaux sulfureuses.

Pour relever les forces du malade, on usera de l'*arséniate de strychnine* et de l'*arséniate de fer* (un granule du premier et 2 granules du second, les trois ensemble, à chaque repas), sans oublier de conseiller un régime tonique.

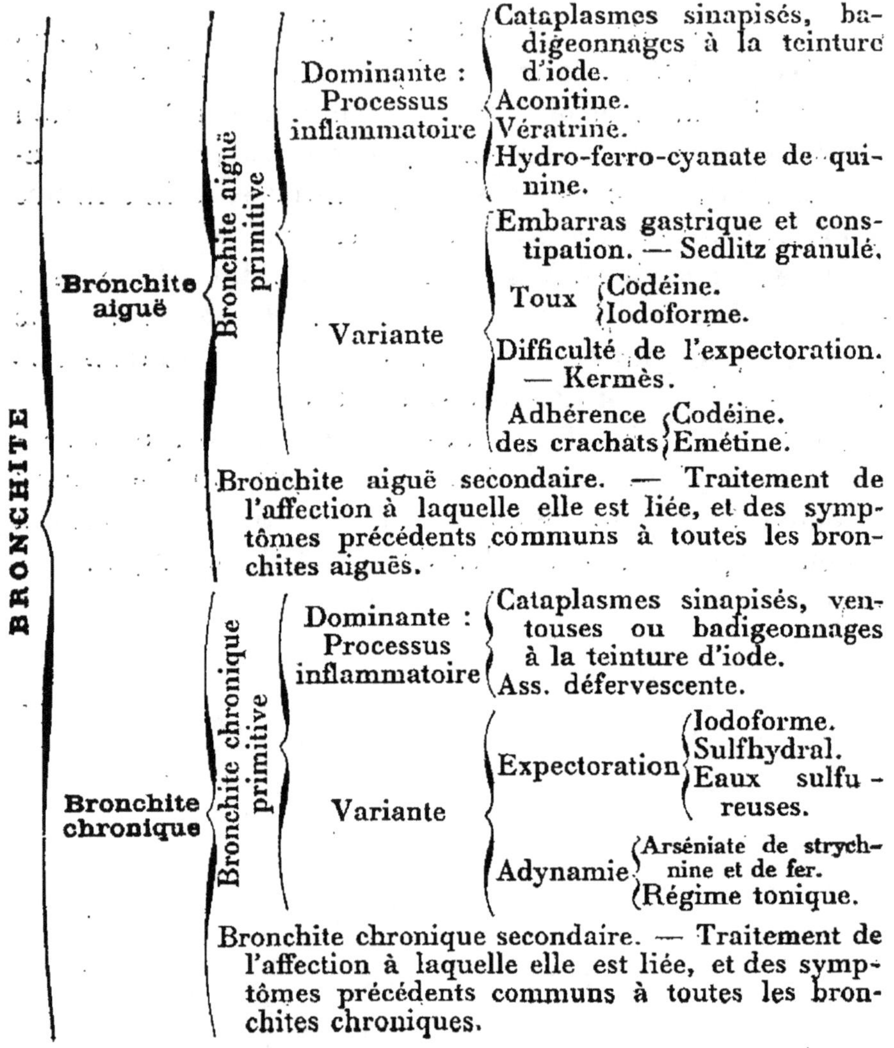

BRONCHITE

Bronchite aiguë

Bronchite aiguë primitive

Dominante : Processus inflammatoire
- Cataplasmes sinapisés, badigeonnages à la teinture d'iode.
- Aconitine.
- Vératrine.
- Hydro-ferro-cyanate de quinine.

Variante
- Embarras gastrique et constipation. — Sedlitz granulé.
- Toux : Codéine. Iodoforme.
- Difficulté de l'expectoration. — Kermès.
- Adhérence des crachats : Codéine. Emétine.

Bronchite aiguë secondaire. — Traitement de l'affection à laquelle elle est liée, et des symptômes précédents communs à toutes les bronchites aiguës.

Bronchite chronique

Bronchite chronique primitive

Dominante : Processus inflammatoire
- Cataplasmes sinapisés, ventouses ou badigeonnages à la teinture d'iode.
- Ass. défervescente.

Variante
- Expectoration : Iodoforme. Sulfhydral. Eaux sulfureuses.
- Adynamie : Arséniate de strychnine et de fer. Régime tonique.

Bronchite chronique secondaire. — Traitement de l'affection à laquelle elle est liée, et des symptômes précédents communs à toutes les bronchites chroniques.

BRONCHITE CAPILLAIRE ou BRONCHO-PNEUMONIE

Définition. — Inflammation *aiguë* des petites bronches.

Causes. — Rarement primitive (elle provient alors d'un brusque et violent refroidissement), la bronchite capillaire est presque toujours une complication de la fièvre ty‑ phoïde, de la grippe, de la rougeole, de la diphtérie, de la coqueluche, de la dentition, etc.

Symptômes. — Fièvre intense, dyspnée, toux inces‑ sante, expectoration de crachats mousseux, quelquefois compacts et striés de sang ; dans la poitrine, râles sibi‑ lants, ronflements sonores, bruits de toutes sortes.

Traitement. — Sa *dominante*, qui s'adresse à l'inflam‑ mation des petites bronches, consistera à promener des sinapismes aux jambes ou aux cuisses, à appliquer dans le dos et sur la poitrine alternativement des ventouses sèches, et à prescrire l'*association défervescente* de quart d'heure en quart d'heure ou de demi-heure en demi- heure.

Si le danger est pressant, on pratiquera des injections hypodermiques de *sulfate de strychnine*, de *caféine* ou d'*éther*.

La *variante* du traitement s'attachera à atténuer les exa‑ cerbations vespérales de la fièvre, à calmer la toux, à faciliter l'expectoration et à combattre l'adynamie.

On donnera :

Contre les exacerbations vespérales de la fièvre, l'*hy- dro-ferro-cyanate de quinine* (8 à 10 granules au centi‑ gramme, à prendre, un par un, de demi-heure en demi- heure, dans l'après-midi) ;

Contre la toux, la *codéine* et l'*iodoforme* (un granule de chacun de ces agents toutes les heures, dans la soirée) ;

Pour faciliter l'expectoration, la *codéine* et l'*émétine* (un granule de chacun de ces agents toutes les deux heures) ;

Pour combattre l'adynamie, des grogs additionnés de

café ou de sirop de quinquina, et le *sulfaté de strychnine* (3 à 6 granules par jour).

BRONCHITE CAPILLAIRE ou Broncho-pneumonie

Dominante : Processus inflammatoire
- Sinapismes, ventouses sèches.
- Ass. défervescente.
- Injections hypodermiques de sulfate de strychnine, de caféine ou d'éther, si le danger est pressant.

Variante : Symptômes
- Exacerbations vespérales de la fièvre. — Hydro-ferro-cyanate de quinine.
- Toux : Codéine. Iodoforme.
- Expectoration : Codéine. Emétine.
- Adynamie : Grogs additionnés de café ou de sirop de quinquina. Sulfate de strychnine.

COQUELUCHE

Définition. — Maladie sans doute d'origine parasitaire, caractérisée principalement par une bronchite catarrhale qu'accompagne un élément spasmodique.

Causes. — L'âge de un à sept ans, le sexe féminin (les petits garçons sont moins souvent atteints que les petites filles), les saisons du printemps et de l'automne sont des causes *prédisposantes*. La contagion est la cause *déterminante*. La nature de l'agent pathogène nous est encore inconnue.

Symptômes. — Tout d'abord bronchite catarrhale, puis, au bout de quelques jours, accès de toux quinteuse, spasmodique, suffocante, suivis d'une violente inspiration *chant du coq*), avec expulsion de mucosités filantes, glaireuses et semblables à du blanc d'œuf cru.

Complications. — Rougeole, bronchite capillaire, phtisie pulmonaire, convulsions générales, emphysème du cou, ulcérations du frein de la langue, hémorrhagies diverses, hernies, prolapsus rectal, dépérissement par suite de vomissements alimentaires répétés, et quelquefois mort subite par la suffocation due à un spasme de la glotte ou par un arrêt du cœur,

Traitement. — On a tout essayé contre la coqueluche : vomitifs, bromure de potassium, atropine, chloroforme, chloral, drosera, sulfate de quinine à hautes doses, etc. ; rien ne paraît efficace. « On peut bien, dit Franck, faire mourir le malade atteint de coqueluche avant le terme de la maladie ; mais le guérir, jamais. »

Pour nous, nous attaquons d'abord l'agent pathogène (*dominante* du traitement). C'est ainsi qu'après avoir désobstrué les voies respiratoires au moyen de l'*émétine* (2 à 4 granules de dix minutes en dix minutes, jusqu'à effet), nous administrons le *sulfhydral larga manu* (un granule toutes les demi-heures d'abord, puis toutes les heures).

Dès que les quintes deviennent caractéristiques, nous combattons l'élément spasmodique en adjoignant au sulfhydral le *camphre monobromé* (un granule chaque fois qu'on donne le sulfhydral et en même temps que lui) et le *valérianate d'atropine* (un demi-granule ou un granule, suivant l'âge du malade, toutes les trois ou quatre heures). Nous complétons de cette manière la *dominante* du traitement.

La *variante* est surtout dirigée contre les complications.

Une rougeole se déclare-t-elle, on la soigne sans arrêter la médication de la coqueluche.

Survient-il un engorgement des poumons, une bronchite capillaire, on fait, sans perdre de temps, des applications sinapisées sur le dos et sur la poitrine, et l'on prescrit l'*association défervescente*.

Se produit-il une de ces ulcérations du frein de la langue, si communes dans la coqueluche, on la cautérise au nitrate d'argent ou bien on la touche plusieurs fois par jour avec de la glycérine boriquée.

Pendant les quintes, l'on doit surveiller très attentivement le malade, et lui tenir la tête penchée en avant pour faciliter l'expulsion des mucosités qui encombrent l'arrière-bouche et les bronches. Si, malgré toutes ces précautions, le malade est pris de syncope, il faut recourir aux révulsifs, au marteau de Mayor, ou à la respiration artificielle.

Y a-t-il dépérissement par suite de vomissements alimentaires répétés, on fait manger le malade après les quintes, en lui donnant peu d'aliments chaque fois, mais en multipliant ses repas.

Pendant la troisième période de la coqueluche, les toniques et un changement d'air sont indiqués en vue de prévenir les véritables rechutes qui se produisent, dans certains cas, après quelques semaines d'un complet rétablissement.

La coqueluche étant très contagieuse, les malades doivent être isolés, et les locaux habités par eux, ainsi que tous les objets y contenus, soigneusement désinfectés.

<table>
<tr><td rowspan="2" style="writing-mode: vertical-rl;">COQUELUCHE</td><td>Dominante : Agent pathogène et élé-
ment spasmodique.</td><td>Emétine.
Sulfhydral.
Camphre monobromé.
Valérianate d'atropine.</td></tr>
<tr><td rowspan="6">Variante :
Complications</td><td>Rougeole. — Traitement approprié.

Bronchite capillaire : Applications sinapisées. Ass. défervescente.

Ulcérations du frein de la langue. — Cautérisation au nitrate d'argent ou glycérine boriquée.

Syncopes. — Révulsifs, marteau de Mayor, respiration artificielle.

Dépérissement par suite des vomissements alimentaires répétés. — Repas après les quintes, peu abondants et fréquents.

Possibilité des réchutes quelques semaines après le complet rétablissement. — Pendant la période de déclin, toniques et changement d'air.</td></tr>
</table>

ASTHME ESSENTIEL

Définition. — Névrose du pneumo-gastrique (1).

Causes. — L'hérédité, l'arthritisme, l'herpétisme, l'épilepsie, l'âge adulte, le sexe masculin (la femme est moins souvent atteinte que l'homme) sont des causes *prédisposantes*. Des influences de toutes sortes, des odeurs, des poussières, le tempsfroid et humide, le brouillard, la trop vive lumière, l'obscurité, telle ou telle saison, l'altitude, etc., sont des causes *déterminantes* des accès d'asthme.

Symptômes. — Parfaitement décrits en quelques lignes par le Dr Toussaint :

« Le malade qui ressent pour la première fois ce mal « singulier, est toujours atteint au milieu de la nuit.

---

(1) Ne pas confondre l'asthme essentiel avec la dyspnée hystérique, cardiaque, emphysémateuse ou urémique.

« Il s'est couché en bonne santé, parfois a ressenti,
« avant de s'endormir, un vague malaise, une lourdeur,
« comme quand on est menacé d'indigestion.

« Après une heure ou deux de sommeil, il s'éveille sou-
« dain, avec la sensation d'un poids qui lui écrase la poi-
« trine. Il veut aspirer l'air avec force, il ne peut le faire.
« Il s'assied sur son séant, il arrache le bouton de sa che-
« mise, il étouffe. Nous en avons vu se lever d'un bond,
« courir à la fenêtre, l'ouvrir avec précipitation, dans l'es-
« poir de remplir leurs poumons avides d'oxygène !

« Si le médecin appelé en hâte arrive à ce moment, il
« trouve le patient assis, les mains crispées sur les bras
« d'un fauteuil, les lèvres bleuies, le cou gonflé, les yeux
« grands ouverts, le regard fixe, le visage inondé de sueur,
« les mains, les jambes refroidies.

« Sans même ausculter le malade, il entend à l'expira-
« tion un bruit tout à fait caractéristique : des sifflements
« prolongés, sorte de piaulements, interrompus par de
« courtes inspirations extrêmement pénibles. Une toux
« sèche, puis grasse, vers la fin de l'accès, se déclare
« bientôt, ce qui désobstrue les bronches et amène l'ex-
« pulsion d'une grande quantité de crachats mous-
« seux (1). »

Complications. — Bronchite, emphysème pulmonaire, dilatation des bronches, insuffisance tricuspidienne,
et quelquefois, mais rarement, tuberculose.

Traitement. — Sa *dominante* comporte la médication
de l'état constitutionnel duquel dépend la névrose. Ainsi :

Aux goutteux, l'on prescrira l'iodure de potassium, ou
mieux l'iodure de sodium, à la dose de cinquante centi-

---

(1) *Ouv. cité, v° Asthme.*

grammes à un gramme par jour, pendant une quinzaine. Au bout de ce laps de temps, l'iodure de potassium sera remplacé, pendant une autre quinzaine, par l'*hyoscyamine* et le *sulfate de strychnine* administrés matin et soir, à la dose de un granule pour chacun de ces agents, les deux ensemble, et par l'*arséniate de soude* et le *benzoate de lithine* (2 ou 3 granules du premier et une dizaine de granules du second, à chacun des deux principaux repas). La seconde quinzaine écoulée, on revient à l'iodure, et ainsi de suite pendant trois ou quatre mois.

Aux herpétiques, l'on conseillera l'*arséniate de soude* et le *sulfhydral* (3 à 6 granules par jour du premier, et 6 à 12 granules du second, en trois fois).

Chez les dartreux, on s'efforcera de réveiller les manifestations cutanées.

Chez les hémorrhoïdaires, on mettra tout en œuvre pour rappeler le flux suspendu.

La *variante* du traitement sera dirigée contre l'accès et contre les complications de l'asthme.

Le traitement de l'accès appellera tout d'abord des mesures préventives. Naturellement, ces mesures changeront avec chaque malade, et il appartiendra au praticien de les formuler suivant le cas.

Quant à la médication de l'accès lui-même, très nombreux sont les moyens qui ont été proposés pour l'atténuer. Voici ceux dont nous nous servons.

Dès le début de l'accès, l'on donne l'*hyoscyamine* et le *sulfate de strychnine* (un granule de chacun de ces agents de quart d'heure en quart d'heure).

Si l'accès ne cède pas, on fait fumer au malade des *cigarettes de datura stramonium*.

L'accès résiste-t-il toujours, on a recours au *tannate de*

cannabine (un granule de quart d'heure en quart d'heure).

A défaut de tannate de cannabine, on peut faire une injection hypodermique de un ou deux centigrammes de *chlorhydrate de morphine*, ou bien encore faire prendre au malade 2 ou 3 grammes d'*hydrate de chloral* dans 30 ou 40 grammes d'un sirop édulcoré.

Quelques médecins emploient assez souvent contre l'accès d'asthme la *pyridine*, l'*iodure d'éthyle* ou le *nitrite d'amyle*, qui sont prescrits de la façon suivante :

Verser 6 à 12 gouttes de pyridine, ou 10 gouttes d'iodure d'éthyle, ou 4 ou 5 gouttes de nitrite d'amyle sur un mouchoir, et faire respirer au malade.

Personnellement, je me suis servi quelquefois de ces agents, mais les résultats que j'en ai obtenus n'ont pas été assez probants pour me les faire adopter d'une façon régulière. J'ai vu même certains sujets les supporter fort mal. Aussi, n'y ai-je recours que lorsque j'ai épuisé inutilement tous les autres moyens.

Si l'asthme se complique de bronchite chronique, en plus de notre traitement, on pourra envoyer le malade au Mont-Dore, à la Bourboule ou à Royat.

L'asthme a-t-il déterminé de l'emphysème pulmonaire, on retirera de bons effets des bains d'air comprimé ou des inhalations d'oxygène, si la médication préalablement suivie se trouvait impuissante (1).

---

(1) Les granules composés antiasthmatiques (*arséniate de strychnine, hyoscyamine et quassine*) sont presque toujours administrés avec succès dans les cas d'asthme essentiel.

ASTHME ESSENTIEL

Dominante :
État constitutionnel

Goutteux — Iodure de sodium ou de potassium. Hyoscyamine. Sulfate de strychnine. Arséniate de soude. Benzoate de lithine.

Herpétiques — Arséniate de soude. Sulfhydral.

Dartreux. — Réveiller les manifestations cutanées.

Hémorrhoïdaires. — Rappeler le flux suspendu.

Variante

Accès

Moyens préventifs. — Sont différents pour chaque malade.

Moyens curatifs — Hyoscyamine et sulfate de strychnine. Cigarettes de datura stramonium. Tannate de cannabine. Injections hypodermiques de chlorhydrate de morphine, sirop d'hydrate de chloral. Pyridine, iodure d'éthyle, nitrite d'amyle.

Complications — Bronchite chronique, Emphysème pulmonaire — Traitement approprié.

EMPHYSÈME PULMONAIRE

Définition. — Dilatation des alvéoles pulmonaires. On distingue : l'*emphysème vésiculaire* (simple dilatation des alvéoles), l'*emphysème interlobulaire* (infiltration de l'air dans le tissu conjonctif interstitiel) et l'*emphysème sous-pleural* (infiltration de l'air entre le poumon et le feuillet viscéral de la plèvre).

Causes. — L'âge adulte, le sexe masculin (la femme est bien moins souvent atteinte que l'homme), l'arthritisme, la goutte sont des causes *prédisposantes*. Des efforts musculaires violents et répétés, la diphtérie, la bronchite chronique, la bronchite capillaire, la coqueluche, l'asthme, etc., sont les causes *déterminantes*.

Symptômes. — Grande gêne respiratoire ; accès de dyspnée et toux provoqués par le moindre exercice physique, la marche un peu précipitée, l'ascension d'un escalier : sonorité thoracique exagérée, râles bronchiques, inspiration courte et sifflante, expiration rude et prolongée.

Complications. — Dilatation du cœur droit et dyspepsie due à l'abaissement du foie et au catarrhe stomacal qui sont la conséquence de cette dilatation.

Traitement. — Le traitement de l'emphysème pulmonaire ne peut être que symptomatique, car nous sommes absolument impuissants contre la lésion anatomique. En conséquence, nous combattrons :

La congestion active des poumons, quand elle apparaît, par l'*association défervescente* prescrite suivant la règle des doses réfractées ;

La dyspnée, par l'*hyoscyamine* et le *sulfate de strychnine* opposés au spasme respiratoire qui la produit (un granule de chacun de ces agents de quart d'heure en quart d'heure, jusqu'à ce que la respiration soit redevenue normale). Entre les accès de dyspnée, l'*acide arsénieux* (2 ou 3 granules par jour), ou les eaux d'Enghien, du Mont-Dore, de la Bourboule, d'Argelès-Gazost, seront très utiles pour prévenir ces accès, ou du moins pour les atténuer fortement ;

La toux, par la *codéine* et l'*iodoforme* (un granule de chacun de ces agents de quart d'heure en quart d'heure, jusqu'à sédation);

La *dyspepsie*, par le *sulfate de strychnine* et la *quassine*

(3 à 6 granules du premier agent, et 6 à 12 du second, en trois fois et avant les repas) ;

L'insuffisance de la nutrition générale due aux mauvaises conditions de l'hématose, par les bains d'air comprimé ou les inhalations d'oxygène (1).

EMPHYSÈME PULMONAIRE

Congestion active des poumons. — Ass. défervescente.

Dyspnée — Hyoscyamine et sulfate de strychnine.
Acide arsénieux, eaux d'Enghien, du Mont-Dore, de la Bourboule, d'Argelès-Gazost.

Toux — Codéine.
Iodoforme.

Dyspepsie — Sulfate de strychnine.
Quassine.

Insuffisance de la nutrition générale. — Bains d'air comprimé ou inhalations d'oxygène.

V. — MALADIES DES POUMONS

CONGESTION PULMONAIRE

Définition. — Engorgement sanguin des poumons.

Causes. — La congestion pulmonaire provient soit d'un *apport* trop considérable de sang aux poumons par les artères bronchiques (*congestion active*), soit d'une *stase* du sang dans les artères et les veines pulmonaires (*congestion passive*).

La *congestion active* est rarement *primitive*. Quand elle l'est, elle reconnaît pour cause un brusque changement de température.

La congestion active *secondaire* apparaît très souvent

(1) Dans bien des cas, les granules composés antiasthmatiques (*arséniate de strychnine, hyoscyamine* et *lobéline*) suffiront pour constituer à eux seuls tout le traitement de l'emphysème pulmonaire.

dans le cours de la fièvre typhoïde, de la rougeole et de la plupart des pyrexies ; elle est fréquente aussi chez les tuberculeux, les arthritiques et les goutteux, et il n'est pas rare qu'elle se manifeste après la suppression d'un flux sanguin habituel (règles ou hémorrhoïdes), pendant la grossesse, etc.

La *congestion passive* est toujours, en fin de compte, quelles que soient les circonstances où elle semble se produire, le résultat du mauvais fonctionnement du cœur.

Symptômes. — La *congestion active secondaire* étant étudiée avec les maladies principales auxquelles elle est liée, je ne m'occuperai pour le moment que des symptômes de la *congestion active primitive*. Ces symptômes sont une toux pénible, une expectoration sanguinolente, des accès de dyspnée, quelquefois si violents qu'ils peuvent causer la mort ; dans certains cas, la rupture des vaisseaux par suite de la pression sanguine et l'épanchement du sang dans les poumons en masse ou en foyers (*apoplexie pulmonaire*).

La *congestion passive* s'accompagne souvent d'œdème.

Complications. — Suracuité des crises de dyspnée, apoplexie pulmonaire.

Traitement. — Très simple pour la *congestion active primitive*, qui ne comporte que l'emploi de révulsifs cutanés (ventouses sèches ou scarifiées sur le thorax, sinapismes aux membres inférieurs), et l'administration de *l'association défervescente* donnée, jusqu'à effet, de quart d'heure en quart d'heure ou de demi-heure en demi-heure, suivant le cas.

Le traitement de la *congestion active secondaire* nécessite en principe les mêmes moyens, mais on doit naturellement le subordonner à la médication de la maladie principale à laquelle la congestion est liée.

Pour le traitement de la *congestion passive*, on se guide d'après les indications fournies par le cœur, pour prescrire soit des toniques cardiaques, soit des révulsifs cutanés, soit des diurétiques ou des purgatifs.

Y a-t-il apoplexie pulmonaire, on applique des ventouses sèches ou scarifiées sur le thorax, et des sinapismes aux membres inférieurs ; puis l'on a recours, soit aux expectorants nauséeux (*émétique* ou *émétine*), soit à l'*ergotine* (un granule de l'un de ces trois agents de dix minutes en dix minutes, jusqu'à effet).

CONGESTION PULMONAIRE

Dominante : Processus congestif

- **Congestion active primitive** — Sinapismes, ventouses sèches ou scarifiées. Ass. défervescente.
- **Congestion active secondaire** — En plus du traitement précédent, médication de la maladie principale à laquelle la congestion est liée.
- **Congestion passive** — Suivant le cas, toniques cardiaques, révulsifs cutanés, diurétiques, purgatifs.

Variante : Apoplexie pulmonaire — Sinapismes, ventouses sèches ou scarifiées. Emétique, émétine, ergotine.

HÉMOPTYSIE

Définition. — Crachement de sang. — L'hémoptysie ne constitue pas une entité morbide, ce n'est qu'un accident ; mais comme cet accident se rencontre dans beaucoup de maladies, je crois devoir le décrire à part.

Causes. — L'hémoptysie est rarement *idiopathique*. Elle présente quelquefois, pourtant, ce caractère (*hémoptysie supplémentaire* ou *complémentaire* des règles ou des hémorrhoïdes supprimées ou diminuées, hémoptysie des hémophiliques, des sujets atteints de scorbut ou d'atrophie jaune aiguë du foie, des touristes ou des aéronautes qui s'élèvent à une grande altitude).

L'hémoptysie *symptomatique* se constate très fréquemment, trop fréquemment, hélas ! dans la phtisie pulmonaire (cause de beaucoup la plus commune) ; dans la dilatation des bronches, dans la gangrène et le cancer des poumons ; après une blessure intéressant le parenchyme pulmonaire ; à la suite d'un anévrisme de l'aorte ou de l'artère pulmonaire.

Symptômes. — Quelquefois toux prémonitoire sèche, irritante ; quelquefois pas de toux et d'emblée saveur de sang accusée par le malade ; alors, crachats teintés mêlés à des crachats blancs ; puis le sang arrive pur, rouge vermeil ; il sort en bouillonnant et en déterminant de violentes quintes de toux, ou par caillots.

Complications. — Obstruction des bronches pouvant entraîner la mort par asphyxie; tuberculisation pulmonaire autour du foyer hémorrhagique.

Traitement. — Sa *dominante* aura à parer à deux indications : faire disparaître la cause de l'hémoptysie, et combattre l'hémoptysie elle-même quand elle se produit.

Pour faire disparaître la cause de l'hémoptysie, on s'inspirera des circonstances spéciales à chaque sujet. On n'oubliera pas seulement que le meilleur moyen d'éviter le retour des hémoptysies supplémentaires ou complémentaires, c'est de parvenir à rappeler le flux suspendu.

Lorsque l'hémoptysie est due à une congestion du poumon, ce qui arrive presque toujours chez les tuberculeux, on prescrira aussitôt l'*association défervescente* qu'on fera prendre plusieurs jours de suite (d'abord de demi-heure en demi-heure, puis de deux heures en deux heures).

Si l'hémoptysie revient à des époques réglées, si, en d'autres termes, elle paraît se rattacher à une fièvre palustre, on en empêchera la reproduction par l'*hydro-ferrocyanate de quinine* en granules au centigramme et l'*arséniate de strychnine* (une dizaine de granules par jour de chacun de ces agents).

Contre l'hémoptysie elle-même, on procédera de la manière suivante :

Le malade sera placé au préalable dans une chambre bien aérée, le buste droit, et on lui recommandera le silence et l'immobilité. Alors, sans perdre une minute, on lui appliquera aux membres inférieurs des sinapismes et sur le thorax de nombreuses ventouses sèches. En même temps, on lui ordonnera de l'eau froide, et même glacée, si possible, à boire par gorgées, et, de quart d'heure en quart d'heure, jusqu'à la cessation de l'hémorrhagie, un granule de *tanin*, un granule d'*ergotine*, un granule de *digitaline* et un granule de *sulfate de strychnine*.

Si, par ces moyens, l'on ne venait pas à bout de l'hémoptysie, on pourrait recourir à l'*émétine* administrée à dose vomitive (1 ou 2 granules de dix minutes en dix minutes, jusqu'à effet).

Enfin, lorsqu'on craindra la tuberculisation pulmonaire autour du foyer hémorrhagique chez un sujet actuellement non tuberculeux, l'on prescrira, à titre préventif, le *sulfhydral*, l'*iodoforme* et l'*hélénine* (5 à 10 granules par jour de chacun de ces agents).

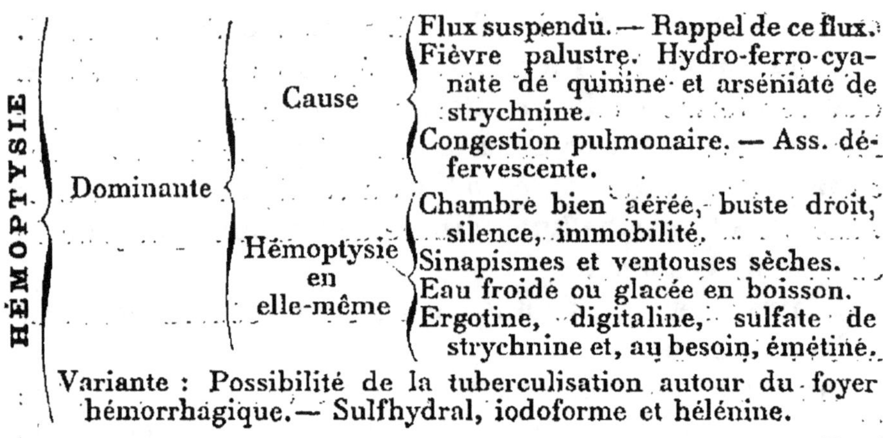

Variante : Possibilité de la tuberculisation autour du foyer hémorrhagique. — Sulfhydral, iodoforme et hélénine.

PNEUMONIE

Définition. — Inflammation *aiguë* ou *chronique* du parenchyme pulmonaire.

Causes. — Pneumonie aigue. — Est *primitive* ou *secondaire*.

La *pneumonie aiguë primitive* reconnaît pour causes *prédisposantes* l'âge de quinze à trente ans, la débilité constitutionnelle, les changements de saison. Un refroidissement presque toujours, et quelquefois des troubles nerveux ou un agent pathogène de nature encore inconnue sont les causes *déterminantes*.

La *pneumonie aiguë secondaire* peut apparaître dans la fièvre typhoïde, la cachexie palustre, les fièvres éruptives, la diphtérie, le rhumatisme, le diabète, le cancer, le scorbut, l'alcoolisme, la néphrite.

Pneumonie chronique. — Est fort rarement *primitive* (elle ne se rencontre guère alors que chez les sujets atteints de cachexie palustre et les alcooliques), et presque toujours *secondaire* (dans ce cas, elle succède le plus souvent à une bronchite aiguë).

Symptômes. — PNEUMONIE AIGUE. — *1re période ou période d'engouement du poumon* (formation d'un exsudat fibrineux dans les alvéoles) (2 ou 3 jours). — Violent frisson initial, unique, survenant brusquement et d'une *durée* de quelques minutes à deux ou trois heures ; température montant presque aussitôt à 39° et au-dessus pouls très fréquent, céphalalgie, anorexie, soif, vomissements ; en même temps, point de côté, dyspnée, toux ; au bout de quarante-huit heures, râles crépitants à l'inspiration et *crachats rouillés* pathognomoniques.

2e période ou période d'hépatisation rouge du poumon (coagulation de l'exsudat fibrineux) (3 à 5 jours).— Les symptômes de la première période persistent ou à peu près. Toutefois, le point de côté et la dyspnée sont moins forts ; l'on perçoit, au lieu du murmure normal, un souffle bronchique et tubaire, et l'on constate de la bronchophonie ; le facies devient caractéristique, et il y a du délire, surtout chez les vieillards, les alcooliques et les débilités.

3e période ou période d'hépatisation grise du poumon (infiltration du poumon par les globules du pus) (quelques jours à quelques semaines, suivant le cas). — Si la terminaison doit être heureuse, défervescence brusque, avec amendement de tous les symptômes généraux ; phénomènes critiques tels qu'herpès labial, sueurs profuses diurèse abondante et râles crépitants de retour à l'inspiration et à l'expiration. — Si la terminaison doit être fatale, persistance et même augmentation de la fièvre, coloration jus de réglisse ou de pruneaux que prennent les crachats, nombreux et gros râles humides, enfin mort.

La pneumonie aiguë est dite, suivant sa marche : *abortive, foudroyante, intermittente* ou *rémittente* ; suivant

son siège : *du sommet, centrale, corticale, lobaire* ou *lo-*
bulaire, unilatérale ou *double* ; suivant ses caractères cliniques dominants : *bilieuse, ataxique, adynamique, typhoïde.*

Pneumonie chronique. — Ses symptômes sont ceux de
la pneumonie aiguë, mais moins accusés, moins nets,
sauf lorsqu'on se trouve dans un de ces moments de
recrudescence si fréquents chez les sujets atteints de
pneumonie chronique.

Complications. — Pleurésie, péricardite, œdème du
cerveau ou méningite.

Traitement. — « Que la pneumonie soit aiguë ou
« chronique, primitive ou secondaire, lobaire ou lobu-
« laire, catarrhale ou infectieuse, fibrineuse ou caséeuse ;
« qu'elle se développe dans un seul poumon ou des deux
« côtés de la poitrine ; qu'elle frappe l'enfant, l'adulte ou
« le vieillard, elle est, de toutes les affections inflamma-
« toires, celle qui met le mieux en lumière la valeur de
« notre médication et la puissance de *l'association défer-*
« *vescente.*

« Dans tous les cas, les grandes lignes du traitement
« seront identiques.

« Les divers types d'inflammation du poumon seront
« promptement modifiés, sinon guéris par ce traitement ;
« mais la médication se montrera particulièrement efficace
« dans les pneumonies franches (*pneumonies fibrineuses a*
« *frigore*).

« Toute affection de ce genre, prise au début et atta-
« quée vigoureusement, *entrera en résolution 90 fois sur*
« *cent au bout de 48 heures.*

« *La maladie jugulée à sa première période* n'aura ni
« période d'exsudation, ni période de suppuration.

« Des milliers de cas observés par des praticiens expé-

« rimentés et consciencieux l'ont prouvé et le prouvent
« chaque jour d'une façon irréfutable. C'est par centaines
« que nous pourrions nous-même citer des faits de jugu-
« lation et de guérison rapide de cette affection si redou-
« table chez les vieillards et chez les gens affaiblis (1). »

En quoi consiste donc le traitement de la pneumonie
si chaudement préconisé, et à juste titre, par le docteur
Toussaint? Ce traitement est des plus simples.

Sa *dominante* vise exclusivement le processus inflammatoire. En conséquence, elle comporte des applications
de cataplasmes sinapisés sur le dos et sur la poitrine, répétés chaque deux ou trois heures, et l'administration de
demi-heure en demi-heure, jusqu'à effet, de l'*association
défervescente*, renforcée, chaque fois, d'un granule de
nitrate de pilocarpine.

La maladie est-elle plus qu'une pneumonie aiguë franche, affecte-t-elle le caractère infectieux, comme cela se
voit fréquemment dans les épidémies de grippe, aux
agents précédents de la *dominante*, on ajoutera le *sulfhydral* (10 à 20 granules par jour, donnés séparément).

Comme *variante* du traitement, on prescrira :

Pour faire disparaître le point de côté, des ventouses
scarifiées ou, au besoin, une saignée ;

Pour combattre la céphalalgie, la *caféine* en granules
au centigramme (10 à 30 granules par jour, donnés séparément) ;

Pour alimenter le malade et atténuer par là les fâcheux
effets de son anorexie, du bouillon et du lait ;

Pour calmer sa soif, des grogs chauds ;

Pour arrêter ses vomissements, du vin de Champagne ;

---

(1) E. Toussaint, *Ouv. cité*, v° *Pneumonie*.

Pour nettoyer sa langue et rafraîchir sa bouche, des collutoires au *borate* ou au *bicarbonate de soude* ;

Pour assurer la liberté de ses voies digestives, le *Sedlitz granulé* (une cuillerée à café ou à dessert chaque jour) ;

Pour rendre sa toux et sa dyspnée moins pénibles, la *codéine* et l'*iodoforme* (un granule de chacun de ces agents de quart d'heure en quart d'heure, jusqu'à sédation) ;

Pour faciliter son expectoration, quand elle commence, l'*émétine* (une dizaine de granules par jour, un par un) ;

Pour s'opposer à son adynamie, quelquefois extrême, surtout quand ce malade est un vieillard, un alcoolique ou un débilité, le *sulfate de strychnine* et l'*hydro-ferro-cyanate de quinine*, ce dernier en granules au centigramme (une dizaine de granules par jour de chacun de ces agents) auxquels on adjoindra, dès qu'arrivera la défervescence, la *quassine* et l'*arséniate de fer* (2 ou 3 granules de chacun de ces agents aux deux principaux repas), le tout sans préjudice d'une nourriture de plus en plus substantielle ;

Enfin, pour lutter contre les complications, la médication appropriée à chaque cas.

Inutile d'ajouter que le malade devra être soigneusement surveillé, et que, plusieurs fois par jour, il faudra prendre la température et ausculter les poumons et le cœur.

PNEUMONIE

Dominante : Processus inflammatoire

Pneumonie aiguë franche. — Cataplasmes sinapisés. Ass. défervescente. Nitrate de pilocarpine.

Pneumonie infectieuse. — En plus de la médication précédente, sulfhydral.

Variante

Symptômes :

Point de côté. — Ventouses scarifiées, saignée.

Céphalalgie. — Caféine.

Anorexie. — Bouillon, lait.

Soif. — Grogs chauds.

Vomissements. — Vin de Champagne.

Empâtement de la langue et sécheresse de la bouche. — Collutoires au borate ou au bicarbonate de soude.

Etat saburral. — Sedlitz granulé.

Dyspnée et toux. — Codéine, iodoforme.

Difficulté de l'expectoration. — Emétine.

Adynamie. — Sulfate de strychnine, hydro-ferro-cyanate de quinine.

Lenteur de la convalescence des vieillards, des alcooliques et des débilités. — Sulfate de strychnine, hydro-ferro-cyanate de quinine, quassine, arséniate de fer.

Complications. — Agir, pour chacune d'elles, suivant le cas.

PHTISIE PULMONAIRE

(Voir plus haut, pages 138-143.)

VI. — MALADIES DE LA PLÈVRE

PLEURÉSIE

Définition. — Inflammation *aiguë* ou *chronique* de la plèvre.

Causes. — Pleurésie aiguë. — Est *primitive* ou *secondaire*.

La *pleurésie aiguë primitive* reconnaît pour causes *prédisposantes* l'âge adulte et l'état général antérieur du sujet, et pour causes *déterminantes*, un traumatisme sur la poitrine ou sur les côtes, un refroidissement.

La *pleurésie aiguë secondaire* apparaît souvent dans le cours de la fièvre typhoïde, des fièvres éruptives (principalement de la scarlatine), de la tuberculose, du rhumatisme, des maladies du cœur, de la fièvre puerpérale ; à la suite d'une inflammation de voisinage (pneumonie ou péricardite), ou d'abcès des poumons et du foie venant s'ouvrir dans la cavité pleurale.

Pleurésie chronique. — Succède à la pleurésie aiguë ou, ce qui arrive le plus fréquemment, est chronique d'emblée. Dans ce dernier cas, elle frappe surtout les débilités et les tuberculeux.

Symptômes. — Pleurésie aiguë. — Pas ou peu de fièvre commençant, quand elle se déclare, par des *frissons répétés et irréguliers*, présentant des exacerbations vespérales marquées, avec une température ne dépassant guère 38° ou 39°, et un pouls petit, dur, de 100 à 120 pulsations ; point de côté plus ou moins fort, toux brève et quinteuse, gêne de la respiration, bruit de frottement (*pleurésie sèche*) ; puis, le mal progressant, matité, disparition du murmure vésiculaire, immobilité des côtes, voussure du thorax, bruit de souffle, égophonie, broncho-égophonie ou pectoriloquie aphone (*pleurésie avec épanchement*).

La pleurésie aiguë est dite, suivant son siège, *interlobaire*, *médiastine*, *diaphragmatique* ou *du sommet* ; suivant sa cause, *brightique*, *rhumatismale*, etc. ; suivant ses caractères cliniques, *hémorrhagique,* *gangréneuse,* *purulente* (*empyème* ou *pyothorax*).

PLEURÉSIE CHRONIQUE. — Les mêmes symptômes que ceux de la pleurésie aiguë sèche ou avec épanchement, sauf que la fièvre fait presque toujours défaut.

Complications. — Propagation de l'inflammation au péricarde, compression des gros troncs vasculaires et du cœur pouvant déterminer une syncope mortelle.

Traitement. — Sera à peu près toujours le même, qu'on ait affaire à une pleurésie aiguë ou chronique, primitive ou secondaire. Sa *dominante* s'attaquera à la cause d'une part, et au processus inflammatoire d'autre part ; sa *variante* aux symptômes et aux complications.

Dans chaque cas, on opposera à la cause les agents appropriés.

En ce qui concerne le processus inflammatoire, les indications à remplir sont les suivantes :

Tant que la pleurésie restera *sèche*, des cataplasmes sinapisés répétés ou des ventouses scarifiées et l'*association défervescente*, donnée suivant la règle des doses réfractées, pourront suffire pour arrêter le mal.

Un *épanchement* se déclare-t-il malgré la médication précédente activement poursuivie, on complétera cette médication par l'administration d'un sudorifique (3 ou 4 granules de *nitrate de pilocarpine*, de cinq minutes en cinq minutes jusqu'à effet, c'est-à-dire *jusqu'à sueurs profuses et abondante sialorrhée*). Un diurétique (*scillitine*) et un purgatif (*Sedlitz granulé*) aideront puissamment à l'action du *nitrate de pilocarpine*.

L'épanchement persiste-t-il quand même, on ne devra pas hésiter à pratiquer la *thoracenthèse*.

Lorsque, par malheur, on se trouvera en présence d'une

pleurésie purulente, on ne pourra guère compter que sur un traitement chirurgical : évacuation du pus par aspiration, ou ouverture au bistouri (*empyème*) et lavage de la cavité pleurale avec une solution saline dense au moyen du siphon de Potain. Mais, même dans cette hypothèse, il sera bon de prescrire à l'intérieur, à titre d'association tonique et antiseptique, les *arséniates de strychnine* et de *fer*, l'*iodoforme* et l'*acide salicylique* (3 à 6 granules par jour de chacun de ces quatre agents).

La *variante* du traitement comportera :

Contre les frissons du début, l'*aconitine* et l'*arséniate de strychnine* (un granule de chacun de ces agents de quart d'heure en quart d'heure, jusqu'à réaction) ;

Contre les exacerbations vespérales, l'*hydro-ferro-cyanate de quinine* (10 à 20 granules au centigramme dans la journée) ;

Contre le point de côté, en plus des applications répétées de cataplasmes sinapisés ou des ventouses scarifiées déjà prescrites, le *bromhydrate de cicutine* (un granule de quart d'heure en quart d'heure, jusqu'à la cessation de la douleur) ;

Contre la toux et la dyspnée, la *codéine* et l'*iodoforme* (un granule de chacun de ces agents de quart d'heure en quart d'heure, jusqu'à sédation).

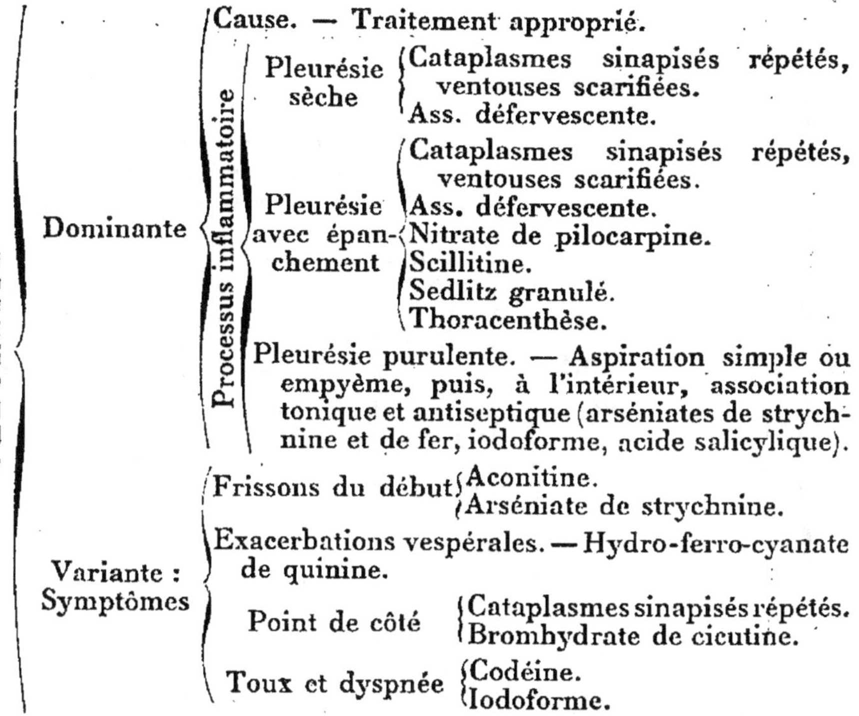

VII. — MALADIES DU TUBE DIGESTIF

ANGINES

Définition. — « Toutes déterminations morbides, « gutturales ou pharyngées, dans lesquelles intervient « l'inflammation à quelque époque, sous quelque forme « et à quelque titre que ce soit. » (Desnos.)

Classification des angines

ANGINES

Angines aiguës

Angines aiguës simples
{ Angine aiguë catarrhale, angine tonsillaire ou amygdalite.
{ Angine aiguë phlegmoneuse, angine pultacée ou esquinancie.

Angines aiguës spécifiques

Angines aiguës spécifiques sans produits spéciaux
{ Angine aiguë dothiénentérique ou de la fièvre typhoïde.
{ Angine aiguë variolique.
{ — morbilleuse.
{ — scarlatineuse.
{ — érysipélateuse.
{ — rhumatismale.
{ — charbonneuse.
{ — toxique (hydrargyrique, iodée, etc.).

Angines aiguës spécifiques avec produits spéciaux (Angines blanches)
{ Angine aiguë diphtérique.
{ — herpétique.
{ — de la stomatite ulcéro-membraneuse.
{ Angine aiguë du muguet.

Angines chroniques
{ Angine chronique scrofuleuse.
{ — tuberculeuse.
{ — syphilitique.
{ — glanduleuse.

De toutes ces angines, je ne m'appesantirai ici que sur l'angine aiguë simple, sur l'angine aiguë diphtérique ou couenneuse et sur l'angine chronique glanduleuse, la description de toutes les autres rentrant naturellement dans l'étude de l'affection à laquelle elles sont liées. —

1° ANGINE AIGUE CATARRHALE OU AMYGDALITE

Causes. — L'enfance, l'adolescence, le lymphatisme, la scrofule, une idiosyncrasie spéciale sont des causes *prédisposantes*. Une irritation quelconque sur le fond de la gorge, un embarras gastrique, une épidémie de grippe, des changements brusques de température, le retour de la période menstruelle chez la femme, sont les causes *déterminantes*.

Symptômes. — Fièvre survenant brusquement, avec une température de 39°5 ou de 40°, un pouls à l'avenant, et tout le cortège habituel de l'état fébrile ; déglutition difficile et douloureuse, salivation exagérée, odeur très désagréable de l'haleine, voix nasonnée ; au bout de quatre ou cinq jours, défervescence franche et rapide, et guérison deux ou trois jours plus tard.

Complication. — Œdème du larynx pouvant entraîner la mort (fort rare).

Traitement. — La *dominante*, qui s'adresse au processus inflammatoire, comportera au début un émétocathartique (*émétine* et *Sedlitz granulé*), puis l'*association défervescente* donnée de demi-heure en demi-heure, jusqu'à la chute de la fièvre.

La *variante* consistera :

A faire prendre chaque jour au malade une dose laxative de *Sedlitz granulé*, pour tenir son intestin constamment libre ;

A lui prescrire la *cocaïne* comme anesthésique local destiné à calmer la douleur provoquée par la déglutition (une dizaine de granules par jour) ;

A lui conseiller le nettoyage fréquent du fond de la gorge au moyen de badigeonnages à la *glycérine* additionnée de *tanin* ;

Enfin, à lui administrer, à titre préventif, en vue d'une infection microbienne toujours possible, le *sulfhydral* et le *benzoate de soude* (10 à 20 granules par jour de chacun de ces agents).

ANGINE AIGUË CATARRHALE ou AMYGDALITE

- Dominante : Processus inflammatoire
  - Emétine et Sedlitz granulé.
  - Ass. défervescente.
- Variante : Symptômes
  - Embarras de l'intestin. — Sedlitz granulé.
  - Douleur provoquée par la déglutition. — Cocaïne.
  - Dépôts pultacés. — Badigeonnages à la glycérine additionnée de tanin.
  - Possibilité d'une infection microbienne. — Sulfhydral et benzoate de soude.

2° ANGINE AIGUE PHLEGMONEUSE OU ESQUINANCIE

Causes. — Les mêmes que celles de l'angine aiguë catarrhale.

Symptômes. — Au début, les mêmes que ceux de l'angine aiguë catarrhale, mais plus graves, surtout aux amygdales sur lesquelles apparaissent de petits points blanchâtres, d'où le nom d'*angine pultacée* donné à la maladie ; souvent, il y a formation d'un abcès ; la douleur est alors très vive, pongitive ; la déglutition est presque impossible ; la salive extrêmement abondante ; l'haleine fétide ; au bout de six à sept jours, l'abcès se perce, le pus est rendu par la bouche, et la guérison ne tarde pas à être complète.

Complications. — Paralysies générales ou localisées ; œdème de la glotte pouvant entraîner la mort ; pénétration du pus dans les voies aériennes ; ulcération de la carotide ou de la maxillaire interne et, par suite, hémorrhagie foudroyante ; passage à l'état chronique.

Traitement. — Au début, contre l'état saburral des voies digestives, *émétine* et *Sedlitz granulé* ; puis, contre la fièvre, *association défervescente* donnée suivant la règle des doses réfractées, et contre l'inflammation des amygdales, gargarismes fréquents avec une décoction de racines

de guimauve, de figues et de têtes de pavot dans de l'eau
boriquée à 4 p. 100 ; plus tard, quand le pus est collecté,
ouverture de l'abcès, soit avec l'ongle, soit au bistouri
(*dominante* du traitement).

La *variante* consistera :

- A donner au malade des boissons chaudes en abondance, pour activer la diurèse ;

A lui faire prendre chaque jour une dose laxative de
Sedlitz granulé, pour tenir son intestin constamment
libre ;

- A lui prescrire la *cocaïne* comme anesthésique local
destiné à calmer la douleur provoquée par la déglutition
(une dizaine de granules par jour) ;

A lui conseiller le nettoyage fréquent du fond de la
gorge au moyen de badigeonnages à la *glycérine* additionnée de *tanin* ;

A lui administrer le *sulfhydral* et le *benzoate de soude*
au moment où la suppuration s'établit (10 à 20 granules
par jour de chacun de ces agents) ;

A pratiquer, en cas de suffocation imminente, la trachéotomie ;

Enfin, pour ce qui est des paralysies générales ou localisées qui pourraient venir compliquer la scène morbide,
le *sulfate de strychnine*, prescrit à la dose quotidienne de
4 à 8 granules, nous permettra d'en triompher.

ANGINE AIGUE PHLEGMONEUSE ou ESQUINANCIE

Processus inflammatoire

Dominante :
- Eniétine et Sedlitz granulé.
- Ass. défervescente.
- Gargarismes adoucissants.
- Ouverture de l'abcès.

Variante — *Symptômes*
- Insuffisance de la diurèse. — Boissons chaudes en abondance.
- Embarras de l'intestin. — Sedlitz granulé.
- Douleur provoquée par la déglutition. — Cocaïne.
- Dépôts pultacés. — Badigeonnages à la glycérine additionnée de tanin.
- Suppuration. — Sulfhydral et benzoate de soude.
- Suffocation imminente. — Trachéotomie.

Complications. — Paralysies générales ou localisées. — Sulfate de strychnine.

3° ANGINE AIGUE DIPHTÉRIQUE OU COUENNEUSE

(Voir plus haut, pages 132-137.)

4° ANGINE CHRONIQUE GLANDULEUSE

Causes. — La scrofule, la goutte, l'herpétisme, le sexe masculin (l'homme est plus souvent atteint que la femme), l'âge de vingt-cinq à quarante ans sont des causes *prédisposantes*. Les angines catarrhales aiguës, la profession de chanteur, d'orateur, de prédicateur, l'abus de l'alcool et du tabac, l'habitude de dormir la bouche ouverte, la respiration habituelle de poussières ou de gaz irritants, sont les causes *déterminantes*.

Symptômes. — Inflammation de la gorge dont la muqueuse est rouge et parsemée de petites élevures saillantes (*granulations*) qui font éprouver au sujet des sensations fort désagréables et déterminent des *hem* répétés et, à certains moments, des accès de toux fatigants.

Complications. — Extension de l'inflammation au larynx (raucité de la voix) ou à la trompe d'Eustache (surdité).

Traitement. — La *dominante* du traitement de l'angine glanduleuse, dont les causes prédisposantes sont la scrofule et la goutte, comportera, avant tout, la médication de ces deux affections, sans préjudice de la suppression de la cause occasionnelle qui a déterminé la maladie.

La *dominante* du traitement de l'angine glanduleuse herpétique reposera sur l'emploi de *l'arséniate de soude* (2 ou 3 granules à chaque repas), du *sulfhydral* (une dizaine de granules par jour) ou des eaux sulfureuses de Bonnes, de Luchon, de Cauterets, d'Enghien, etc., en boisson, tous agents auxquels on adjoindra, en ayant soin de faire disparaître autant que possible la cause occasionnelle, un régime rigoureux d'où seront exclus tous les mets excitants, le gibier, le poisson de mer, les liqueurs fortes et l'usage du tabac.

Dans la *variante* du traitement, rentreront principalement des applications locales sur le fond de la gorge : badigeonnages (teinture d'iode), cautérisations (nitrate d'argent), insufflations (alun, tanin), pulvérisations ou douches pharyngées d'eaux sulfureuses (celles indiquées plus haut).

Pour calmer les sensations désagréables qu'éprouve le malade au fond de la gorge, on lui conseillera la *cocaïne* à titre d'anesthésique local (10 à 20 granules par jour donnés séparément).

ANGINE CHRONIQUE GLANDULEUSE

- Dominante : Cause
  - Cause prédisposante
    - Scrofule, Goutte — Traitement approprié.
    - Herpétisme — Arséniate de soude. Sulfhydral ou eaux sulfureuses.
  - Cause déterminante. — Suppression de la cause.
- Variante
  - Granulations
    - Badigeonnages.
    - Cautérisations.
    - Insufflations.
    - Pulvérisations ou douches pharyngées d'eaux sulfureuses.
  - Sensations désagréables éprouvées au fond de la gorge. — Cocaïne.

ŒSOPHAGISME

Définition. — Rétrécissement spasmodique de l'œsophage faisant obstacle au passage des aliments solides ou liquides.

Causes. — L'œsophagisme est *idiopathique* ou *symptomatique*.

L'œsophagisme *idiopathique* reconnaît pour cause *prédisposante* le nervosisme, et pour causes *déterminantes* une émotion vive, l'impression du froid, le mal de mer, l'ingestion de substances toxiques, etc.

L'œsophagisme *symptomatique* se rencontre dans l'hystérie, le tétanos, l'hypochondrie, l'hydrophobie imaginaire, la rage, les ulcérations ou les rétrécissements de l'œsophage, l'obstruction du pharynx par un corps étranger.

Symptômes. — Début brusque ; aliments projetés avec violence dans l'estomac par le spasme œsophagien ou expulsés au dehors ; douleur constante entre les deux épaules et le long du cou ; quelquefois sensation d'une *boule* comme dans l'hystérie ; angoisse respiratoire.

Complications. — Dépérissement par suite d'insuffisance de l'alimentation due à la difficulté de déglutition ; mort dans quelques cas, par suite d'hydrophobie imaginaire.

Traitement. — Le *cathétérisme* de l'œsophage est une excellente méthode de traitement ; dans tous les cas il permet de nourrir le malade, lorsque la déglutition est impossible.

En plus du cathétérisme, on se trouvera aussi parfaitement bien de l'*hyoscyamine* et du *sulfate de strychnine*, administrés pendant le spasme (un granule de chacun de ces agents de quart d'heure en quart d'heure, entier ou dissous dans une cuillerée à café d'eau).

Si l'*hyoscyamine* et le *sulfate de strychnine* étaient inefficaces, on pourrait recourir à des injections hypodermiques de *chlorhydrate de morphine*.

Dans l'intervalle des spasmes, il sera indispensable de prescrire le *camphre monobromé* (10 à 20 granules par jour), l'œsophagisme ayant le plus souvent le nervosisme pour cause prédisposante.

ŒSOPHAGISME

Dominante :
- Cause. — Traitement approprié, et notamment, en cas de nervosisme, camphre monobromé.
- Spasme en lui-même :
  - Cathétérisme.
  - Hyoscyamine et sulfate de strychnine.
  - Injections hypodermiques de chlorhydrate de morphine.

Variante : dépérissement par suite de la difficulté de déglutition. — Alimentation avec la sonde œsophagienne.

GASTRITE

Définition. — Inflammation *aiguë* ou *chronique* de la muqueuse de l'estomac.

Causes. — GASTRITE AIGUË. — La *gastrite aiguë* provient de l'absorption d'une boisson brûlante ou glacée, ou d'un poison irritant.

GASTRITE CHRONIQUE. — La *gastrite chronique* peut succéder à la gastrite aiguë, ou elle est amenée par des excès de table, par l'usage de mets trop épicés, ou d'aliments de mauvaise qualité, de vins falsifiés, de boissons alcooliques ; elle est également fréquente dans les maladies constitutionnelles, tuberculose, chlorose, etc., et dans les maladies du cœur ou du foie, qui gênent la circulation veineuse, dans le mal de Bright.

Symptômes. — GASTRITE AIGUE. — Vives douleurs au creux de l'estomac avec sensation de brûlure, soif, anorexie, vomissements, fièvre.

GASTRITE CHRONIQUE. — Digestions pénibles avec sensation de lourdeur et de pression au creux de l'estomac ; éructations et régurgitations souvent aigres et brûlantes (*pyrosis*) ; soif ardente et anorexie plus ou moins accentuée ; douleurs sourdes ou affectant le caractère de crampes au moment de l'ingestion des aliments ; vomissements *alimentaires* ou *pituiteux* fréquents ; alternatives de constipation et de diarrhée ; souvent céphalalgie, quelquefois fièvre forte, surtout le soir, et en fin de compte, dépérissement complet.

Complications. — On n'en rencontre guère que dans la gastrite chronique. Ces complications sont alors l'ulcère simple ou le cancer de l'estomac, le rétrécissement pylorique, l'hypochondrie.

L'ulcère simple mérite une mention particulière.

Il est caractérisé par des douleurs, des vomissements et des gastrorrhagies.

Les douleurs sont de deux sortes. Les unes reviennent par crises (*douleurs cardialgiques*) ; les autres sourdes et

contusives, lancinantes ou rongeantes, sont fixes et siègent
en avant, au niveau de l'appendice xiphoïde, et en arrière
au niveau de la sixième ou septième vertèbre dorsale.

Les vomissements sont *alimentaires, pituiteux* ou *hé-
morrhagiques (hématémèses)*.

Les hématémèses sont pathognomoniques. Elles se composent d'ordinaire de sang rouge, liquide ou coagulé et,
quand provenant seulement de petits vaisseaux, le sang a
pu être *digéré* par le suc gastrique, elles ont l'aspect de
suie ou de marc de café.

Lorsque le sang n'est pas rendu par vomissement, il
passe dans les selles (*melœna*).

L'ulcère simple de l'estomac est surtout fréquent de
vingt à trente ans, et il s'observe beaucoup plus souvent
chez la femme que chez l'homme (*ulcère perforant des
jeunes femmes*).

Traitement. — Gastrite aiguë. — La *dominante* du
traitement visera le processus inflammatoire qui sera
réprimé par l'*association défervescente* prescrite suivant la
régle des doses réfractées.

La *variante* consistera :

A combattre l'état saburral des voies digestives par le
Sedlitz granulé ;

A calmer la douleur par le *chlorhydrate de morphine* et
la *cocaïne* (un granule de chacun de ces agents de quart
d'heure en quart d'heure, jusqu'à sédation) ;

A apaiser la soif par une infusion de camomille, une
limonade légère, de l'eau de Vals ou de Vichy ;

A soutenir le malade, tant que son anorexie persiste,
avec du lait et du bouillon, et, dès que cette anorexie tend
à disparaître, à hâter le retour de l'estomac à l'état normal par le *sulfate de strychnine* et la *quassine* (2 ou 3 gra-

nules de chacun de ces agents avant les deux principaux repas) et la *pepsine* (5 à 10 granules après chacun des mêmes repas).

Gastrite chronique. — *Dominante*. — Appliquer à la cause de la gastrite le traitement approprié, et opposer au processus inflammatoire, des révulsifs cutanés à l'épigastre (vésicatoires ou frictions à l'huile de croton), l'*hydro-ferro-cyanate de quinine* (une dizaine de granules dans la matinée), et l'*association défervescente* prescrite suivant la règle des doses réfractées.

Variante. — Les digestions étant des plus pénibles, on ne donnera au malade que du lait coupé d'eau de Vals ou de Vichy, ou encore d'eau de chaux seconde.

Au pyrosis on opposera des poudres absorbantes, charbon de peuplier ou magnésie calcinée.

On luttera contre la constipation par l'emploi quotidien du *Sedlitz granulé*.

Vient-il à se produire un ulcère de l'estomac, au traitement précédent on ajoutera :

Pour combattre les douleurs de l'ulcère, le *chlorhydrate de morphine* et l'*hyoscyamine* (un granule de chacun de ces agents de quart d'heure en quart d'heure, jusqu'à sédation).

Pour arrêter les vomissements alimentaires ou pituiteux, la glace et le *chlorhydrate de morphine* (un granule de quart d'heure en quart d'heure, jusqu'à effet).

Pour enrayer la gastrorrhagie, l'*ergotine* (2 ou 3 granules de quart d'heure en quart d'heure, tant que la gastrorrhagie persiste), ou le *sous-nitrate de bismuth*, à très hautes doses, jusqu'à 15 à 20 grammes par jour.

GASTRITE

Gastrite aiguë

- Dominante ; Processus inflammatoire. — Ass. défervescente.
- Variantes : Symptômes
  - Etat saburral. — Sedlitz granulé.
  - Douleur — Chlorhydrate de morphine. Cocaïne.
  - Soif : Infusion de camomille, limonade légère, eau de Vals ou de Vichy.
  - Anorexie — Lait, bouillon. Sulfate de strychnine, quassine.

Gastrite chronique

- Dominante
  - Cause. — Traitement approprié.
  - Processus inflammatoire
    - Révulsifs cutanés à l'épigastre (vésicatoires et frictions à l'huile de croton).
    - Hydro-ferro-cyanate de quinine.
    - Ass. défervescente.
- Variante
  - Symptômes
    - Difficulté de la digestion. — Lait coupé d'eau de Vals ou de Vichy ou d'eau de chaux seconde.
    - Pyrosis. — Poudres absorbantes (charbon de peuplier ou magnésie calcinée).
    - Constipation. — Sedlitz granulé.
  - Complications (Ulcère simple de l'estomac)
    - En plus du traitement précédent :
    - Douleurs — Chlorhydrate de morphine. Hyoscyamine.
    - Vomissements. — Chlorhydrate de morphine, glace.
    - Gastrorrhagies — Ergotine. Sous-nitrate de bismuth.

DYSPEPSIE

Définition. — Affection de l'estomac caractérisée par la lenteur et la difficulté de la digestion, sans lésion anatomique appréciable,

Causes. — Ces causes sont *prédisposantes* (tous âges autres que l'adolescence, sexe féminin, hérédité), *déterminantes* (excès de table, alimentation insuffisante ou irrationnelle, repas irréguliers, abus des liquides, mauvaise mastication, défaut de salivation), ou *mixtes* (vie sédentaire, travail intellectuel pendant les repas ou immédiatement après, insomnies, veilles prolongées, onanisme, etc., maladies diathésiques telles que la tuberculose, le rhumatisme, la goutte, etc., maladies dyscrasiques, telles que l'anémie, la chlorose, etc., hystérie, hypochondrie, maladies de l'intestin, du foie, de l'utérus, des voies génito-urinaires, etc.).

Symptômes. — Diminution ou perversions de l'appétit (*anorexie, boulimie, pica, malacia*) ; soif généralement augmentée ; tension ou douleur au creux de l'estomac ; renvois pituiteux (*gastrorrhée*), gazeux ou acides, avec sensation de brûlure ou *pyrosis* ; dans certains cas, rumination ou *mérycisme* ; quelquefois diarrhée, mais le plus souvent constipation ; troubles nerveux divers, notamment *vertige stomacal*.

Suivant le caractère clinique qui prédomine, la dyspepsie est dite *douloureuse, atonique,* et *putride, flatulente* ou *acide*.

Complications. — Cachexie dyspeptique, hypochondrie.

Traitement. — La *dominante* s'attaquera à la cause de la dyspepsie pour laquelle elle instituera la médication appropriée, en même temps qu'elle luttera contre le symptôme essentiel de chaque genre de dyspepsie, savoir:

Contre la *dyspepsie douloureuse*, par le *chlorhydrate de morphine* et l'*hyoscyamine* (un granule de chacun de ces agents de demi-heure en demi-heure, jusqu'à sédation) ;

Contre la *dyspepsie atonique et putride*, par le *sulfate de strychnine* (2 ou 3 granules avant chacun des deux principaux repas), l'acide chlorhydrique ou lactique en même temps que le sulfate de strychnine, en cas d'insuffisance d'acidité de suc gastrique, le *salol* (un cachet de 10 à 20 centigrammes pendant lesdits repas), et l'*hélénine* (2 granules toutes les heures après les mêmes repas) ;

Contre la *dyspepsie flatulente*, par le *sulfate de strychnine* (2 ou 3 granules avant chacun des deux principaux repas), et les absorbants (charbon de peuplier, *sous-nitrate* ou *salicylate de bismuth*, magnésie calcinée) pendant les mêmes repas ;

Contre la *dyspepsie acide*, par le *sulfate de strychnine* et la *quassine* (2 ou 3 granules de chacun de ces agents avant les deux principaux repas), l'eau de Vals ou de Vichy pendant ces repas, et la *pepsine* (10 à 20 granules après les mêmes repas).

La *variante* du traitement s'attaquera :

A la dilatation de l'estomac, si elle se produit, par des lavages de cet organe, soit avec de l'eau pure, soit avec de l'eau minérale alcaline ;

A la boulimie, par le *chlorhydrate de morphine* et l'*hyoscyamine* (5 ou 6 granules par jour de chacun de ces agents) ;

A la diarrhée, par le *salicylate de bismuth* et le *tanin* (10 à 20 granules par jour de l'un et de l'autre) ;

A la constipation, par le *Sedlitz granulé*, donné chaque matin à dose laxative, ou par la *jalapine* (20 à 30 granules en une fois, de temps en temps) ;

A l'hypochondrie, quand elle vient compliquer la dyspepsie, par l'*arséniate de strychnine* ou de *soude* pour activer la crase sanguine (3 à 6 granules par jour), le *valéria-*

nate de quinine, de fer ou *de zinc*, comme calmant (4 à 8 granules par jour), et le *Sedlitz granulé* chaque matin, pour nettoyer l'intestin.

Enfin, quel que soit le genre de dyspepsie auquel on ait affaire, une saison aux eaux minérales (Vals, Vichy, Saint-Alban, Alet, Saint-Nectaire, Le Boulou, Spa), ou aux bains de mer, et l'hydrothérapie compléteront le traitement (1).

Cause. — Traitement approprié.

DYSPEPSIE			
Dominante	Symptôme essentiel	Dyspepsie douloureuse	Chlorhydrate de morphine. / Hyoscyamine.
		Dyspepsie atonique et putride	Sulfate de strychnine. / Acide chlorhydrique ou lactique. / Salol. / Hélénine.
		Dyspepsie flatulente	Sulfate de strychnine. / Absorbants.
		Dyspepsie acide	Sulfate de strychnine. / Quassine. / Eau de Vals ou de Vichy.
Variante	Symptômes secondaires	Dilatation de l'estomac. — Lavage de l'organe.	
		Boulimie	Chlorhydrate de morphine. / Hyoscyamine.
		Diarrhée	Salicylate de bismuth. / Tanin.
		Constipation. — Sedlitz granulé.	
	Complications (Hypochondrie)	Arséniate de strychnine ou de soude. / Valérianate de quinine, de fer ou de zinc. / Sedlitz granulé.	

---

(1) On retirera également de bons effets, dans quelque dyspepsie que ce soit, des granules composés digestifs (*arséniate de strychnine, quassine et papaïne*).

GASTRALGIE

Définition. — Névralgie de l'estomac.

Causes. — La jeunesse, le sexe, le nervosisme, l'hérédité sont des causes *prédisposantes*. Les excès de table, une alimentation insuffisante ; l'abus de l'alcool, du café, du thé, des préparations ferrugineuses, du quinquina ; la présence de vers dans l'intestin ; un travail intellectuel exagéré, des veilles prolongées, l'onanisme, les fièvres palustres, la tuberculose, l'arthritisme, l'anémie, la chlorose, le saturnisme, l'hydrargyrisme, les lésions stomacales, les affections des organes génitaux chez la femme, etc., sont des causes *déterminantes*.

Symptômes. — Accès de douleur qui apparaît le plus souvent d'une façon brusque au creux de l'estomac, qui fait éprouver la sensation d'une torsion, d'un pincement violent (*crampes d'estomac*), et qui finit d'ordinaire par des bâillements et des renvois d'un gaz inodore ; en dehors de l'accès, anorexie, boulimie, pica ou malacia, polydipsie, pneumatose, vomissements, et quelquefois vertige stomacal.

Complications. — Dyspepsie, ictère, hypochondrie.

Traitement. — La médication de la cause de la gastralgie en constituera la *dominante*. On devra insister sur cette médication, car elle peut faire disparaître assez vite la gastralgie.

Les indications de la *variante* consisteront :

A calmer les accès cardialgiques, par le *chlorhydrate de morphine*, l'*hyoscyamine* et le *sulfate de strychnine* (un granule de chacun de ces agents de quart d'heure en quart d'heure, jusqu'à sédation) ;

A prévenir le retour des accès, en évitant tout écart de régime ; en rejetant impitoyablement de l'alimentation les crudités, les mets épicés, les liqueurs fortes ; en recommandant les applications hydrothérapiques, et en conseillant le *Sedlitz granulé* chaque matin, comme laxatif, le *sulfate de strychnine* et la *quassine* (2 ou 3 granules de chacun de ces agents avant les deux principaux repas), l'eau de Vals, de Vichy ou de Bussang pendant ces repas, la *pepsine* et la *cocaïne* après les mêmes repas (4 ou 5 granules de chacun de ces agents à une demi-heure d'intervalle, ensemble, deux ou trois fois) ;

Enfin, à combattre les complications, dyspepsie, ictère, hypochondrie, par la médication appropriée à chaque cas.

GASTRALGIE

Dominante : Cause. — Traitement approprié.

Variante

Accès cardialgique en lui-même :
- Chlorhydrate de morphine.
- Hyoscyamine.
- Sulfate de strychnine.

Éventualité du retour de l'accès :
- Hygiène alimentaire sévère.
- Applications hydrothérapiques.
- Sedlitz granulé chaque matin.
- Sulfate de strychnine et quassine avant les repas.
- Eau de Vals, de Vichy ou de Bussang pendant les repas.
- Cocaïne et pepsine après les repas.

Complications (Dyspepsie, ictère, hypochondrie). — Traitement approprié à chaque cas.

MAL DE MER

Définition. — Vertiges et nausées ou vomissements pénibles dont souffrent habituellement les personnes qui voyagent sur mer, pour les premières fois, et même, dans certains cas, celles qui naviguent déjà depuis longtemps.

Cause. — « Trouble de la circulation générale et de

« celle du cerveau (organe qui est particulièrement in-
« fluencé), avec transmission ou réaction sur l'estomac de
« l'état nerveux qui en résulte. Ce trouble survient lors-
« que les animaux se trouvent placés dans un milieu tel
« que les conditions d'équilibre du corps deviennent in-
« stables. Les liquides contenus dans les vaisseaux, aussi
« bien que les solides de l'économie, obéissent, en effet,
« également aux lois de la pesanteur, lorsque le corps est
« soumis à des mouvements alternatifs d'ascension et de
« descente, comme ceux qui sont causés par les vagues
« ou l'escarpolette.

« Alors le sang, par sa fluidité, cède plus facilement à
« l'influence de l'action terrestre, et moins aisément que
« les solides à l'impulsion ascendante ; par suite, il n'ar-
« rive plus régulièrement au cerveau comme dans le cas
« où nous reposons sur un milieu stable, et *vice versa* lors
« du mouvement de descente. Il en résulte, pour la circu-
« lation, des alternatives d'afflux et de retard dans l'arrivée
« du sang à divers organes, qui causent un trouble de leur
« activité et du cerveau en particulier, analogue à celui
« que causent les pertes de sang chez certaines personnes
« qui sont prises de vomissement après la saignée. Ce
« trouble est plus ou moins prononcé, selon le degré de
« sensibilité de chaque individu, et il est transmis aux
« viscères par les nerfs qui les rendent solidaires avec l'en-
« céphale. La respiration, la circulation, la sécrétion uri-
« naire, sont modifiées, ainsi que le tube digestif, mais ce
« sont les symptômes gastriques qui frappent le plus et
« sont les plus prononcés en raison de leur nature et du
« rôle rempli par l'estomac. Ces troubles divers peuvent
« être peu considérables ou même ne pas avoir lieu lors-
« que l'impressionnabilité du cerveau à l'égard des phé-

« nomènes intimes de la circulation est peu prononcée.
« L'encéphale peut s'habituer, sur la plupart des sujets, à
« ce trouble général, mais, en fait, peu profond, par la
« répétition des actions qui le causent ; seulement, comme
« pour toutes les habitudes, celle-ci n'est que temporaire
« et se perd souvent par un séjour un peu prolongé à
« terre. La nature de cet état explique pourquoi le mal de
« mer n'est modifié en rien par les médicaments ou autres
« moyens qui s'adressent à l'estomac, ni même par
« ceux qui agissent jusqu'à un certain point sur la sub-
« stance du cerveau et sur ses propriétés, mais un peu
« seulement par la position horizontale. Car, en effet, ils
« ne changent rien à la cause du trouble qui s'y passe,
« puisque celle-ci est de nature physique et se rapporte
« primitivement au mouvement du sang, à la quantité de
« cette humeur qui afflue au cerveau, quantité rendue ir-
« régulière dans les limites de l'influence de la pesan-
« teur sur les liquides de l'économie, tantôt en plus, tan-
« tôt en moins, selon la direction des mouvements
« communiqués au corps (1). »

N'en déplaise aux auteurs des lignes qui précèdent, le
mal de mer est susceptible d'être atténué ou même sup-

---

(1) E. Littré et Ch. Robin, *Dictionnaire de Médecine*, v° *Mal de mer*. — L'explication que Littré et Robin donnent du mal de mer me paraît la plus naturelle. Toutefois les opinions varient beaucoup sur ce sujet. Par exemple, les uns veulent que le mal de mer soit une intoxication produite par un agent pathogène analogue à celui des fièvres palustres ; les autres, qu'il résulte de la secousse des viscères abdominaux. Pour ceux-ci, il proviendrait d'un ébranlement nerveux, d'une sorte de commotion cérébrale ; pour ceux-là, d'un vertige déterminé par une succession trop rapide d'images sur la rétine, etc. Quoi qu'il en soit, le fait certain, c'est que le traitement alcaloïdothérapique de cette bizarre affection donne d'excellents résultats.

primé par des agents qui, tout en refrénant d'une **part les** contractions spasmodiques de l'estomac, mettront, d'autre part, le cerveau dans un état tel que « son impressionnabilité à l'égard des phénomènes intimes de la circulation soit peu prononcée ».

Les agents dont il s'agit sont le *sulfate de strychnine*, l'*hyoscyamine* et le *bromhydrate de morphine* (un granule de chacun d'eux de quart d'heure en quart d'heure, jusqu'à la disparition des vertiges, des nausées ou des vomissements).

L'association des agents dont il s'agit peut également être administrée sous forme de granules composés (granules antinausiques),dont le mode d'emploi a été très heureusement formulé par mon confrère Pompéani :

« Une heure avant de s'embarquer, prendre tous les
« quarts d'heure un granule antinausique...

« Dès que l'hélice commence à fonctionner, prendre
« cette même dose tous les quarts d'heure pendant deux
« heures.

« Si les vertiges, les nausées se font sentir, continuer
« cette même dose.

« Au fur et à mesure que les vertiges, les nausées sem-
« bleront s'amender, espacer les doses, toutes les heures
« ou toutes les deux heures.

« De temps en temps, prendre un peu de vin de *Cham-*
« *pagne glacé* pour diminuer la sécheresse de la gorge.

« Rester couché sur une chaise longue, à l'air, autant
« que possible, loin de la machine, le dos tourné à la
« proue du bateau.

« Suivre ponctuellement ce traitement le premier jour.

« Le jour suivant, le matin, à jeun, prendre une cuil-
« lerée de *Sedlitz granulé* ; puis, selon l'intensité, la fré-

« quence des nausées, des vertiges, prendre des granules
« antinausiques toutes les heures ou toutes les deux
« heures.

« S'il survient de la lourdeur de tête, user du *citrate de*
« *caféine* : trois granules toutes les demi-heures, et sur-
« tout le soir avant de se coucher, jusqu'à soulagement.

« C'est, d'une façon générale, le traitement qui est pré-
« conisé par notre savant confrère, Le Grix, et que j'ai
« suivi moi-même avec succès (1). »

Des centaines d'observations relevées par les thérapeu-
dosimètres et attestées par les intéressés, sont venues
établir d'une façon irréfutable la grande efficacité de
ce traitement du mal de mer et sa réelle supériorité sur
toutes les autres médications.

ENTÉRITE

Définition. — Inflammation *aiguë* ou *chronique* de la
muqueuse de l'intestin.

Causes. — ENTÉRITE AIGUE. — Reconnaît pour causes,
soit une alimentation excessive ou de mauvaise qualité,
l'usage prolongé des purgatifs, des drastiques surtout, ou
de certaines substances telles que l'aconit, la ciguë, les
balsamiques, une émotion vive, l'impression du froid
(*entérite primitive*) ; — soit une maladie de l'intestin ;
l'existence de vers intestinaux ; les affections intéressant
une grande portion de la surface cutanée, telles que les
fièvres éruptives et les brûlures ; les pyrexies ; les dyscrasies, comme la tuberculose, le rhumatisme et la
goutte ; l'infection purulente, le mal de Bright, etc. (*entérite secondaire*).

---

(1) *La Dosimétrie*, n° de mai 1901.

Entérite chronique. — Succède à l'entérite aiguë ou est chronique d'emblée. Dans ce dernier cas, elle dépend d'une cause persistante (mauvaise alimentation, tuberculose, arthritisme, maladie du foie, mal de Bright, etc.).

Symptômes. — Entérite aigue. — Peu ou pas de fièvre ; douleurs abdominales (*coliques*) ; selles *diarrhéiques*, muqueuses ou séro-muqueuses colorées en jaune ou en vert par la bile ; tympanisme, pas d'appétit, soif vive. En outre, si l'entérite est localisée dans le duodénum (*duodénite*), fièvre et ictère ; si elle est localisée dans le jéjunum et l'iléon (*jéjunite, iléite*), prédominance des douleurs, avec absence fréquente de la diarrhée ; si elle est localisée dans le côlon et le rectum (*colite, rectite*), selles sanglantes et ténesme.

Entérite chronique. — Pas de fièvre, peu de douleurs ; généralement cinq ou six selles par jour en moyenne, muqueuses ou séreuses, colorées en jaune ou en vert, souvent d'odeur fétide ; constipation habituelle, au contraire, chez les hémorrhoïdaires et les goutteux ; mais, dans tous les cas, amaigrissement et consomption rapides.

Complications. — L'entérite aiguë ou chronique peut se compliquer de catarrhe de l'estomac (*gastro-entérite*), et dans l'entérite chronique apparaît souvent, principalement chez la femme et pendant la seconde enfance, une névralgie lombo-abdominale ou intercostale, susceptible d'atteindre le nerf crural et le nerf sciatique.

Traitement. — Entérite aigue. — La *dominante* du traitement visera naturellement la cause de l'entérite. On recherchera donc cette cause avec le plus grand soin et on lui appliquera la médication appropriée.

La *variante* du traitement comportera :

La sédation des coliques, par le *chlorhydrate de mor-*

phine (un ou 2 granules de quart d'heure en quart d'heure jusqu'à effet), et l'application de cataplasmes laudanisés sur le ventre ;

La modération des mouvements péristaltiques de l'intestin, conséquemment de la diarrhée, par l'*hyoscyamine*, le *sulfate de strychnine* et le *salicylate de bismuth* (un granule de chacun de ces agents de quart d'heure en quart d'heure, jusqu'au rétablissement de l'état normal) (1) ;

L'asepsie quotidienne du tube intestinal au moyen du *Sedlitz granulé* donné à dose laxative, et du *salol* (un cachet de 10 centigrammes, matin et soir) ;

L'apaisement de la soif, par l'eau de riz, l'eau albumineuse, l'eau gommeuse, l'eau édulcorée avec du sirop de coings, l'eau de Vals ;

L'alimentation du malade, par de légers bouillons et par le lait.

Au moment de la convalescence, le régime ordinaire ne devra être repris que peu à peu et sous la surveillance sévère du médecin traitant.

ENTÉRITE CHRONIQUE. — Son traitement sera analogue à celui de l'entérite aiguë, sauf qu'on pourra, dans les cas de diarrhée tenace, compléter l'action de l'*hyoscyamine* et du *salicylate de bismuth* par celle du *tanin* (10 à 20 granules par jour), et qu'on aura quelquefois à lutter contre la constipation, ce qui arrivera si le malade est hémorrhoïdaire ou goutteux. Dans ce cas, le *sulfate de strychnine* (4 à 6 granules par jour) et de temps en temps la *jalapine* seule (10 à 20 granules en une fois) ou le *podophyllin*, prescrit concurremment avec le *Sedlitz granulé* (3 ou

---

(1) On pourra aussi utiliser contre la diarrhée les granules composés antidiarrhéiques (*cotoïne, sel de Grégory* et *salicylate de bismuth*).

4 granules de *podophyllin* la veille au soir et le *Sedlitz granulé* le lendemain matin, nous rendront de réels services.

Mais ce qui est de la plus haute importance dans l'entérite chronique, c'est le régime alimentaire.

« On réglera d'abord l'alimentation et on la réduira à
« des substances facilement assimilables : la viande crue
« mélangée à la gelée de groseille, au bouillon, à des œufs
« brouillés (Jaccoud), donne parfois des résultats remar-
« quables. Il en est souvent de même du régime lacté
« exclusif. Les eaux gazeuses ou alcalines seront de pré-
« cieux adjuvants, surtout celles de Carlsbad, Ems, Vichy,
« Plombières (Bottentuit) (1). »

---

(1) Laveran et Teissier, *Ouv. cité*, page 1093.

ENTÉRITE

Entérite aiguë

Dominante : Cause. — Traitement approprié.

Variante — Symptômes :

- Coliques { Chlorhydrate de morphine. Cataplasmes laudanisés sur le ventre.
- Exagération des mouvements péristaltiques de l'intestin (diarrhée) { Hyoscyamine. Sulfate de strychnine. Salicylate de bismuth.
- Fermentescibilité des matières du tube intestinal { Sedlitz granulé. Salol.
- Soif. — Eau de riz, albumineuse ou gommeuse, eau édulcorée avec du sirop de coings, eau de Vals.
- Difficulté d'assimilation pour les aliments. — Légers bouillons, lait.

Complications (gastro-entérite). — Traitement approprié.

Entérite chronique

Dominante : Cause. — Traitement approprié.

Variante — Symptômes :

- Coliques. — Chlorhydrate de morphine.
- Exagération des mouvements péristaltiques de l'intestin (diarrhée) { Hyoscyamine. Salicylate de bismuth. Tanin.
- Torpeur de l'intestin (constipation) { Sulfate de strychnine. Jalapine. Podophyllin. Sedlitz granulé.
- Difficulté d'assimilation pour les aliments. — Régime sévère, lacté principalement.

Complications { Gastro-entérite. — Traitement approprié. Névralgie lombo-abdominale ou intercostale. — Traitement approprié.

DYSENTERIE

Définition. — Entéro-colite spécifique pouvant affecter la *forme aiguë* ou la *forme chronique*.

Causes. — DYSENTERIE AIGUË. — Les émotions, la peur, les chagrins, l'encombrement, le climat (dans les pays tropicaux, la dysenterie est souvent *épidémique* ou *endémique*, tandis que dans nos contrées elle n'est que *sporadique*), les grandes chaleurs, une alimentation vicieuse, l'abus des boissons alcooliques, l'ingestion excessive de l'eau potable, même de bonne qualité, les fatigues de tout genre, les maladies antérieures de l'intestin, les affections du foie, etc., sont des causes *prédisposantes*. L'infection par un agent pathogène, dont la nature nous est encore inconnue est probablement la cause *déterminante*.

Dysenterie chronique, — Succède d'habitude à des attaques répétées de dysenterie aiguë, surtout dans les pays tropicaux.

Symptômes. — Dysenterie aigue. — Selles glaireuses sanguinolentes, très fréquemment répétées, accompagnées de coliques incessantes, et suivies d'un ténesme affreusement pénible ; dans les formes graves, fièvre intense et prostration extrême des forces.

Suivant le caractère clinique qui prédomine, la dysenterie aiguë est dite *ataxique, adynamique, inflammatoire, cholérique, bilieuse, hépatique, arthritique*.

Dysenterie chronique. — Etat précédent paraissant s'atténuer au bout de trois ou quatre semaines, mais se prolongeant pendant une durée de quelques mois à quelques années, pour aboutir finalement à la cachexie dysentérique et à la mort.

Complications. — Entérorrhagies des plus graves, perforation de l'intestin, péritonite, abcès du fois, etc.

Traitement. — Le *sulfhydral*, administré à la dose quotidienne de 10 à 20 granules, et des lavements avec une solution à 5 pour cent d'*hyposulfite de soude*, répétés deux ou trois fois par jour, répondront à l'indication de la *dominante*, l'indication causale.

Les indications de la *variante* seront remplies

Par le *Sedlitz granulé* et le *salol*, prescrits quotidiennement, pour débarrasser le tube intestinal des matières fermentescibles qu'il renferme (une dose laxative de *Sedlitz granulé* et deux cachets de *salol* de 10 centigrammes l'un) ;

Par le *chlorhydrate de morphine*, l'*hyoscyamine* et le *sulfate de strychnine*, pour calmer les coliques (un granule de chacun de ces agents de quart d'heure en quart d'heure, jusqu'à sédation) ;

Par l'*émétine*, dont on modérera l'action nauséeuse au moyen de la *codéine* (un granule de chacun de ces agents d'heure en heure, puis de deux heures en deux heures, sauf à en suspendre l'administration quand les vomissements apparaissent), pour arrêter la diarrhée (1) ;

Par le *tanin* et le *salicylate de bismuth*, pour cicatriser les ulcérations de l'intestin, fréquentes dans la dysenterie chronique (10 à 20 granules par jour de chacun de ces agents) ;

Par le *sulfate de strychnine* et l'*hydro-ferro-cyanate de quinine*, ce dernier en granules au centigramme (3 à 6 granules du premier par jour et 10 à 20 du second), pour combattre l'adynamie ;

Par l'*ergotine*, à laquelle on pourra adjoindre le *tanin* et des applications de glace sur le ventre, pour enrayer, si possible, les entérorrhagies qui viendraient compliquer

---

(1) Nous savons que l'ipéca, dont l'*émétine* est le principe actif, est très en usage au Brésil, et à juste titre, contre la dysenterie. De là même le nom de *racine dysentérique* donné à l'ipéca, et la qualification de *brésilienne* qu'a reçue la méthode suivant laquelle on l'emploie dans l'affection dont il s'agit. — Les granules composés antidiarrhéiques (*cotoïne, sel de Grégory* et *salicylate de bismuth*) seront également utiles contre la diarrhée de la dysenterie.

la situation (2 ou 3 granules de chacun de ces agents de quart d'heure en quart d'heure, jusqu'à effet).

On aura dans le régime lacté, rigoureusement suivi, un puissant adjuvant de la médication précédente ; dans certains cas, ce régime peut même, à lui seul, constituer tout le traitement.

Pendant la convalescence, l'alimentation du sujet devra être surveillée avec le plus grand soin.

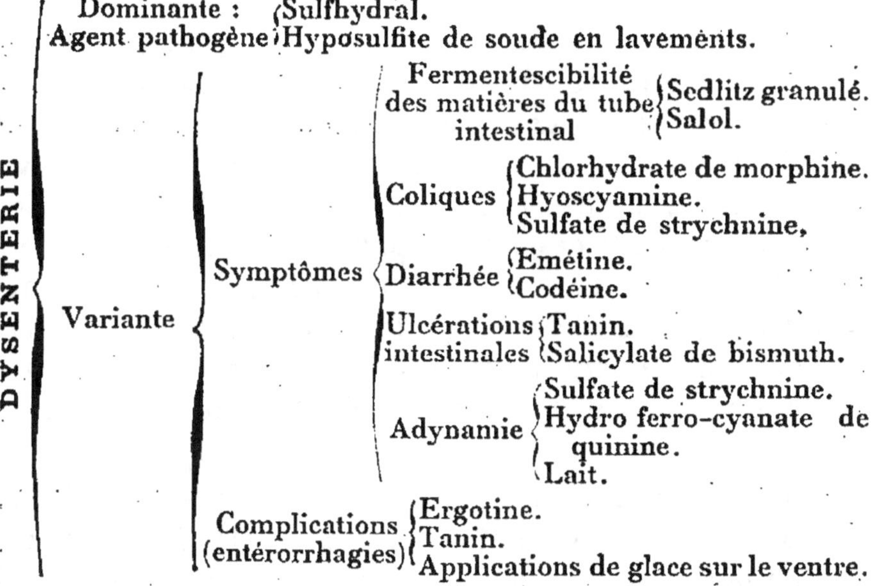

APPENDICITE, TYPHLITE ET PÉRITYPHLITE

Définitions. — L'*appendicite* est l'inflammation de l'appendice vermiforme du cæcum ; la *typhlite,* l'inflammation du cæcum, et la *pérityphlite,* l'inflammation du tissu conjonctif entourant le cæcum.

Causes. — Toutes celles de l'entérite, mais surtout la stagnation des matières fécales durcies dans l'ampoule du cæcum et leur pénétration dans l'appendice, ou l'introduction dans cet appendice de corps étrangers, tels que des noyaux ou pépins de fruits, des épingles, des grains de plomb, etc.

Les trois affections sont fréquentes dans la seconde enfance, par suite, sans doute, de la mauvaise habitude qu'on a, à cet âge, de porter à la bouche et d'avaler des objets qui n'ont rien de commun avec les aliments, spécialement des noyaux ou pépins de fruits.

Symptômes. — Brusque et très vive douleur initiale dans la fosse iliaque droite, ne cessant d'augmenter pendant 24 heures et s'exaspérant au moindre mouvement ou au plus petit contact ; puis fièvre plus ou moins forte, avec une température de 38° à 39° 5, accompagnée de nausées, de vomissements et de constipation opiniâtre ; enfin, apparition d'une tumeur profonde de forme cylindrique (*typhlite*) qui, au bout de quelques jours, s'étale, devient superficielle (*pérityphlite*) et finit presque fatalement par la suppuration qu'annonce le redoublement de la fièvre et de la douleur.

Complication. — Ouverture fréquente de l'abcès dans l'intestin ; quelquefois dans la vessie, dans le vagin, ou au dehors, par la paroi abdominale ; quelquefois, mais plus rarement, dans la plèvre ou le péricarde.

Traitement. — *Dominante.* — Contre le processus inflammatoire, *association défervescente*, de quart d'heure en quart d'heure, *Sedlitz granulé*, donné quotidiennement à doses purgatives, et application de quelques sangsues ou de fomentations calmantes sur le point douloureux.

Variante: Contre la fièvre de suppuration, *hydro-ferro-cyanate de quinine* en granules au centigramme (10 à 20 granules par jour).

Dès qu'on sentira la fluctuation du pus, il ne faut pas hésiter à intervenir chirurgicalement.

En cas d'ouverture de l'abcès à l'intérieur, compresses d'eau glacée sur le ventre et *chlorhydrate de morphine* (un granule de quart d'heure en quart d'heure).

APPENDICITE, TYPHLITE, et PÉRITYPHLITE

Dominante : Processus inflammatoire
- Ass. défervescente.
- Sedlitz granulé.
- Sangsues ou fomentations calmantes sur le point douloureux.

Variante
- Fièvre de suppuration. — Hydro-ferro-cyanate de quinine.
- Fluctuation du pus. — Intervention chirurgicale.
- Ouverture de l'abcès à l'intérieur
  - Compresses d'eau glacée sur le ventre.
  - Chlorhydrate de morphine.

OCCLUSION INTESTINALE

Définition. — Etat caractérisé par l'arrêt des matières fécales dans l'intestin.

Causes. — L'occlusion intestinale est produite par un *rétrécissement* (rétrécissement spasmodique, pariétal, cicatriciel, ou dépendant d'une tumeur) ; par un *étranglement*; par un *volvulus* ; par une *invagination* (invagination ascendante ou rétrograde) (l'invagination est le cas le plus fréquent) ; par une *occlusion* due à des calculs biliaires, à des entérolithes, à des corps étrangers, ou à un peloton vermineux.

Symptômes. — Douleur, constipation, ballonnement abdominal, vomissements d'abord alimentaires, puis séreux, bilieux, enfin fécaloïdes, état général rapidement fort grave.

Complications. — Rupture de l'intestin, péritonite.

Traitement. — Dès qu'on constatera une occlusion

intestinale, on administrera l'*hyoscyamine* et le *sulfate de strychnine* (un granule de chacun de ces agents de quart d'heure en quart d'heure), avec une cuillerée à café d'*huile de ricin* ou une cuillerée à soupe de *Sedlitz granulé* dissous dans un verre d'eau.

En même temps, on fera appliquer en permanence de la glace sur l'abdomen ou pratiquer sur cette région des pulvérisations d'éther. Ces deux moyens offrent un triple avantage : ils excitent la contractilité de l'intestin, ils diminuent sa pneumatose et ils tendent à prévenir l'inflammation du péritoine.

S'il y a lieu de soupçonner l'existence d'un peloton vermineux, on recourra aux vermifuges.

N'obtient-on aucun résultat satisfaisant dans les dix ou douze heures, il faut sans plus hésiter en appeler à l'intervention chirurgicale (*laparotomie*).

HÉMORRHOÏDES

Définition. — Dilatation variqueuse des veines du rectum, avec ou sans écoulement sanguin.

Causes. — L'âge mûr, un tempérament bilieux, une vie sédentaire, l'intempérance, l'hérédité, l'arthritisme, etc., sont des causes *prédisposantes*. La constipation habituelle, l'équitation, une chute sur le siège, l'abus des purgatifs, de l'aloès surtout, la grossesse, et tout état tendant à déterminer la congestion du rectum, sont les causes *déterminantes*.

Symptômes. — D'abord dilatation variqueuse des veines du rectum, puis tumeur formée par l'ensemble des veines dilatées, soit à l'intérieur du rectum (*hémorrhoïdes internes*), soit à l'extérieur (*hémorrhoïdes externes*), et enfin écoulement sanguin (*flux hémorrhoïdal, hémorrhoïdes fluentes*). Quand l'écoulement fait défaut, les *hémorrhoïdes* sont dites *sèches*. Les hémorrhoïdes sèches alternent souvent avec les hémorrhoïdes fluentes, et ces dernières sont quelquefois périodiques : elles complètent alors les règles *diminuées* (*hémorrhoïdes complémentaires*) ou elles suppléent aux règles *supprimées* (*hémorrhoïdes supplémentaires*).

Quelquefois les *hémorrhoïdes internes* sortent en masse du rectum ; elles sont alors dites *réductibles*, si elles peuvent y rentrer, et *irréductibles*, dans le cas contraire.

Complications. — Constipation habituelle, hypochondrie, anémie, fissure à l'anus, formation d'un abcès, chute, gangrène et cancer du rectum (la gangrène et le cancer sont fort rares).

Traitement. — La médication de la cause des hémorrhoïdes et une hygiène sévère sous tous les rapports constitueront sa *dominante*.

Sa *variante* comportera :

Le nettoyage quotidien du tube intestinal par le *Sedlitz granulé*, donné à dose laxative ;

Les moyens à prendre pour empêcher l'étranglement de la tumeur hémorrhoïdale par le sphincter anal contracturé. A cet effet, on usera du *sulfate d'atropine* et de *l'iodoforme* (un granule de chacun de ces agents, matin et soir) ;

La décongestion du rectum par des lotions ou des lavements à l'eau froide après chaque garde-robe, sans préjudice de *l'association défervescente*, donnée le matin, à midi et le soir, et dont on renforcera l'action par les *teintures d'hamamelis* et de *marrons d'Inde* (7 ou 8 gouttes de chacune de ces teintures, dans une cuillerée d'eau, trois fois par jour, et en même temps que *l'association défervescente*).

Si, malgré tout, le malade finit par être atteint de constipation habituelle, on aura recours au *podophyllin* (3 ou 4 granules le soir, au moment du coucher) et au *Sedlitz granulé* (une cuillerée à café ou à dessert le lendemain matin, au moment du lever).

L'hypochondrie et l'anémie recevront un traitement approprié.

Une fissure à l'anus, la formation d'un abcès, la chute, la gangrène et le cancer du rectum nécessiteront l'intervention chirurgicale.

HÉMORRHOÏDES

Dominante : Cause. — Traitement approprié et hygiène sévère, Sedlitz granulé.

Variante

Symptômes

Etranglement de la tumeur hémorrhoïdale — Sulfate d'atropine. Iodoforme.

Décongestion du rectum — Lavements et lotions à l'eau froide. Ass. défervescente. Teintures d'hamamelis et de marrons d'Inde.

Complications

Constipation habituelle — Podophyllin. Sedlitz granulé.

Hypochondrie, Anémie — Traitement approprié.

Fissure à l'anus, Formation d'un abcès, Chute du rectum, Gangrène —, Cancer — — Intervention chirurgicale

VERS INTESTINAUX

Les vers qui, dans nos pays, se rencontrent le plus ordinairement chez l'homme, sont les *ascarides* ou *lombrics*, les *oxyures vermiculaires* et les *tænias*.

Ascarides ou lombrics. — Ils ont de 15 à 25 centimètres de longueur, séjournent dans l'intestin grêle et sont fréquents dans la seconde enfance, ainsi que chez les lymphatiques, les scrofuleux et les sujets mal nourris.

Leur existence est annoncée par du ptyalisme, des coliques, des vomissements, de la diarrhée ; par la petitesse et l'irrégularité du pouls, la bouffissure de la face, la teinte bleuâtre des paupières, l'odeur fade de l'haleine, la dilatation et l'inégalité des pupilles ; par des picotements et des démangeaisons aux narines et par des troubles nerveux très divers (insomnie, convulsions, chorée, toux spéciale, délire, amaurose, paralysie, etc.). Chez les enfants même, ces troubles peuvent, comme on l'a déjà fait remarquer, simuler toutes les maladies et induire le praticien en erreur sur la nature vraie de l'affection qu'il doit traiter.

La présence des ascarides dans l'intestin peut se compliquer de graves accidents : occlusion intestinale, rupture de l'intestin, abcès vermineux pouvant s'ouvrir dans les poumons, la plèvre, etc. ; suffocation par pénétration des ascarides dans les voies aériennes.

Pour débarrasser le sujet de ses ascarides, on lui fera prendre la *santonine* pendant trois ou quatre jours, à la dose quotidienne de 10 à 20 granules, donnés séparément. Le dernier jour, on lui administrera un purgatif (*Sedlitz granulé* ou *podophyllin*).

Oxyures vermiculaires. — Ils ont de 2 ou 3 à 9 ou 10 millimètres de longueur, séjournent dans le rectum et à l'anus, et sont très communs chez les enfants.

Leur existence est annoncée par le prurit qu'ils déterminent, surtout avec la chaleur du lit, prurit devenant facilement la cause, pour les enfants, d'habitudes d'onanisme, et pour les adultes, de pertes séminales.

On viendra à bout des oxyures au moyen de la *santonine*, qui agit pourtant moins bien contre ces vers que contre les ascarides, mais dont on complétera l'effet par des lavements d'eau froide, salée, vinaigrée ou savonneuse ; par des frictions mercurielles ou par des suppositoires au calomel.

Tænias. — Les tænias auxquels on a affaire dans la plupart des cas sont le *Tænia solium* ou le *Tænia mediocanellata* ou *inermis*. Ils sont rubanés ; leur longueur est de plusieurs mètres et leur largeur de 7 ou 8 millimètres. Ils séjournent dans la partie postérieure de l'intestin grêle, et s'attaquent de préférence aux lymphatiques, aux scrofuleux et aux sujets mal nourris. Généralement, il n'y a qu'un ver chez le même sujet.

L'existence d'un tænia est annoncée principalement par un appétit très irrégulier, de la diarrhée habituelle ou alternant avec de la constipation ; par de l'amaigrissement, des troubles nerveux très variables, et surtout par la sortie de quelques anneaux du ver (seul signe certain).

Contre les *tænias*, nous avons d'habitude recours au *tannate de pelletiérine*, que nous prescrivons suivant la règle des doses réfractées, 10 granules par 10 granules, jusqu'à 80 à 100. Une demi-heure après l'absorption des derniers granules, nous faisons prendre un purgatif (*Sedlitz granulé* ou *podophyllin*) pour combattre la paresse de l'intestin et expulser le ver.

VERS INTESTINAUX

- Ascarides ou lombrics
  - Santonine.
  - Sedlitz granulé ou podophyllin.
- Oxyures vermiculaires
  - Santonine.
  - Lavements d'eau froide, salée, vinaigrée ou savonneuse.
  - Frictions mercurielles ou suppositoires au calomel.
- Tænias
  - Tannate de pelletiérine.
  - Sedlitz granulé ou podophyllin.

VIII. — MALADIES DU PÉRITOINE

PÉRITONITE

Définition. — Inflammation *aiguë* ou *chronique* du péritoine.

Causes. — Péritonite aigue. — Reconnaît pour causes l'impression du froid, une contusion sur le ventre, une plaie pénétrante, une rupture de l'intestin par ulcération, l'état puerpéral, etc.

Péritonite chronique. — Peut succéder à la péritonite aiguë ou être d'origine cancéreuse, alcoolique ou brightique, mais est *presque toujours* de nature tuberculeuse.

Symptômes. — Péritonite aigue. — Ballonnement extrêmement douloureux du ventre ; vomissements incessants, verdâtres, bilieux (*vomissements porracés*) ; fièvre, avec une température pouvant aller jusqu'à 41° et un pouls très fréquent et petit ; respiration courte, fort pénible, coupée de hoquets horriblement fatigants ; traits du visage crispés d'une façon caractéristique (*facies péritonéal*) ; refroidissement des extrémités et tendance au collapsus.

Ces symptômes sont plus ou moins accentués, suivant que la péritonite aiguë est *générale partielle*, ou *puerpérale*.

La *péritonite aiguë générale* est le plus souvent mortelle ; il en est de même de la *péritonite aiguë puerpérale* (*fièvre puerpérale*), qui peut bien se développer à l'état *sporadique*, mais qui, le plus habituellement, est *épidémique*, et résulte alors de l'encombrement et de l'infection nosocomiale des Maternités.

La *péritonite aiguë partielle*, par exemple la *pelvi-péritonite aiguë*, ou *phlegmon péri-utérin*, guérit le plus souvent.

Péritonite chronique. — Douleurs abdominales sourdes et constantes; diarrhée alternant avec de la constipation; amaigrissement du malade; peu à peu trouble des fonctions digestives et apparition de la fièvre qui revêt la forme hectique; ventre proéminent, ascite peu marquée et n'existant qu'au niveau des parties déclives; enfin, toux et signes de tubercules au sommet des poumons.

Les symptômes précédents sont ceux de la péritonite chronique tuberculeuse, celle qui, par sa grande fréquence, intéresse surtout le praticien. Cette péritonité frappe de préférence les enfants et les jeunes sujets, bien moins les adultes et très peu les vieillards.

Chez les enfants, elle s'accompagne souvent de l'infiltration tuberculeuse des ganglions mésentériques (*carreau*). Elle est presque immanquablement mortelle.

La péritonite chronique peut être, comme la péritonite aiguë, *générale* ou *partielle*.

Complication. — Perforation intestinale.

Traitement. — Comme *dominante* du traitement, c'est à l'*association défervescente* qu'on aura recours. On l'administrera de quart d'heure en quart d'heure ou de demi-heure en demi-heure, en même temps qu'on prescrira l'application sur l'abdomen, suivant les cas, de 30 ou 40 sangsues, de vésicatoires volants, de compresses d'eau glacée, ou mieux de glace, si c'est possible, de fomentations calmantes ou de frictions mercurielles, jusqu'à salivation.

Dans la *variante* du traitement, on s'attachera :

A arrêter les vomissements par la glace donnée en petits morceaux à l'intérieur, et par le *chlorhydrate de mor-*

phine, l'*hyoscyamine* et le *sulfate de strychnine* (un granule de chacun de ces agents de quart d'heure en quart d'heure, jusqu'à effet) ;

A supprimer totalement l'alimentation et les boissons ; à imposer au malade une immobilité *absolue*, et à ne pas reculer devant des *injections hypodermiques de chlorhydrate de morphine*, s'il y a perforation de l'intestin ;

A traiter l'ascite (*hydropisie du péritoine*), quand elle apparaît, par les diurétiques, *digitaline* et *scillitine* (3 à 6 granules par jour de chacun de ces agents), par le régime lacté, et en désespoir de cause, par la *paracentèse* ;

Enfin, à soumettre le malade au régime lacté, à calmer ses douleurs abdominales par des fomentations calmantes ou des vésicatoires volants sur le ventre, et à instituer la médication appropriée, dans le cas de péritonite chronique de nature tuberculeuse. (Voir plus haut, pages 138-143)

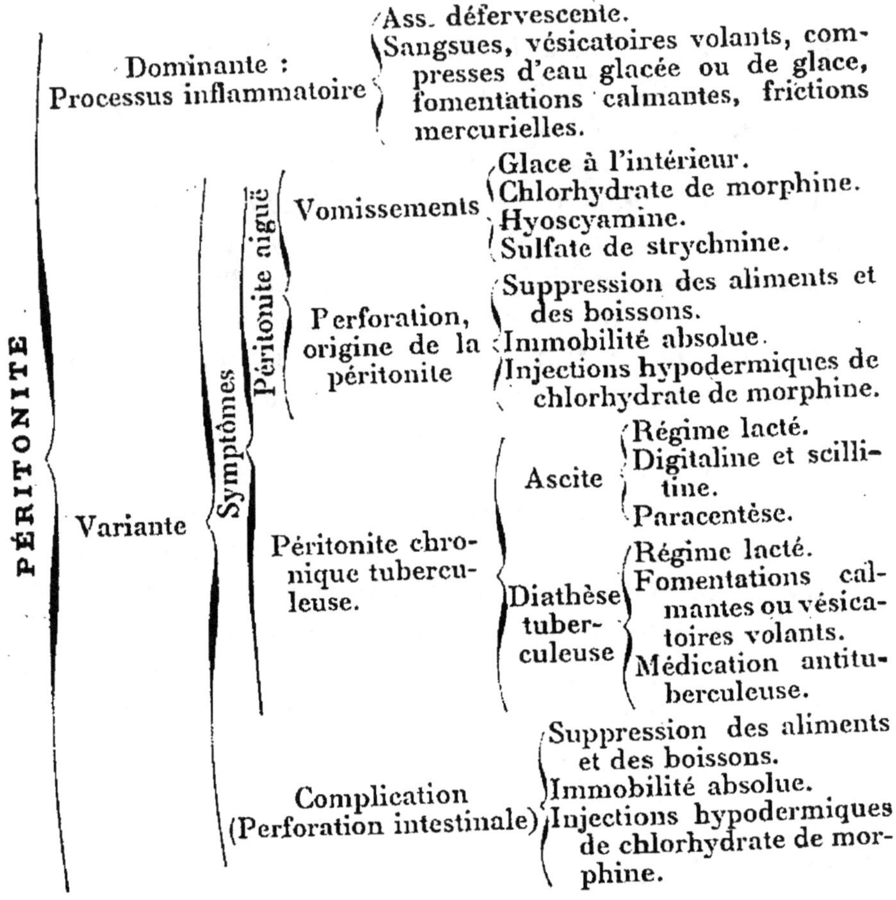

IX. — MALADIES DU FOIE

CONGESTION DU FOIE

Définition. — Engorgement sanguin du foie.

Causes. — La congestion du foie est *active* ou *passive*.

CONGESTION ACTIVE. — Résulte d'une suractivité du foie due à une inflammation aiguë ou chronique des voies digestives, ou aux chaleurs accablantes des pays tropicaux.

CONGESTION PASSIVE. — Reconnaît pour cause principale la gêne de la circulation cardio-pulmonaire due aux maladies du cœur, des poumons, à l'anévrisme de l'aorte, etc.

Symptômes. — Douleur sourde dans la région du foie ; augmentation du volume de cet organe, et souvent coloration des tissus et des liquides de l'organisme, en d'autres termes *ictère*. Dans les pays chauds, en plus des symptômes précédents, fièvre gastrique à forme intermittente, avec exacerbations vespérales.

Complications. — Ascite, tuméfaction de la rate, hémorrhoïdes.

Traitement. — On songera tout d'abord, comme *dominante* du traitement, à la médication de la cause de la congestion, puis à celle du processus inflammatoire, si l'on est en présence d'une congestion active.

On agira contre ce processus par des révulsifs cutanés (sinapismes, badigeonnages à la teinture d'iode) ou des fomentations émollientes sur l'hypochondre droit, et par l'*association défervescente* donnée quotidiennement cinq ou six fois.

En même temps, à titre de *variante* du traitement, et pour faciliter le fonctionnement régulier du foie, l'on prescrira le *podophyllin* (3 ou 4 granules chaque soir), le *Sedlitz granulé* (une cuillerée à café ou à dessert chaque matin), la *quassine* (4 ou 5 granules avant chacun des deux principaux repas), et à chacun de ces mêmes repas, le lait coupé d'eau de Vals ou de Vichy (1).

Pour les complications, on se guidera d'après chaque cas.

---

(1) Pour la *variante du traitement* on pourra aussi recourir aux ranules composés contre les maladies du foie (*podophyllin, quasine* et *arséniate de strychnine*).

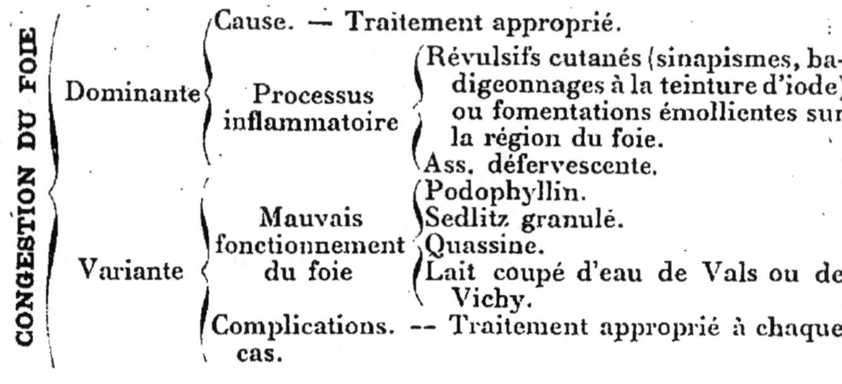

CIRRHOSE ATROPHIQUE

Définition. — Inflammation *chronique* du tissu conjonctif du foie.

Causes. — L'âge adulte est une cause *prédisposante*. L'impaludisme, la syphilis, une idiosyncrasie particulière, mais *surtout l'alcoolisme*, sont les causes *déterminantes*.

Symptômes. — D'abord troubles digestifs et douleurs sourdes dans l'hypochondre droit ; puis amaigrissement progressif considérable, contrastant avec le développement du ventre qui se manifeste quand l'ascite apparaît ; avec l'ascite, l'on constate la dilatation des veines sous-cutanées abdominales, la diminution du volume du foie et l'augmentation du volume de la rate, des urines rares, rouges, épaisses, chargées, et des hémorrhagies diverse (épistaxis, hémoptysies, gastrorrhagies, entérorrhagies, pétéchies). A moins de complication, *pas d'ictère*.

Complications. — Erysipèle gangreneux autour d la plus petite plaie, pneumonie, dysenterie, péritonite atrophie jaune aiguë du foie (*ictère grave*) avec son cor tège habituel de caractères cliniques (fièvre intense ictère, hémorrhagies gastro-intestinales, utérines, pété chiales, ecchymotiques, etc., délire, coma).

Traitement. — Pendant la première période de la maladie (*période congestive*), la *dominante* du traitement s'attaquera à la cause de la cirrhose par les soins qui lui conviennent, et au processus inflammatoire par des saignées locales ou des révulsifs cutanés sur l'hypochondre droit (sinapismes, vésicatoires volants), et par *l'association défervescente* donnée quotidiennement cinq ou six fois.

En même temps, à titre de *variante* du traitement, et pour faciliter le fonctionnement régulier du foie, l'on prescrira le *podophyllin*. (3 ou 4 granules chaque soir), le *Sedlitz granulé* (une cuillerée à café ou à dessert chaque matin), la *quassine* (4 ou 5 granules, avant chacun des deux principaux repas), et à ces mêmes repas, le lait coupé d'eau de Vals ou de Vichy (1).

Pendant la seconde période de la maladie (*période atrophique*), tout le traitement consistera :

A continuer l'usage du *podophyllin*, du *Sedlitz granule*, de la *quassine* et du lait coupé d'eau de Vals ou de Vichy, pour ne pas cesser d'assurer le fonctionnement régulier du foie ;

A lutter contre l'ascite par la *jalapine* (20 à 30 granules donnés de temps en temps en une fois), le *nitrate de pilocarpine*, la *digitaline*, la *scillitine* et l'*asparagine* (4 à 6 granules par jour de chacun de ces agents). Malheureusement, dans la plupart des cas, les moyens précédents seront inefficaces, et l'on devra, mais on ne le *fera* que le plus tard possible, *donner* issue au liquide de l'*ascite* par l'aspiration ou par la ponction avec un trocart, qu'on prendra capillaire, pour diminuer les chances d'érysi-

---

(1) Pour la *variante* du traitement on pourra aussi recourir aux granules composés contre les maladies du foie (*podophyllin*, *quassine* et *arséniate de strychnine*).

pèle gangreneux que pourrait déterminer la plaie faite par le trocart ;

A tonifier le malade par les *arséniates de strychnine* et de *fer* (5 ou 6 granules par jour de l'un et de l'autre);

A surveiller son alimentation dans laquelle ne devront rentrer que le lait, les compotes de fruits, les herbes cuites, et d'où seront rigoureusement exclus les boissons excitantes (café, alcool, thé), les épices et les corps gras.

Les hémorrhagies nécessiteront une intervention énergique adéquate aux circonstances.

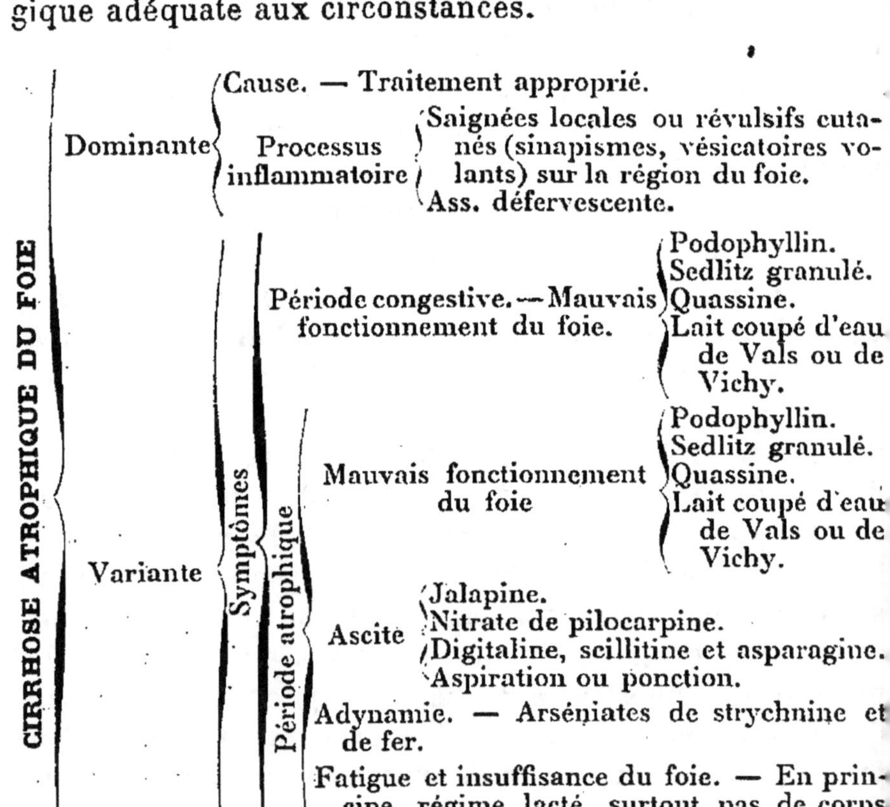

CIRRHOSE HYPERTROPHIQUE

Définition. — Inflammation *chronique* des canalicules biliaires.

Causes. — L'âge adulte, l'impaludisme et la lithiase biliaire sont des causes *prédisposantes*. L'abus de la bière, ou de l'alcool sous forme de vin pris habituellement en grande quantité, parait être la cause *déterminante*.

Symptômes. — D'abord troubles digestifs et de temps à autre véritables accès d'hépatalgie ; puis peu à peu, ictère très variable et hypertrophie du foie. — *Il n'y a que très peu d'ascite ou pas du tout.*

Complications. — Affections pleuro-pulmonaires, péritonite, souvent atrophie jaune aiguë du foie.

Traitement. — Pendant la période congestive, sera le même que celui de la période correspondante de la cirrhose atrophique ; pendant la période cachectique, consistera à tonifier le malade par les *arséniates de strychnine* et *de fer* (5 ou 6 granules par jour de l'un et de l'autre), et à combattre sa dyspepsie par la *quassine* (4 ou 5 granules avant chacun des deux principaux repas).

Quoi qu'on fasse d'ailleurs, la terminaison de la cirrhose hypertrophique est presque toujours fatale.

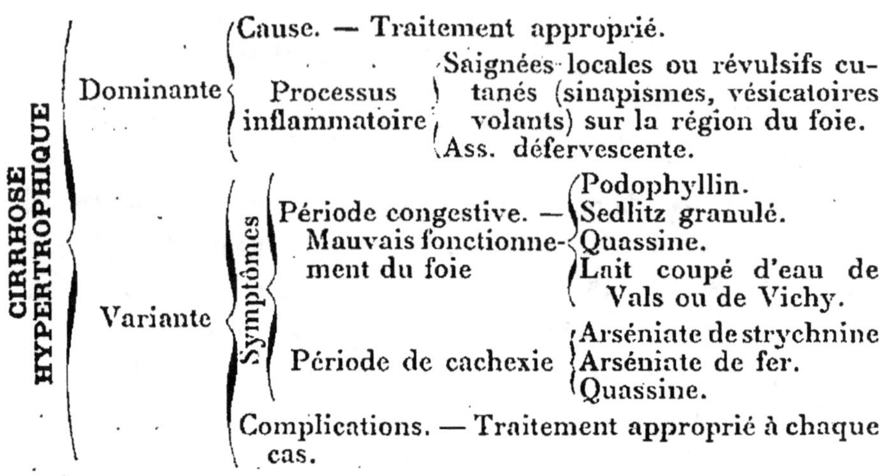

COLIQUES HÉPATIQUES

Définition. — Crises douloureuses provoquées par le cheminement à travers les conduits biliaires de calculs plus ou moins volumineux formés principalement de *cholestérine* et de *pigment biliaire*, d'où le nom de *lithiase biliaire* donné encore à la maladie.

Causes. — Vie sédentaire (ce qui explique que les femmes soient plus sujettes aux coliques hépatiques que les hommes), repas espacés.

Symptômes. — Douleur affreuse éclatant brusquement et atteignant son maximum à l'épigastre, — dans l'hypochondre droit, au niveau de la vésicule biliaire, — et à l'extrémité inférieure de l'omoplate droite ; frissons, nausées et vomissements, alimentaires d'abord, puis muqueux ou bilieux ; presque jamais de fièvre, mais habituellement ictère. Durée de l'accès de coliques hépatiques : six à douze heures en moyenne.

Complications. — Lipothymies, syncopes, mort subite, vomissements incoercibles, congestion passive temporaire des poumons ou du cœur droit, hydropisie de la vésicule biliaire, cholécystite grave, fièvre intermittente hépatique, qu'il ne faut pas confondre avec la fièvre hépatalgique, rupture des canaux biliaires par le calcul qui se fraye une route en donnant lieu à une fistule. Dans cette dernière complication, la fistule communique d'habitude, soit avec le tube digestif (les calculs peuvent alors déterminer une occlusion intestinale ou une appendicite), soit avec l'extérieur. Quand exceptionnellement elle vient s'ouvrir dans la vessie, entre le foie et le péritoine, dans l'appareil respiratoire, etc., elle est toujours mortelle.

Traitement. — Sa *dominante* aura deux objectifs : 1° empêcher la formation des calculs et leur accumulation dans la vésicule biliaire ; 2° intervenir au moment même de l'accès de coliques hépatiques afin de calmer la douleur et de faciliter le cheminement des calculs.

Pour satisfaire à la première indication, « il faut pres-« crire un régime frugal composé de viandes blanches, de « poissons, de légumes frais et de fruits, en ayant soin « d'interdire l'oseille, les citrons, les pommes. Défendre « également les aliments gras, les sauces à l'huile ou au « beurre, l'alcool, le vin pur et même le bouillon gras.

« Conseiller comme boisson le thé léger ou l'eau vineuse.

« Enfin recommander le lavage quotidien du tube intes-« tinal au *Sedlitz granulé* (1). »

On préconisait autrefois, pour dissoudre les calculs qui pouvaient encore rester dans les canaux biliaires après l'accès, et, dans tous les cas, pour empêcher qu'il ne s'en formât de nouveaux, le *remède de Durande* composé de deux parties d'essence de térébenthine et de trois parties d'éther.

---

(1) Toussaint, *Ouv. cité*, v° *Coliques hépatiques*.

Ce remède est remplacé aujourd'hui, quand on y a recours, par des perles d'éther et de térébenthine. Au surplus, on lui préfère de beaucoup la médication alcaline (eaux de Vals, de Vichy, d'Ems, de Carlsbad), médication qui agit en réalité comme *cholagogue*, et non comme *lithontriptique*, et qui, pour être réellement efficace, doit être continuée, naturellement avec des intervalles de repos, pendant plusieurs années.

Pour remplir la seconde indication, c'est-à-dire pour calmer la douleur des accès de coliques et, par suite, faire cesser le spasme dont elle est la cause, on administrera le *chlorhydrate de morphine*, l'*hyoscyamine* et le *sulfate de strychnine* (un granule de chacun de ces agents de quart d'heure en quart d'heure, jusqu'à effet).

En même temps on fera appliquer, sur la région du foie, de larges cataplasmes de farine de graines de lin arrosés de laudanum, ou mieux l'on prescrira un grand bain chaud d'une température de 36° et d'une durée de demi-heure à une heure.

Si la douleur ne cédait pas, malgré les moyens précédents, l'on pratiquerait des injections hypodermiques de *chlorhydrate de morphine*.

Il est une médication employée quelquefois pour faciliter le cheminement des calculs, qui est des plus simples. Elle consiste à donner toutes les heures au malade un verre à Bordeaux d'huile d'olives. Les effets en sont réellement excellents. Par malheur, beaucoup de malades ne peuvent tolérer l'huile; leur estomac ne le leur permet pas.

La *variante* du traitement devra tendre à combattre les vomissements et à rendre au malade, après son accès, l'appétit, très lent alors à revenir.

Les vomissements seront souvent atténués ou même arrêtés par le *chlorhydrate de morphine*, l'*hyoscyamine* et le *sulfate de strychnine* donnés déjà contre la douleur. On fera bien cependant de compléter leur action par l'eau de Vals ou de Vichy qui, tout en calmant la soif, aidera à modérer les vomissements et à déblayer les voies biliaires.

L'*arséniate de strychnine* et la *quassine* (3 granules de l'un et de l'autre avant chacun des deux principaux repas) réveilleront la vitalité, inciteront l'estomac et favoriseront l'écoulement de la bile.

En ce qui concerne les complications, elles recevront, dans chaque cas, le traitement qu'elles comportent.

COLIQUES HÉPATIQUES			
Dominante		Formation et accumulation des calculs entre les accès	Régime. Sedlitz granulé. Remède de Durande. Médication alcaline (eaux de Vals, de Vichy, d'Ems, de Carlsbad).
		Accès en lui-même (Douleur et difficulté de cheminement des calculs)	Chlorhydrate de morphine. Hyoscyamine. Sulfate de strychnine. Cataplasmes laudanisés ou grands bains chauds. Injections hypodermiques de chlorhydrate de morphine, en cas de douleur suraiguë.
Variante	Symptômes	Vomissements pendant l'accès	Chlorhydrate de morphine. Hyoscyamine. Sulfate de strychnine. Eau de Vals ou de Vichy.
		Inappétence consécutive à l'accès	Arséniate de strychnine. Quassine.
		Complications. — Traitement approprié à chaque cas.	

X. — MALADIES DES REINS
ET DES VOIES GÉNITO-URINAIRES

NÉPHRITE ÉPITHÉLIALE ou PARENCHYMATEUSE, GROS REIN BLANC ou MAL DE BRIGHT

Définition. — Inflammation *aiguë* ou *chronique* des tubes urinifères.

Causes. — NÉPHRITE ÉPITHÉLIALE AIGUE. — Due le plus souvent à l'impression brusque du froid humide et quelquefois à des brûlures étendues du tégument cutané.

NÉPHRITE ÉPITHÉLIALE CHRONIQUE. — Succède à la néphrite épithéliale aiguë, provient de la grossesse ou complique une affection débilitante telle que la cachexie paludéenne, la scrofule, la tuberculose, une suppuration prolongée, la syphilis, l'alcoolisme chronique, etc.

Symptômes. — NÉPHRITE ÉPITHÉLIALE AIGUE. — D'abord fièvre avec son cortège habituel, et douleur vive au niveau des reins ; puis anasarque considérable, apparition dans l'urine d'albumine (*albuminurie*), ainsi que de cylindres rénaux ; diminution de l'albumine dans le sang qui, en retour, renferme plus d'eau qu'à l'état normal ; destruction des globules rouges et cachexie.

[L'*albuminurie*, quand elle se manifeste, provient d'une des quatre causes suivantes : 1° de troubles mécaniques dans la circulation (grossesse, maladies du cœur, etc.) ; 2° de l'altération du sang (phtisie, etc.) ; 3° de lésions rénales (lithiase urinaire, etc.) ; 4° de lésions rénales et d'altération du sang réunies (fièvres éruptives, diphtérie, etc.).]

NÉPHRITE ÉPITHÉLIALE CHRONIQUE. — Symptômes semblables à ceux de la néphrite épithéliale aiguë, sauf que le début est moins franc, moins net et ne s'accompagne pas de fièvre.

Complications. — Œdème de la glotte, œdème du poumon, bronchite, pneumonie, pleurésie, hydropéricardie, péricardite, troubles gastro-intestinaux, érysipèle simple ou gangreneux, *urémie.*

[On appelle *urémie* un état dû probablement à la rétention dans le sang des matières extractives, et spécialement de la créatine. L'urémie est caractérisée par des accidents nerveux morbides cérébraux (*urémie cérébrale*), thoraciques (*urémie dyspnéique*) ou gastro-intestinaux (*urémie gastro-intestinale*).]

Traitement. — Voir plus bas, pages 286 et 287.

NÉPHRITE INTERSTITIELLE

Définition. — Inflammation *aiguë suppurative, aiguë simple* ou *chronique* du tissu conjonctif rénal.

Causes. — Néphrite interstitielle aigue suppurative. — Reconnaît pour causes un traumatisme, une inflammation contiguë (une péritonite, par exemple), la propagation par continuité d'une inflammation des voies urinaires (pyélite, cystite, etc.), le cathétérisme.

Néphrite interstitielle aigue simple. — Est due à la fièvre typhoïde, au choléra, à la variole, à la scarlatine, à l'érysipèle, aux oreillons, à la diphtérie.

Néphrite interstitielle chronique (*petit rein rouge, rein goutteux, rein contracté, rein sclérosé*). — Le sexe masculin (la femme y est bien moins sujette que l'homme) et l'âge avancé sont des causes *prédisposantes*. Le rhumatisme, la goutte, l'alcoolisme chronique et le saturnisme sont les causes *déterminantes*.

Symptômes. — Néphrite interstitielle aigue suppu-

RATIVE. — Au début, frisson plus ou moins intense, puis fièvre présentant, dans bien des cas, le caractère intermittent ; nausées et vomissements ; douleur profonde très vive, avec exacerbations irrégulières, s'irradiant le long des uretères, vers la vessie, le canal inguinal et le testicule ; dysurie ou anurie ; en général, pas d'albuminurie ; quelquefois, ataxie ou adynamie prononcée.

NÉPHRITE INTERSTITIELLE AIGUE SIMPLE OU CHRONIQUE. — D'abord envies fréquentes d'uriner, polyurie ; plus tard, albuminurie, diminution notable de la densité de l'urine qui peut tomber au-dessous de 1005 ; hypertrophie du cœur gauche avec bruit de galop ; troubles de la vue ; enfin, à la période ultime, asystolie brightique avec peu d'œdème, urémie.

Complications. — NÉPHRITE INTERSTITIELLE AIGUE SUPPURATIVE. — Troubles paralytiques des extrémités inférieures d'origine controversée ; ouverture de l'abcès ailleurs que dans le bassinet, dans l'intestin ou directement à l'extérieur par la paroi lombaire.

NÉPHRITE INTERSTITIELLE AIGUE SIMPLE OU CHRONIQUE. — Hémorrhagies principalement (hémorrhagie cérébrale, apoplexie pulmonaire, le plus souvent épistaxis).

Traitement. — Sa *dominante* s'attaquera au processus inflammatoire, et ses moyens seront naturellement d'autant plus actifs que ce processus sera plus accentué.

Par conséquent, on appliquera sur la région des reins soit des cataplasmes sinapisés qu'on répétera chaque trois ou quatre heures, soit des sangsues ou des ventouses scarifiées.

Les indications de la *variante* du traitement consisteront :

A s'opposer à l'accumulation des déchets organiques

dans le sang, et, par suite, à prévenir les accidents uré-
miques au moyen du *Sedlitz granulé*, de quelques légers
diurétiques (tisane de chiendent et de queues de cerises),
des eaux de Vals ou de Vichy, du *nitrate de pilocarpine*
(un ou 2 granules de quart d'heure en quart d'heure), de
frictions stimulantes, de grands bains chauds ou de bains
de vapeur, du régime lacté ;

A arrêter les vomissements au moyen de boissons gazeuses ou glacées ;

A lutter contre la perte de l'albumine par les *arséniates
de strychnine* et *de fer* et le *tanin* (un granule de chacun
de ces agents six ou huit fois par jour) ;

A ouvrir l'abcès dans le cas de néphrite interstitielle
aiguë suppurative, dès que le pus tend à se faire jour au
dehors ;

Enfin à parer aux complications, quand il en survient,
par les moyens appropriés.

NÉPHRITES

Dominante : Processus inflammatoire. — Cataplasmes sinapisés, sangsues ou ventouses scarifiées sur la région lombaire.

Variante — Symptômes :

Accumulation des déchets organiques dans le sang
- Sedlitz granulé.
- Légers diurétiques, eaux de Vals ou de Vichy.
- Nitrate de pilocarpine.
- Frictions stimulantes.
- Bains chauds ou de vapeur.
- Régime lacté.

Vomissements. — Boissons gazeuses ou glacées.

Perte de l'albumine
- Arséniate de strychnine.
- Arséniate de fer.
- Tanin.

Suppuration. — Ouverture de l'abcès.

Complications. — Traitement approprié à chaque cas.

COLIQUES NÉPHRÉTIQUES ou LITHIASE URINAIRE

Définition. — Accès extrêmement douloureux provoqués par le cheminement dans les uretères de concrétions rénales (*sable*, *gravelle*, *calculs*), composées principalement d'acide urique ou d'urates, d'oxalate de chaux, de phosphate de chaux ou de phosphates ammoniacaux-magnésiens.

Causes. — Alimentation trop substantielle, excès de table, vie sédentaire, hérédité, idiosyncrasie.

Symptômes. — Douleur lombaire des plus violentes produisant la sensation d'une déchirure interne, revenant par intermittences, s'irradiant le long des uretères, vers la vessie, l'urèthre et le testicule, et due au cheminement des concrétions dans les canaux urinifères ; nausées et vomissements ; pouls lent et petit ; face grippée, extrémités froides ; ballonnement du ventre et constipation ; dysurie et même anurie. — Durée de l'accès : de quelques heures à quelques jours.

Complications. — Pyélite, hydronéphrose, urémie, formation d'un calcul vésical.

Traitement. — Sa *dominante* devra satisfaire aux deux indications suivantes : 1° empêcher la formation et l'accumulation des concrétions dans le rein ; 2° calmer la douleur et faciliter le cheminement des concrétions dans les uretères.

Pour empêcher la formation et l'accumulation des concrétions dans le rein, il faut rechercher d'abord à quel genre de concrétions l'on a affaire.

Ces concrétions sont-elles composées d'acide urique, d'urates ou d'oxalate de chaux, on prescrira de l'exercice;

une alimentation peu azotée, la suppression de toutes les boissons excitantes ou alcooliques (café, thé, liqueurs), l'usage aux repas des eaux de Vals, de Vichy ou de Carlsbad, et le *benzoate de soude* ou de *lithine* (5 ou 6 granules avant chacun des deux principaux repas).

Les concrétions sont-elles composées de phosphates, l'on aura recours à l'acide carbonique, sous forme d'eau de Seltz, et aux eaux de Contrexéville, de Vittel ou d'Evian.

Dans tous ces cas le *Sedlitz granulé* sera conseillé quotidiennement.

Pendant l'accès de coliques néphrétiques, on administrera le *chlorhydrate de morphine,* l'*hyoscyamine* et le *sulfate de strychnine* (un granule de chacun de ces agents de quart d'heure en quart d'heure, jusqu'à ce que la douleur soit calmée).

Quelques révulsifs cutanés sur la région lombaire ou de grands bains chauds prolongés, et le lait donné en assez grande quantité pour provoquer une diurèse abondante, compléteront heureusement les effets des médicaments précédents en aidant à faire cesser la douleur et le spasme, et en facilitant ainsi le cheminement des concrétions dans les uretères.

Si la douleur est suraiguë et absolument intolérable, on n'hésitera pas à pratiquer des *injections hypodermiques de chlorhydrate de morphine.*

Quant aux complications qui pourront se produire, elles recevront les soins que chacune d'elles comportera.

COLIQUES NÉPHRÉTIQUES				
Dominante	Formation et accumulation des concrétions rénales	Concrétions formées d'acide urique, d'urates ou d'oxalate de chaux	Exercice modéré. Régime alimentaire. Eaux de Vals. de Vichy ou de Carlsbad. Benzoate de soude ou de lithine. Sedlitz granulé.
		Concrétions formées de phosphates	Eau de Seltz. Eaux de Contrexéville, de Vittel ou d'Evian. Sedlitz granulé.
	Accès de coliques néphrétiques en lui-même	Chlorhydrate de morphine. Hyoscyamine. Sulfate de strychnine. Révulsifs cutanés sur la région lombaire. Grands bains chauds. Lait. En cas de douleur suraiguë, injections hypodermiques de chlorhydrate de morphine.

Variante : Complications. — Traitement approprié à chaque cas.

CYSTITE

Définition. — Inflammation *aiguë* ou *chronique* de la vessie.

Causes. — Cystite aiguë. — Reconnaît pour causes le froid (rarement, il est vrai) ; l'irritation directe de la vessie par l'élimination à travers les voies urinaires de certaines substances (notamment les cantharides), par des injections uréthrales, par le cathétérisme, par l'urine ayant subi une décomposition ammoniacale, etc. ; la propagation d'une blennorrhagie, la formation de tubercules dans la vessie, etc.

Cystite chronique. — Quoique pouvant provenir des mêmes causes que la cystite aiguë, est surtout la conséquence de calculs vésicaux ou de maladies de la prostate et de l'urèthre.

Symptômes. — Cystite aiguë. — Vives douleurs dans la région hypogastrique ; ténesme vésical, avec une envie incessante d'uriner, d'où souvent une véritable « incontinence continue d'urine » (Fournier) (dans certains cas, pourtant, paralysie de la vessie et rétention de l'urine) ; épreintes convulsives extrêmement pénibles à la fin de la miction qui n'est d'ailleurs que de quelques gouttes (*dysurie*) ; urine blanchâtre et laiteuse, dont l'émission ; peut être suivie d'un écoulement de pus mêlé de sang ; fièvre généralement légère ; constipation opiniâtre, et ténesme rectal.

Cystite chronique. — Douleur moins vive que dans la cystite aiguë, ou même nulle ; dysurie peu accentuée, mais mictions fréquentes ; transformation ammoniacale de l'urine.

Complications. — Suppuration ou gangrène pour la cystite aiguë ; cachexie et fièvre *urineuse* ou *uro-septique* pour la cystite chronique.

Traitement. — Cystite aiguë. — La *dominante* du traitement s'attaquera tout à la fois à la cause de la cystite par les moyens appropriés, et au processus inflammatoire par le repos, une diète modérée, les boissons émollientes, des fomentations calmantes sur le bas-ventre, des bains de siège, et l'administration de *l'aconitine* et de *l'anémonine* (un granule de chacun de ces agents de quart d'heure en quart d'heure, jusqu'à effet).

La *variante* du traitement s'opposera :

Aux douleurs hypogastriques, à la dysurie, à l'incontinence continue de l'urine ou à sa rétention, en triomphant de l'hyperesthésie de la vessie, du spasme de son col ou de sa paralysie, par le *chlorhydrate de morphine*, l'*hyoscyanime* et le *sulfate de strychnine* (un granule de chacun de ces agents de quart d'heure en quart d'heure, jusqu'à effet) ;

A la constipation et au ténesme rectal, par l'usage quotidien, à doses laxatives, du *Sedlitz granulé*.

CYSTITE CHRONIQUE. — La *dominante* du traitement s'attaquera à peu près exclusivement à la cause de la cystite.

Quant à sa *variante* (1), elle aura à combattre :

La décomposition ammoniacale de l'urine par les eaux de Vichy, de Contrexéville ou de Vittel, à laquelle on adjoindra le *benzoate de soude* et le *tanin* (une dizaine de granules par jour de l'un et de l'autre) ;

La cachexie, par les *arséniates de strychnine* et de *fer* (2 à 4 granules par jour de l'un et de l'autre) ;

La fièvre urineuse, qui affecte souvent le type intermittent, par l'*hydro-ferro-cyanate de quinine* en granules au centigramme (une dizaine de granules par jour).

---

(1) Pour la *variante* du traitement, on recourra avec succès aux granules composés diurétiques et antispasmodiques (*arséniate de strychnine, bromhydrate de cicutine, hyoscyamine et digitaline*).

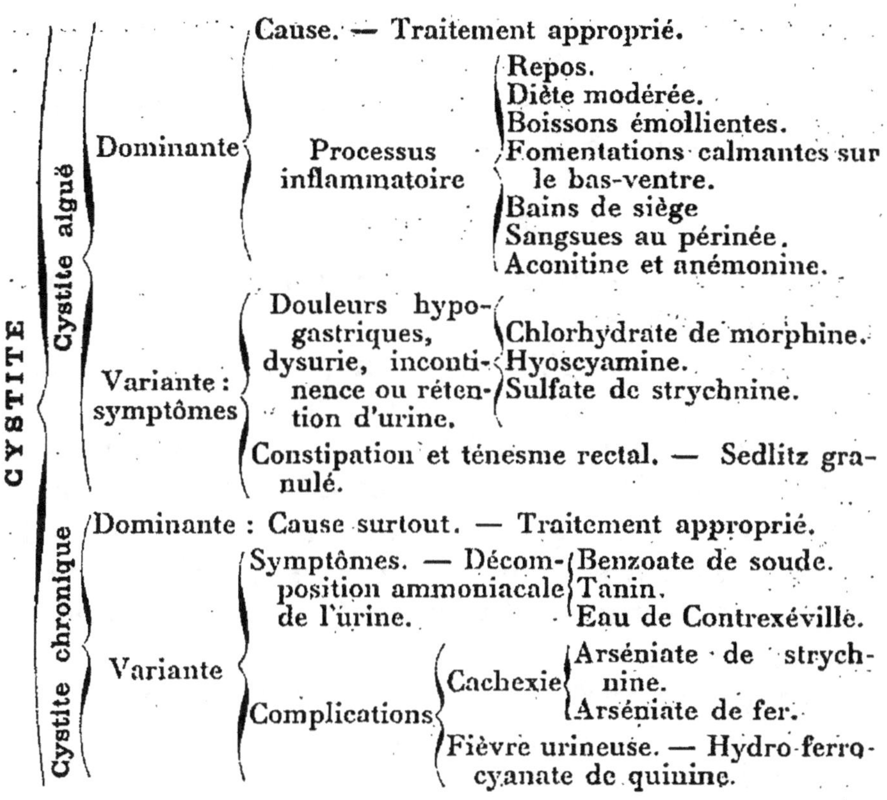

BLENNORRHAGIE

Pour la blennorrhagie, de même que pour la syphilis, nous ne nous écartons guère du traitement classique. Je ne mentionnerais donc pas ici cette maladie, si je ne tenais à indiquer une association médicamenteuse dont nos amis se servent fort souvent et qui leur donne d'excellents résultats. Cette association se compose de *camphre monobromé*, de *cubébine*, de *pipérine* et de *sulfhydral* (1). On l'administre d'heure en heure dans les cas aigus (*blennorrhagie*), et de trois ou quatre heures en trois

___

(1) Granules composés antiblennorrhagiques.

ou quatre heures dans les cas chroniques (*blennorrhée*). Avec elle, l'on est sûr de désinfecter les voies urinaires, de détruire les micro-organismes qui s'y trouvent, et de calmer le ténesme vésical.

AMÉNORRHÉE

Définition. — Absence, suppression ou simple diminution des règles.

Causes. — Les principales sont une constitution débile, des fatigues, un refroidissement, l'immersion des pieds et des mains dans l'eau froide, des excès vénériens, la phtisie, l'anémie, la chlorose, une affection de l'utérus.

Symptômes. — Au moment du mois où les règles devraient apparaître, douleurs utérines, pesanteur vers le périnée, constipation, malaise général, tristesse, accidents névropathiques.

Complications. — Anémie et chlorose, quand ces deux affections n'ont pas déjà provoqué elles-mêmes l'aménorrhée ; névropathie.

Traitement. — La *dominante* s'attaquera à la cause de l'aménorrhée, par les moyens appropriés, et, de plus, elle comportera, dans l'intervalle des règles, des bains salins ou sulfureux, des applications hydrothérapiques, un exercice modéré, l'usage quotidien du *Sedlitz granulé* pour empêcher la constipation, et des toniques tels que les *glycéro-phosphates de fer* et de *chaux* (5 ou 6 granules de l'un et de l'autre pendant chacun des deux principaux repas), la *quassine* et l'*arséniate de strychnine* (4 ou 5 granules du premier agent et 2 ou 3 granules du second avant chacun des mêmes repas).

Au moment des règles, l'on se trouvera bien, à titre de *variante* du traitement, pour favoriser l'écoulement mens-

truel et pour calmer les douleurs utérines, de fomentations calmantes sur le bas-ventre, de boissons chaudes et
de l'emploi d'une association médicamenteuse composée
d'*hyoscyamine*, de *sulfate de strychnine* et d'*ergotine* (un granule de chacun de ces agents de quart d'heure en quart
d'heure, jusqu'à ce que les douleurs utérines soient calmées).

Contre les accidents névropathiques, s'il s'en produit,
l'on prescrira les *valérianates de fer* et de *zinc* (4 à 6 granules par jour de chacun de ces agents).

Les complications, anémie, chlorose ou névropathie,
recevront chacune la médication qui leur convient.

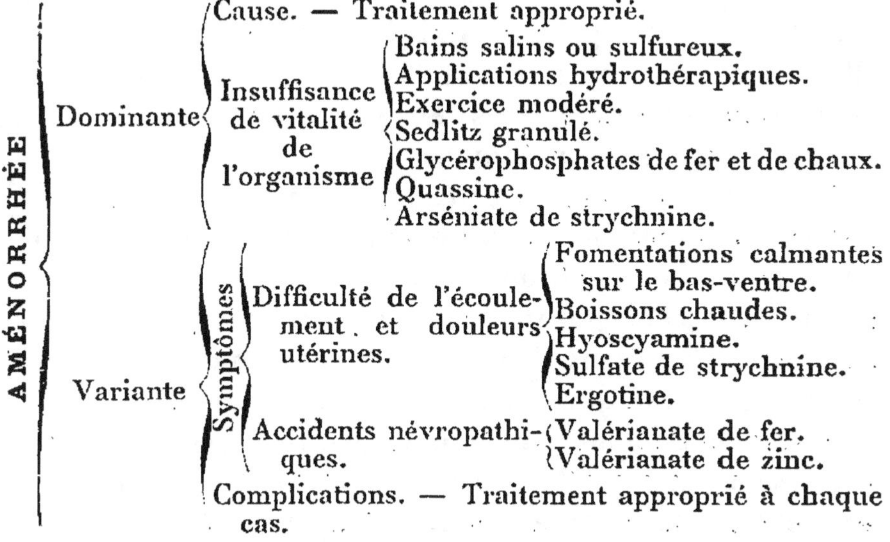

AMÉNORRHÉE

Dominante
- Cause. — Traitement approprié.
- Insuffisance de vitalité de l'organisme
  - Bains salins ou sulfureux.
  - Applications hydrothérapiques.
  - Exercice modéré.
  - Sedlitz granulé.
  - Glycérophosphates de fer et de chaux.
  - Quassine.
  - Arséniate de strychnine.

Variante (Symptômes)
- Difficulté de l'écoulement et douleurs utérines.
  - Fomentations calmantes sur le bas-ventre.
  - Boissons chaudes.
  - Hyoscyamine.
  - Sulfate de strychnine.
  - Ergotine.
- Accidents névropathiques.
  - Valérianate de fer.
  - Valérianate de zinc.
- Complications. — Traitement approprié à chaque cas.

DYSMÉNORRHÉE

Définition. — Venue difficile et douloureuse des
règles.

Causes. — Les principales sont une constitution débile, des fatigues, un refroidissement, l'immersion des
pieds ou des mains dans l'eau froide, une mauvaise ali-

mentation, une habitation malsaine, une vie sédentaire, une continence exagérée ou, au contraire, des excès vénériens, l'usage de corsets trop serrés, la phtisie, l'anémie, la chlorose, une affection de l'utérus.

Symptômes. — Peu de temps avant l'apparition des règles, douleurs dans le bassin s'irradiant vers les lombes et les cuisses, migraine, névralgies intercostales ou lombo-abdominales, nausées, vomissements, lipothymies, syncopes, accidents névropathiques.

Complications. — Anémie et chlorose, quand ces deux affections n'ont pas déjà provoqué elles-mêmes la dysménorrhée ; névropathie.

Traitement. — La *dominante* s'attaquera à la cause par les moyens appropriés ; la *variante* tendra à favoriser l'écoulement à son moment physiologique, ainsi qu'à calmer les douleurs accusées par la malade et à lutter contre ses accidents névropathiques.

Pour favoriser l'écoulement et calmer les douleurs qui l'accompagnent, on aura recours aux lavements laudanisés, aux fomentations calmantes sur le bas-ventre et surtout au *chlorhydrate de morphine*, à l'*hyoscyamine* et au *sulfate de strychnine* (4 à 8 granules par jour de chacun de ces agents, quelque temps avant et pendant les règles).

Personnellement, j'ai toujours retiré d'excellents effets de l'*aconitine* et de l'*anémonine* données aux mêmes doses et de la même manière que les agents précédents.

Contre les accidents névropathiques, on pourra user des *valérianates de fer* et *de zinc* (4 à 6 granules par jour de chacun de ces agents).

Les complications, anémie, chlorose ou névropathie, recevront chacune la médication qui leur convient.

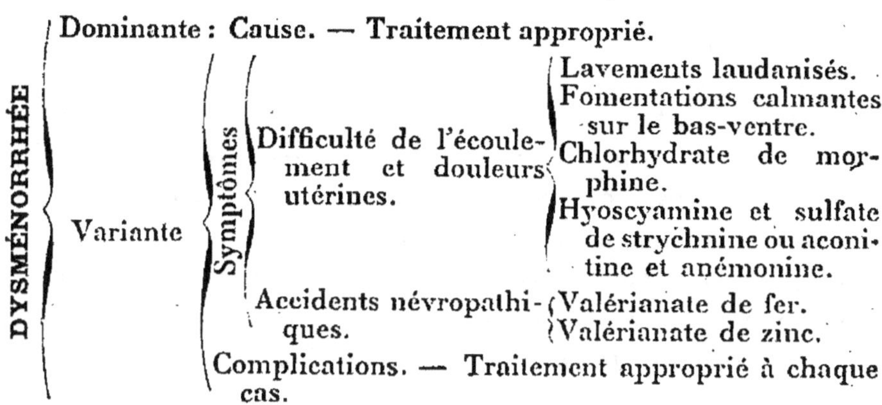

LEUCORRHÉE ou FLUEURS BLANCHES

Définition. — Flux blanchâtre qui se produit, dans l'intervalle des règles, par les voies génitales, sans que ces organes présentent la moindre lésion.

Causes. — Les principales sont la pauvreté du sang, une constitution débile, le lymphatisme, la scrofule, la phtisie, l'anémie, la chlorose, l'hérédité, une idiosyncrasie.

Symptômes. — Etat de langueur et de pâleur, écoulement blanc, crémeux, caséeux ou purulent, renfermant quelquefois des *gonocoques* qui, dans ce cas, indiqueraient que la leucorrhée n'est qu'une vaginite chronique dont les débuts ont passé inaperçus.

Complications. — Troubles digestifs (gastralgie surtout), menstruels ou nerveux ; anémie et chlorose, quand les deux affections n'ont pas déjà provoqué elles-mêmes la leucorrhée.

Traitement. — La *dominante* s'attaquera à la cause par les moyens appropriés.

La *variante* comportera :

Le *sulfhydral* comme antileucorrhéique (une dizaine de granules par jour) ;

Des injections antiseptiques à l'hydrate de chloral et au borate de soude, alternant avec des injections astringentes au tanin ou aux feuilles de noyer (les premières le matin et les secondes le soir) ;

Contre les gastralgies qui compliquent si souvent la leucorrhée, l'on conseillera le *chlorhydrate de morphine*, l'*hyoscyamine* et le *sulfate de strychnine*.

LEUCORRHÉE
- Dominante : Cause. — Traitement approprié.
- Variante
  - Symptômes
    - Ecoulement
      - Sulhydral.
      - Injections antiseptiques et astringentes.
    - Pauvreté du sang
      - Arséniate de strychnine.
      - Arséniate de fer.
      - Quassine.
    - Complications (gastralgie)
      - Chlorhydrate de morphine.
      - Hyoscyamine.
      - Sulfate de strychnine.

MÉTRORRHAGIE

Définition. — Hémorrhagie utérine se produisant à la suite des règles (*ménorrhagie*) ou dans l'intervalle des règles (*métrorrhagie proprement dite*).

Causes. — Les principales sont des violences extérieures, des excès vénériens, l'usage des emménagogues, la chlorose, l'âge critique, une affection de l'utérus.

Symptômes. — Coliques utérines, quelquefois presque nulles, quelquefois fort vives, et perte plus ou moins abondante de sang.

Complications. — Troubles nerveux, anémie, cancer utérin.

Traitement. — La *dominante* devra, tout en s'opposant à la cause de la métrorrhagie, viser à combattre la métrorrhagie elle-même, quand elle se produira.

Pour arrêter l'écoulement sanguin, on prescrira le repos au lit, la tête basse, et des injections vaginales d'eau à 45 degrés.

Si ces moyens ne suffisent pas, l'on conseillera l'*ergotine* ou l'*hydrastine* (3 ou 4 granules de dix minutes en dix minutes, jusqu'à effet). Je crois devoir rappeler à ce sujet que l'*ergotine* agit plus rapidement que l'*hydrastine*, mais que celle-ci est préférable lorsqu'on veut obtenir des effets prolongés. Il appartiendra donc au praticien de choisir l'une ou l'autre, suivant les circonstances.

Dans les cas graves où, malgré tout, la métrorrhagie persisterait, il faudrait avoir recours aux injections de perchlorure de fer et même au tamponnement.

La *variante* du traitement sera dirigée contre les douleurs utérines (un ou 2 granules de *chlorhydrate de morphine* de dix minutes en dix minutes, jusqu'à sédation), et contre l'affaiblissement de l'organisme qui suit inévitablement toute hémorrhagie grave (2 ou 3 granules d'*arséniate de strychnine* et autant de granules d'*arséniate de fer*, en même temps que 5 ou 6 granules de *glycérophosphate de fer* et autant de granules de *glycérophosphate de chaux*, avant chacun des deux principaux repas).

MÉTRORRHAGIE

- **Dominante**
  - Cause. — Traitement approprié.
  - Métrorrhagie en elle-même
    - Cas ordinaires
      - Repos au lit.
      - Injections vaginales d'eau à 45 degrés.
      - Ergotine ou hydrastine.
    - Cas graves
      - Injections de perchlorure de fer.
      - Tamponnement.
- **Variante**
  - Douleurs utérines. — Chlorhydrate de morphine.
  - Affaiblissement consécutif à la métrorrhagie
    - Arséniate de strychnine.
    - Arséniate de soude.
    - Glycérophosphate de fer.
    - Glycérophosphate de chaux.

APPENDICE

MÉDICATION INFANTILE

Pourquoi nombre de personnes, et même de bons esprits, estiment-ils que les maladies des enfants n'exigent presque pas de médicaments, alors qu'elles en exigent d'autant plus qu'elles troublent non seulement le présent, mais qu'elles étendent encore leur influenc sur l'avenir ? L'éminent praticien anglais, Charles West, répond fort judicieusement à cette question. Voici ce qu'il disait, il y a près de vingt-cinq ans, à ses élèves de Londres, dans sa première leçon sur les maladies des enfants :

« Votre mode ordinaire d'observer la maladie sera en
« grande partie inapplicable dans la médecine des en-
« fants, et vous vous sentirez comme si vous aviez à réap-
« prendre l'alphabet. Vous croirez entrer dans un pays
« dont les habitants parlent le langage et ont les ma-
« nières du peuple que vous venez de quitter, et vous
« entendrez autour de vous les accents d'une langue étran-
« gère ; vous observerez des manières et des coutumes
« telles que vous n'en aviez encore vues. Vous ne pour-
« rez interroger votre malade ; ou bien, s'il est assez âgé
« pour parler, l'enfant, par crainte ou faute de compren-
« dre bien, vous fera probablement des réponses inexac-

« tes. Vous essayez de vous éclairer par l'expression de
« la physionomie, mais l'enfant s'effraie, et ne supporte
« pas votre regard. Vous tentez de compter son pouls, il
« lutte alarmé ; vous voulez ausculter sa poitrine, il
« pousse aussitôt des cris violents.

« Quelques médecins ne surmontent jamais ces diffi-
« cultés, et pour eux la médecine infantile reste par
« conséquent lettre morte. Ils finissent par vivre tran-
« quilles dans leur ignorance, et vous assurent avec le
« plus grand sérieux, qu'il est inutile de chercher à com-
« prendre ces affections. Ils sont tombés dans cette funeste
« erreur pour n'avoir pas pris la peine de bien commen-
« cer ; ils n'ont pas appris à interroger leurs petits ma-
« lades, et ainsi n'en ont jamais reçu de réponse satisfai-
« sante. — Je dis les interroger, car, si les petits enfants
« ne parlent pas, ils ont pourtant un langage qui leur est
« propre, et c'est celui-ci que vous devez d'abord vous
« proposer d'apprendre, si vous désirez acquérir les qua-
« lités d'un praticien heureux à traiter les maladies de
« l'enfance. Mais si vous n'avez cultivé en vous l'esprit
« d'observation, vous n'arriverez pas à comprendre ce
« langage, car il est tout de signes, et ceux-ci ne seront
« jamais saisis par les inattentifs (1). »

Dans sa deuxième leçon, le même auteur s'exprimait
ainsi à propos de : *De l'Art de prescrire pour les enfants :*

« Je vais vous donner quelques aperçus généraux sur
« l'art de prescrire pour les enfants à la mamelle et ceux
« du premier âge. Mais d'abord je dois vous prévenir de
« la double difficulté que vous rencontrerez, d'une part,
« dans la méchanceté du petit malade ; de l'autre, dans

---

(1) *Leçons sur les Maladies des enfants,* traduites et annotées par
le D' Archambault, 2ᵉ édit. franç., page 3.

« les préjugés des parents. Presque tout votre succès
« comme praticien dépendra de la délicatesse de tact avec
« laquelle vous éviterez d'entrer en lutte avec les deux.
« Prescrire une médecine nauséabonde, quand avec un
« peu de soin vous auriez pu en ordonner une d'un goût
« agréable ; insister sur un détail d'alimentation ou sur
« l'administration d'un remède particulier qui, dans l'idée
« des parents, ne convient pas, à moins que vous ne le
« jugiez indispensable à la guérison du malade, c'est
« affaiblir sans nécessité l'autorité que pour des maladies
« plus graves il est absolument nécessaire que vous puis-
« siez exercer. Comme l'ont très bien dit Rilliet et
« Barthez, la méchanceté, la mauvaise humeur, et le re-
« fus de tout médicament de la part des enfants se con-
« statent plus dans les affections légères que dans les
« affections sérieuses. Dans la plupart de ces cas, la na-
« ture seule suffit à amener la guérison ; et si en même
« temps que vous surveillez tout symptôme grave, vous
« pouvez éviter aux enfants ces boissons désagréables,
« qu'ils n'avalent le plus souvent qu'avec un supplice de
« pleurs, de frayeur et de colère, vous aurez beaucoup
« gagné dans leur affection, et n'aurez rien perdu de la
« confiance des parents. La lutte avec un enfant pour le
« contraindre à prendre une médecine, à le faire entrer
« dans le bain ou lui administrer un vomitif, fait généra-
« lement plus de mal que le remède ainsi administré ne
« peut produire de bien ; et le déluge de larmes qu'elle
« évite dans les *nurseries* est une des plus puissantes
« recommandations de l'homœopathie au choix du pu-
« blic (1). »

---

(1) *Ouvrage cité*, page 25.

Et un peu plus loin, West ajoutait au sujet des préparations nauséabondes qui encombrent la Pharmacie galénique :

« Les enfants que l'on déciderait à prendre ces prépa-
« rations, devraient avoir acquis une dose de sagesse, ou
« être doués d'une docilité de beaucoup au-dessus de la
« moyenne (1). »

Inutile d'insister sur la raison expressément donnée par West pour expliquer la croyance fausse que la médecine infantile est impossible. Je suppose que la plupart de mes confrères connaissent le langage particulier aux bébés dont parle West, et qu'à cette connaissance ils joignent les autres qualités requises par le professeur de Londres, de ceux qui veulent faire cette médecine, savoir : une grande affection pour les enfants, infiniment de douceur dans les manières, un art subtil, des ménagements, et beaucoup de tact. Il existe d'ailleurs, pour les principales maladies infantiles, telles que : le croup, la coqueluche, les fièvres éruptives, la méningite, etc., des symptômes caractéristiques qui ne sauraient tromper un médecin tant soit peu expérimenté.

La raison qu'on peut tirer, pour se rendre compte du doute qui s'attache à la médecine infantile, des critiques de West sur les préparations pharmaceutiques ordinaires est beaucoup plus sérieuse.

Il est incontestable que les enfants n'ont pas tout à fait tort dans la résistance qu'ils opposent, quand on veut leur faire prendre ces préparations, et l'auteur anglais, en affirmant que dans les conditions où elles sont presque toujours données, elles font plus de mal que de bien, avance une chose rigoureusement vraie.

---

(1) *Ouvrage cité*, page 26.

Mais il est un autre point de vue auquel il faut se placer pour juger encore mieux la question.

On admet en général pour les enfants, comme pour l'adulte, des doses maxima et minima. Ces doses calculées d'après l'âge, la dose entière des adultes étant prise pour unité, nous sont fournies par la table de Gaubius, que je reproduis ici :

Au-dessus d'un an.	1/15 à 1/12
A deux ans.	1/8
A trois ans.	1/6
A quatre ans.	1/4
A sept ans.	1/3
A quatorze ans.	1/2
A vingt ans.	2/3
De vingt à soixante ans.	1
Au-dessus de soixante ans, gradation inverse.	

Eh bien, les doses maxima et minima ne sont pas plus justifiées pour les enfants que pour les adultes, et de même qu'elles sont dangereuses pour les adultes, elles sont dangereuses pour les enfants.

Avec nos granules on évite tout inconvénient. D'une part, en effet, ces granules ne répugnent pas plus aux petits malades qu'aux grands, et, d'autre part, grâce à la règle des doses réfractées, leur emploi est toujours inoffensif.

Mais comment les administre-t-on aux enfants ?

Il faut distinguer.

Si l'on a affaire à des enfants tout jeunes, n'ayant pas ou n'ayant guère dépassé trois ans, il est difficile, pour ne pas dire impossible, de donner les granules tels quels. Le seul moyen pratique à adopter alors est de les faire dissoudre dans un nombre de cuillerées à café de grog léger calculé suivant l'âge, et de les administrer, cuillerée par cuillerée, de quart d'heure en quart d'heure, ou de demi-heure en demi-heure.

La chose va toute seule quand on ne doit avoir recours qu'à des granules d'une même espèce. Dans le cas contraire, il en est autrement.

On veut, par exemple, qu'un bébé atteint de fièvre prenne l'*association défervescente infantile* composée des trois alcaloïdes suivants :

> *Brucine,*
> *Aconitine,*
> *Digitaline* (1) ;

De quelle manière va-t-on procéder ?

Le docteur Toussaint conseille de faire dissoudre un granule de chacun de ces alcaloïdes, et les trois ensemble, dans quelques cuillerées de grog léger (3, 6, 9 ou 12 cuillerées, suivant l'âge), de bien remuer ce mélange et d'en donner de quart d'heure en quart d'heure, ou de demi-heure en demi-heure, une cuillerée à café.

De même, pour combattre la toux de la rougeole et s'opposer à la prolifération de l'élément infectieux de cette maladie, il fait dissoudre un granule des quatre agents :

> *Brucine,*
> *Codéine,*
> *Sulfhydral,*
> *Iodoforme,*

---

(1) Une autre association défervescente très utilisée chez les enfants est la suivante :

> *Brucine,*
> *Aconitine,*
> *Vératrine.*

dans 6 cuillerées à café d'un grog léger, et donne une cuillerée à café du mélange de quart d'heure en quart
d'heure ou de demi-heure en demi-heure.

Et ainsi de tous les granules différents entre eux, quels
qu'ils soient.

Ce mode d'opérer me paraît présenter un certain danger.

Il se peut que les substances dont seront formés les granules n'aient pas toutes la même solubilité. Dans ce cas,
la substance la moins soluble se trouvera en quantité insuffisante dans les premières cuillerées et en quantité trop
forte dans les dernières. Ne s'expose-t-on pas par là à de
fâcheux accidents ? Je le crains, et pourtant le docteur
Toussaint, qui est passé maître dans la médication infantile, nous assure qu'il agit comme il le fait, depuis 18 ans,
et que pas une fois il n'a eu à s'en plaindre.

Quoi qu'il en soit, j'aime mieux, en ce qui me concerne,
faire dissoudre les granules séparément, sauf ensuite à
administrer, l'une après l'autre, une cuillerée à café de
chaque solution. Cela est d'autant plus facile qu'en général
pour les jeunes enfants, il n'y a que très peu de granules
différents à prescrire ensemble.

Si l'enfant a dépassé trois ans, l'administration des granules pourra avoir lieu, le plus souvent, comme pour les
adultes, dans une cuillerée d'eau. Il arrivera quelquefois,
il est vrai, que leur déglutition ne se fera pas toujours
bien avec cette petite quantité de liquide, surtout chez un
sujet impressionnable, nerveux ou volontaire, mais deux
ou trois autres cuillerées d'eau suffiront pour entraîner
les granules dans l'estomac.

Les granules ainsi pris par l'enfant ne l'exposent à aucun péril, pourvu qu'on ait eu soin de les prescrire d'après
la règle des doses réfractées, et à des intervalles en prin-

cipe moins rapprochés que pour les adultes. Du reste, ceux des granules qui seraient le plus susceptibles de causer des accidents (strychnine, morphine, atropine, daturine, strophantine, émétique, etc.) n'entrent que rarement ou n'entrent jamais dans la médication infantile. Par là se trouvent calmées toutes les appréhensions et écartés tous les dangers.

Je vais donner maintenant quelques indications succinctes sur le traitement des maladies les plus importantes des enfants.

MALADIES GÉNÉRALES

FIÈVRE

L'état fébrile nous étant indiqué par l'accélération des battements du pouls et l'élévation de la température, et le nombre normal des battements du pouls variant avec l'âge, alors que la température, à l'état de santé, est toujours de 37°, il sera bon de se rappeler les chiffres du pouls aux divers âges de l'enfance, en les rapprochant des chiffres de l'âge adulte et de la vieillesse.

Age	Pouls		
Nouveau-né. . . .	140 à 180 battements à la minute.		
1 an.	100 à 115	—	—
2 ans.	100	—	—
5 ans.	90	—	—
10 ans.	85	—	—
15 ans.	80	—	—
20 ans.	75	—	—
25 ans à 60 ans. .	70	—	—
Au-dessus de 60 ans.	75	—	—
Vieillesse avancée. .	80	—	—

Quel traitement opposerons-nous à la fièvre chez l'enfant ?

Nous nettoierons d'abord le tube digestif au moyen d'une toute petite dose de *Sedlitz granulé*, puis nous nous adresserons à l'*association défervescente infantile*, administrée de la manière indiquée plus haut. Nous aurons également recours, comme antithermiques, à de grands bains tièdes, et à quelques lavements d'eau de tilleul et de graine, de lin. L'*hydro-ferro-cyanate de quinine*, s'il y a intermittence ou rémittence ; la *codéine*, s'il y a douleur; l'*hyoscyamine*, s'il y a spasme, compléteront le traitement.

EMBARRAS GASTRIQUE FÉBRILE ou FIÈVRE GASTRIQUE

(Voir plus haut, pages 102 et 103)

FIÈVRE TYPHOÏDE

(Voir plus haut, pages 103-109)

ROUGEOLE

(Voir plus haut, pages 122-125)

SCARLATINE

(Voir plus haut, pages 125-128)

DIPHTÉRIE

(Voir plus haut, pages 132-137)

SCROFULE ou STRUME

(Voir plus haut, pages 137 et 138)

MALADIES LOCALISÉES

I. — MALADIES DU SYSTÈME NERVEUX

MÉNINGITE AIGUË FRANCHE

(Voir plus haut, pages 174-176)

Comme *dominante* du traitement, on prescrira des sangsues aux apophyses mastoïdes, des applications d'eau froide ou de glace sur la tête, des sinapismes aux membres inférieurs. En même temps, on administrera les alcaloïdes défervescents, tels que l'*aconitine* et la *vératrine* (un granule de chacun d'eux de quart d'heure en quart d'heure, jusqu'à la chute de la fièvre). Si la fièvre présentait des rémittences, ou aurait recours, pour la combattre, à l'*hydro-ferro-cyanate de quinine* (4 on 5 granules au milligramme de quart d'heure en quart d'heure, pendant la rémission, jusqu'à la régularisation complète du pouls).

La *variante* du traitement s'attaquera aux principaux symptômes. Ainsi l'on conseillera :

Contre la céphalalgie, le *camphre monobromé* (2 granules de demi-heure en demi-heure, jusqu'à sédation) ;

Contre l'hyperesthésie de la vue et de l'ouïe, le rétrécissement des pupilles, la contracture des muscles de la face et du cou, le strabisme et les grincements de dents, le *valé-*

rianate d'atropine ou la *daturine* (un quart de granule, un demi-granule ou un granule de quatre heures en quatre heures, selon l'âge de l'enfant) ;

Contre les vomissements, l'*hyoscyamine* (un quart de granule, un demi-granule ou un granule de demi-heure en demi-heure) ;

Contre le délire, le *croton-chloral* (2 granules de quart d'heure en quart d'heure) ;

Contre la constipation, le *Sedlitz granulé* (une cuillerée à dessert chaque jour) ;

Contre les signes de paralysie cérébrale, tels que résolution musculaire, selles et mictions involontaires, dilatation des pupilles, dureté de l'ouïe, etc., la *brucine* ou le *sulfate de strychnine*, suivant l'âge de l'enfant (un granule de quart d'heure en quart d'heure).

MÉNINGITE TUBERCULEUSE
(Voir plus haut, pages 176-178)

Le traitement sera le même en principe que celui de la méningite aiguë franche. Toutefois, il faudra se montrer sobre d'émissions sanguines dans la méningite tuberculeuse, et donner la préférence aux applications de glace sur la tête ou aux évacuations alvines.

On aura grand soin également de tout tenter pour couper la fièvre méningitique qui procède par accès et précipite la mort par l'épanchement consécutif à la congestion cérébrale que cette fièvre peut amener. Dans ce but, on recourra aux antipériodiques, principalement à l'*arséniate* ou à l'*hydro-ferro-cyanate de quinine* (un granule de chacun de ces agents — le dernier au centigramme — de quart d'heure en quart d'heure, pendant les périodes de rémission).

Quoi qu'on fasse d'ailleurs, la méningite tuberculeuse est presque fatalement mortelle.

CONVULSIONS ou ÉCLAMPSIE INFANTILE
(Première enfance)

Mouvements involontaires et désordonnés exécutés par les membres ou seulement par certains groupes de muscles. Quand ces mouvements s'accompagnent de contractures permanentes, les convulsions sont dites *toniques* ; quand ils se succèdent et agitent le malade de secousses répétées, elles sont dites *cloniques*.

Les convulsions des enfants reconnaissent pour causes les antécédents nerveux ou alcooliques des parents, une mauvaise alimentation, la diarrhée, la constipation, le travail de la dentition, l'existence de vers intestinaux, le début d'une autre maladie, par exemple une fièvre éruptive, une pneumonie.

« Dans les convulsions de l'enfance, il faut avant tout,
« dit le docteur Toussaint, desserrer les vêtements des
« petits malades, les étendre sur un lit où ils peuvent
« s'allonger et remuer à l'aise, et aérer la chambre.

« On recherche alors quelles peuvent être les causes de
« la crise, et on l'attaque directement par les moyens ap-
« propriés.

« Si l'on suppose une indigestion, on facilite les vomis-
« sements à l'aide de l'*émétine*.

« Si l'enfant est constipé, on administre, suivant les
« cas, un lavement au sel gris, au miel ou à la glycérine,
« quelques granules de *podophyllin* ou le *calomel*, ou une
« dose de *Sedlitz granulé*.

« S'il y a lieu de soupçonner la présence de vers dans
« l'intestin, on donne le *calomel* et la *santonine*.

« Si l'enfant est en période de dentition, on examine
ses gencives, et si elles présentent des parties tuméfiées,
« on y fait au bistouri de légères scarifications qui, par
« la petite hémorrhagie qu'elles provoquent, apportent
« un grand soulagement au malade.

« Quand l'enfant présente des symptômes d'une maladie
« aiguë, on facilite par une médication convenable la
« marche de l'affection (1). »

Le D^r Le Grix a souvent réussi à juguler des crises
de convulsions éclamptiques, chez les enfants, au
moyen d'injections hypodermiques de chlorhydrate de
morphine (un milligramme par mois d'âge), répétées
plusieurs fois en cas de besoin.

ACCIDENTS DE LA DENTITION

(Première enfance)

Les plus fréquents de ces accidents sont des éruptions
cutanées qui se montrent spécialement aux fesses et à la
face (*feux de dents*), la fièvre, la diarrhée et les convulsions. De plus, le travail de la dentition favorise la prédisposition à la scrofule, à la tuberculose et au rachitisme.

Le traitement sera dirigé surtout contre les accidents.
Nous savons déjà ou nous verrons comment on combat la
fièvre, la diarrhée, les convulsions ; je n'insiste donc pas
là-dessus. La *poudre de riz, d'amidon* ou *de lycopode*, de
légères scarifications aux gencives, quelques *topiques locaux* feront disparaître ou atténueront les feux de dents et
calmeront la douleur.

---

(1) *Ouv. cité, v° Convulsions.*

CHORÉE ou DANSE DE SAINT-GUY

(Voir plus haut, pages 178-180)

La *dominante* du traitement visera la cause de la chorée. En conséquence :

S'agit-il d'une chorée d'origine rhumatismale, on prescrira le *salicylate de soude* (2 à 4 granules d'heure en heure), l'*arséniate de soude* (un à 3 granules par jour, donnés séparément), et quelques bains sulfureux.

Est-on en présence d'une chorée due à l'anémie, on aura recours aux incitants vitaux et aux reconstituants, et l'on conseillera la *brucine* (un granule toutes les heures ou toutes les deux heures, selon le degré du mal ou l'âge du sujet), et les *glycérophosphates de fer et de chaux* (2 à 4 granules de chacun de ces agents au moment des repas).

Comme *variante* du traitement, on usera :

Contre le déséquilibre nerveux, du *valérianate de zinc* et du *camphre monobromé* (un granule du premier agent et 2 granules du second d'heure en heure ou de deux heures en deux heures, jusqu'à ce que le déséquilibre nerveux ait disparu ou du moins soit atténué) ;

Contre l'insomnie, du *croton-chloral* (une dizaine de granules, un à un, pendant la nuit) ;

Contre la difficulté qu'a le malade de manger et de boire seul, de la précaution de l'alimenter comme on le ferait pour un enfant d'un an ;

Contre les accidents traumatiques possibles, d'une surveillance de tous les instants.

Pour les complications principales, rhumastisme articulaire aigu et anémie, on agira, dans chaque cas, suivant les circonstances.

PARALYSIE INFANTILE

(*Première enfance*)

Atteint les extrémités, principalement les inférieures, avec atrophie des muscles, mais conservation de la sensibilité.

La paralysie infantile survient brusquement, sans cause apparente, à la suite de convulsions générales (paralysie infantile *idiopathique*). Toutefois, elle est habituellement *symptomatique* de la dentition, d'une constipation opiniâtre, d'une fièvre grave, de l'existence de vers intestinaux,

Comme traitement, l'on visera principalement la cause de la paralysie ; par exemple, si l'on soupçonne des vers, on conseillera la *santonine*. Quelles que soient d'ailleurs les circonstances, l'on aura aussi toujours recours à la *brucine* (un à 3 granules par jour) pour s'opposer à la paralysie en elle-même, et au *phosphate de fer* ou au *glycéro-phosphate de chaux* (3 à 6 granules par jour) comme reconstituant. Electriçité, hydrothérapie.

II. — MALADIES DES FOSSES NASALES ET DU LARYNX

CORYZA DES NOUVEAU-NÉS

L'inflammation de la muqueuse des fosses nasales reconnaît pour *cause prédisposante*, chez les nouveau-nés, l'extrême bas âge des sujets, et pour *causes déterminantes*, un refroidissement, l'humidité, des variations atmosphériques.

Ses symptômes sont la bruyante respiration de l'enfant par le nez ; la difficulté qu'il a à prendre le sein, par suite de la gêne respiratoire due alors à l'obstruction de ses fosses nasales relativement étroites ; le fait, pour le même motif, qu'il dort la bouche ouverte ; ses cris d'impatience, son agitation, son inquiétude.

Le coryza des nouveau-nés est plus sérieux que celui des adultes, d'une part parce qu'il compromet l'alimentation des enfants, et d'autre part, parce qu'en cas d'épidémie de diphtérie, il a une grande tendance à devenir pseudo-membraneux.

Les complications les plus redoutables de cette affection sont le marasme par insuffisance d'alimentation et les convulsions.

Son traitement exige le *nettoyage fréquent des narines* à l'eau boriquée, des *applications de sinapismes* aux jambes et l'emploi quotidien du *Sedlitz granulé* à titre de laxatif (quelques grains en dissolution dans un peu d'eau sucrée).

Si le coryza va jusqu'à empêcher tout à fait l'allaitement, on nourrit l'enfant à la cuillère avec du lait de vache ou de chèvre, coupé d'eau bouillie.

Quant aux convulsions, dans le cas où il s'en produit, on leur applique la médication appropriée.

LARYNGITE STRIDULEUSE ou FAUX CROUP

Laryngite catarrhale simple, spéciale aux enfants, reconnaissant pour cause un refroidissement.

Les symptômes de la laryngite striduleuse consistent en spasmes intermittents du larynx accompagnés de dyspnée violente, de toux rauque, bruyante, ressemblant quelquefois à l'aboiement d'un chien, et de sifflement à l'inspiration. Ces spasmes surviennent vers onze heures du soir ou au milieu de la nuit et brusquement, du moins en apparence, l'enfant ayant semblé avoir été mis au lit bien portant ; au bout de quelques instants dans certains cas, au bout de plusieurs heures dans d'autres, la situation s'amende, le calme revient et le petit malade se rendort.

Une complication redoutable de la laryngite striduleuse est la pneumonie catarrhale, alors généralement mortelle.

La *dominante* du traitement s'attachera à faire disparaître le spasme du larynx qui détermine l'accès. Elle comporte l'application sur le devant du cou d'une compresse ou d'une éponge imbibée d'eau très chaude, et de l'administration de la *brucine* et de l'*hyoscyamine* (un quart de granule, un demi-granule ou un granule de chacun de ces agents, de quart d'heure en quart d'heure, suivant l'âge de l'enfant).

Pour prévenir le retour de l'accès, on fera respirer le petit malade dans une atmosphère de vapeur d'eau et on lui appliquera des cataplasmes sur le devant du cou, ou on lui entourera le cou d'ouate recouverte de taffetas gommé.

La *variante* du traitement consistera à s'opposer à la pneumonie catarrhale qui peut venir compliquer la laryngite striduleuse, au moyen de l'*association défervescente infantile*, de la *codéine*, de l'*iodoforme* et du *sulfhydral*.

CROUP

(Voir plus haut, pages 132-137.)

III. — MALADIES DES BRONCHES

COQUELUCHE

(Voir plus haut, pages 212-214.)

On a tout essayé contre la coqueluche : vomitifs, bromure de potassium, atropine, chloroforme, chloral, drosera, sulfate de quinine à hautes doses, etc. ; rien ne paraît efficace.

Pour nous, nous attaquons d'abord l'agent pathogène en même temps que nous soutenons la vitalité du malade (*dominante* du traitement). C'est ainsi qu'après avoir désobstrué les voies respiratoires au moyen de l'*émétine* (un à 3 granules de dix minutes en dix minutes jusqu'à effet), nous administrons le *sulfhydral* (un granule toutes les demi-heures d'abord, puis toutes les heures) et la *brucine* (3 à 6 granules par jour, donnés séparément).

Dès que les quintes deviennent caractéristiques, nous combattons l'élément spasmodique en adjoignant aux agents précédents, le *camphre monobromé* (un granule chaque fois qu'on donne le sulfhydral et en même temps que lui) et le *valérianate d'atropine* (un quart de granule, un demi-granule ou un granule, suivant l'âge du malade toutes les trois ou quatre heures). Nous complétons de cette manière la *dominante* du traitement.

La *variante* est surtout dirigée contre les complications.

Une rougeole se déclare-t-elle, on la soigne, sans arrêter la médication de la coqueluche.

Survient-il un engorgement des poumons, une bronchite capillaire, on fait, sans perdre de temps, des applications sinapisées sur le dos et sur la poitrine, et l'on prescrit l'*association défervescente infantile*.

Se produit-il une de ces ulcérations du frein de la langue, si communes dans la coqueluche, on la cautérise au nitrate d'argent ou bien on la touche plusieurs fois par jour avec de la glycérine boriquée.

Pendant les quintes, l'on doit surveiller très attentivement le malade et lui tenir la tête penchée en avant pour faciliter l'expulsion des mucosités qui encombrent l'arrière-bouche et les bronches. Si, malgré toutes ces précautions, le malade est pris de syncope, il faut recourir aux révulsifs, au marteau de Mayor, à la respiration artificielle.

Y a-t-il dépérissement par suite de vomissements alimentaires répétés, on fait manger le malade après les quintes, en lui donnant peu d'aliments chaque fois, mais en multipliant ses repas.

Pendant la troisième période de la coqueluche, les toniques et un changement d'air sont indiqués en vue de prévenir les véritables rechutes qui se produisent, dans certains cas, après quelques semaines d'un complet rétablissement.

La coqueluche étant très contagieuse, les malades doivent être isolés, et les locaux habités par eux, ainsi que tous les objets y contenus, soigneusement désinfectés.

BRONCHITE CAPILLAIRE

Les symptômes de cette affection chez l'enfant sont une toux pénible, fatigante, des râles secs au sommet du poumon, des râles humides à la base, et un abattement extrême.

L'on prescrira l'*association défervescente infantile* contre la fièvre (suivant le mode d'administration que j'ai indiqué plus haut), le *sulfhydral,* l'*hydro-ferro-cyanate de quinine*, s'il y a des rémissions marquées (un granule au milligramme d'heure en heure pendant la période d'apyrexie, le *Sedlitz granulé* pour assurer la liberté intestinale, et quelques *applications sinapisées* au thorax et aux membres inférieurs.

PNEUMONIE

La pneumonie n'est presque jamais franche chez l'enfant ; il s'agit, dans la plupart des cas, de *broncho-pneumonie*. Ses symptômes sont les suivants : fâce pâle et bouffie ; teint terreux, murmure vésiculaire très affaibli ou effacé ; matité; pouls fréquent et petit; température de 40° à 41° ; agitation, délire, puis prostration générale ; apparition de taches pourprées, et finalement la mort.

Même traitement en principe que pour la bronchite capillaire.

IV. — MALADIES DU TUBE DIGESTIF

ANGINES SIMPLES

(Voir plus haut, pages 235-240).

ANGINE COUENNEUSE
(Voir plus haut, pages 240-242.)

MUGUET
(Première enfance)

Maladie caractérisée par la formation sur la muqueuse du tube digestif d'un exsudat composé en grande partie d'un parasite végétal, l'*oïdium albicans*.

Le muguet est *idiopathique* (c'est généralement celui des bébés de moins de deux ou trois mois), *symptomatique* d'une affection préexistante, ou *épidémique* (1).

Apparaissent d'abord un érythème des fesses, de la diarrhée et de la fièvre. Ensuite se montre l'exsudat qui débute par la bouche, et s'étend au pharynx, à l'estomac, à l'intestin. La diarrhée et la fièvre augmentent ; l'enfant est très agité, il se plaint, crie ; il dépérit à vue d'œil, tombe dans un abattement profond, et finalement il meurt.

Le traitement est local et général. Le premier comporte les lavages fréquents de la bouche du bébé avec une solution alcaline au *borate* ou *bicarbonate de soude*. Le second consiste dans l'administration de *lavements amidonnés*, de *bains*, du *Sedlitz granulé* pour le nettoyage de l'intestin, du *salicylate de bismuth*, du *sulfhydral* pour son asepsie, de la *brucine* comme nervin, et du *phosphate de fer* ou du *glycérophosphate de chaux* comme reconstituants.

---

(1) Chez les adultes, le muguet ne survient que comme complication de très fâcheux augure à la phase ultime des maladies longues et douloureuses ; dans ce cas, il se limite habituellement à la bouche.

ACIDITÉS

(Première enfance)

Résultat de mauvaises digestions.

Fréquentes chez les enfants chétifs, les acidités sont favorisées par un mauvais lait ou par une alimentation irrationnelle.

Elles s'accusent par l'odeur d'aigre qui se dégage des petits malades, par des déjections alvines verdâtres, et par des vomissements de lait à moitié digéré et coagulé.

Leur complication la plus ordinaire est la diarrhée.

Leur traitement consiste à surveiller la manière dont l'enfant est nourri, et à prescrire :

Pour corriger l'acidité du suc gastrique, l'*eau de chaux seconde*, l'*eau de Vals* ou *de Vichy*. — Personnellement, je m'en tiens à peu près exclusivement à l'eau de chaux seconde et je m'en trouve toujours fort bien (3 à 6 cuillerées à café par jour, coupées avec du lait de la nourrice) ;

Pour débarrasser l'intestin de ses toxines, le *Sedlitz granulé* (un quart de cuillerée à café tous les matins) ;

Pour aseptiser l'intestin, le *salicylate de bismuth* (3 à 6 granules par jour donnés séparément) ;

Pour fortifier l'enfant, la *brucine* et le *phosphate de fer* (un ou 2 granules par jour de chacun de ces agents).

FLATUOSITÉS

(Première enfance)

Développement considérable de gaz dans le tube digestif.

Les flatuosités dépendent ordinairement d'un mauvais

lait ou d'une alimentation irrationnelle, et quelquefois de l'atonie ou de l'irritation de l'estomac et de l'intestin.

L'enfant qui a des flatuosités est agité, inquiet ; il souffre de coliques, et il présente un ballonnement plus ou moins prononcé du ventre, accompagné fréquemment de constipation.

D'habitude, le changement de lait ou de nourriture, quelques cuillerées d'infusion de camomille et des frictions sur le ventre avec une flanelle sèche ou imprégnée d'huile camphrée, suffisent pour triompher du mal.

Dans les cas tenaces, on retire d'excellents effets du *Sedlitz granulé* prescrit contre la constipation (un quart de cuillerée à café par jour) et de la *brucine* administrée contre l'atonie du tube digestif (un ou 2 granules par jour).

DIARRHÉE

(*Première enfance*)

L'enfant est atteint de diarrhée lorsqu'il a plus de 3 ou 4 selles par jour, et qu'en même temps ses déjections sont verdâtres.

La diarrhée est soit *idiopathique* (elle provient alors d'un mauvais lait, d'une alimentation irrationnelle, d'un sevrage trop brusque, d'un refroidissement), soit *symptomatique* d'une autre maladie, par exemple des acidités ou d'une entérite, soit *sympathique* du travail de la dentition.

L'enfant qui a de la diarrhée est agité, inquiet ; il souffre de coliques ; il maigrit très vite et ne tarde pas à tomber dans le marasme. Quelquefois sa diarrhée est si forte, qu'elle constitue l'état toujours très grave qu'on appelle *diarrhée cholériforme, choléra infantile.*

Il n'est pas rare que la diarrhée se complique de convulsions.

Pour instituer le traitement, on recherchera avant tout la cause du mal (*dominante*) ; l'on s'attaquera ensuite aux symptômes (*variante*).

L'*eau de chaux seconde*, l'*eau de Vals* ou *de Vichy* nous rendront de réels services pour venir à bout des acidités.

L'*émétine* (un granule de cinq minutes en cinq minutes, jusqu'à effet) et le *Sedlitz granulé* (un quart de cuillerée à café dans un peu d'eau ou mieux d'infusion de camomille) débarrasseront l'estomac et l'intestin de toutes les toxines qui peuvent s'y être accumulées.

Le *salicylate de bismuth* (3 à 6 granules par jour donnés séparément) aseptisera tout le tube digestif.

La *brucine* (un ou 2 granules par jour) viendra inciter puissamment l'organisme et soutenir la force vitale.

De *grands bains* ou des *bains de siège tièdes* à l'eau de mauve ou de son, de cinq à dix minutes, trois fois par jour, compléteront heureusement la médication.

Enfin, si l'on a affaire à une diarrhée cholériforme, les *grands bains sinapisés* que préconise Trousseau seront des plus efficaces.

CONSTIPATION

(*Première enfance*)

Rareté et dureté des matières fécales, dont les causes sont un mauvais lait, une alimentation irrationnelle, les flatuosités.

L'enfant atteint de constipation est agité, inquiet ; il dort mal, souffre de coliques, et peut être pris de convulsions.

La première indication du traitement sera de lutter contre la cause de la constipation (*dominante*).

Pour la seconde indication (médication des symptômes) les *fomentations calmantes*, les *lavements*, les *bains*, le *Sedlitz granulé* (un quart de cuillerée à café chaque matin) et la *brucine* (un ou 2 granules par jour) satisferont aux diverses exigences de la *variante*.

ENTÉRITE

L'entérite, ou inflammation de la muqueuse de l'intestin, est *aiguë* ou *chronique*.

L'*entérite aiguë* des enfants reconnaît principalement pour causes une alimentation excessive ou de mauvaise qualité, l'impression du froid, une constipation persistante, la présence de vers dans l'intestin.

L'*entérite chronique* peut succéder à l'entérite aiguë ou être chronique d'emblée. Dans ce dernier cas, elle dépend presque toujours d'une alimentation défectueuse ou d'une constipation persistante.

L'enfant atteint d'*entérite aiguë* n'a que peu ou pas de fièvre. Il se plaint de coliques et il a des selles fréquentes muqueuses ou séro-muqueuses, colorées en jaune ou en vert par la bile. Son ventre est ballonné. L'appétit est nul et la soif vive.

Dans le cas d'*entérite chronique*, le malade n'a pas de fièvre, et il accuse peu de douleurs abdominales. Ses selles ne dépassent guère le nombre de cinq ou six par jour ; elles sont, comme dans l'entérite aiguë, muqueuses ou séro-muqueuses, colorées en jaune ou en vert, mais, de plus, elles ont ordinairement une odeur fétide.

L'entérite, qu'elle soit aiguë ou chronique, peut se compliquer de catarrhe de l'estomac (on a alors la *gastro-*

entérite), et quand elle est chronique, elle détermine quelquefois chez l'enfant une *névralgie lombo-abdominale* ou *intercostale* susceptible d'atteindre le *nerf crural* et le *nerf sciatique*.

La *dominante* du traitement de l'entérite aiguë visera naturellement la cause de la maladie. On recherchera donc cette cause avec le plus grand soin, et lorsqu'on l'aura trouvée, on lui appliquera la médication qui lui convient.

La *variante* du traitement comportera :

La sédation des coliques par le *chlorhydrate de morphine* (un granule de demi-heure en demi-heure, jusqu'à effet) et l'application de cataplasmes laudanisés sur le ventre ;

La modération des mouvements péristaltiques de l'intestin, et conséquemment de la diarrhée, par l'*hyoscyamine*, la *brucine* et le *salicylate de bismuth* (un granule de chacun de ces agents de demi-heure en demi-heure ou d'heure en heure, jusqu'au rétablissement de l'état normal);

L'asepsie quotidienne du tube intestinal par le *Sedlitz granulé* donné à dose laxative (une petite cuillerée à café). Personnellement, pour mieux assurer cette asepsie, je prescris d'ordinaire, avec le *Sedlitz granulé*, le *salol* en cachets de deux à cinq centigrammes, suivant l'âge de l'enfant (2 cachets par jour) ;

L'apaisement de la soif par l'eau de riz, l'eau albumineuse, l'eau de Vals ;

L'alimentation du petit malade par de légers bouillons et par le lait.

Au moment de la convalescence, le régime ordinaire ne devra être repris que peu à peu, et sous la surveillance sévère du médecin traitant.

Le traitement de l'entérite chronique sera analogue à celui de l'entérite aiguë, sauf qu'on fera bien, dans le cas de diarrhée tenace, de compléter l'action de l'*hyoscyamine*, de la *brucine* et du *salicylate de bismuth* par celle du *tanin* (2 à 5 granules par jour). Mais ce qui est de la plus haute importance, dans l'entérite chronique, c'est le régime alimentaire du malade.

« Le lait coupé d'eau de Vals (Reine), d'eau de Pougues
« (Saint-Léger), le bouillon de poulet, les décoctions de
« céréales sont les premiers aliments à essayer ; puis vien-
« nent les *laits de poule*, les petites panades claires, les
« œufs mollets et, enfin, la viande rôtie. Le pain et le vin
« ne peuvent rentrer dans le régime que tardivement
« dans la convalescence. La *brucine*, la *quassine* et la
« *pepsine* aiguiseront l'appétit et faciliteront la diges-
« tion (1). »

APPENDICITE, TYPHLITE ET PÉRITYPHLITE

J'ai donné plus haut, pages 263-265, la description de ces affections, je n'ai donc plus à indiquer ici que le traitement qu'elles comportent chez les enfants.

On administrera d'abord le *Sedlitz granulé* et l'*association défervescente infantile*, de demi-heure en demi-heure ou d'heure en heure, jusqu'à la chute de la fièvre ; ensuite on prescrira l'application de quelques sangsues ou de fomentations calmantes sur le point douloureux.

On combattra la fièvre de suppuration par l'*hydro-ferro-cyanate de quinine* en granules au milligramme ou au centigramme, suivant l'âge de l'enfant (10 à 20 granules par jour).

(1) Toussaint, *Ouv. cité*, v° *Entérite.*

Si l'abcès s'ouvre à l'intérieur, on aura recours aux compresses d'eau glacée sur le ventre et au *chlorhydrate de morphine* (un granule de demi-heure en demi-heure ou d'heure en heure).

Enfin, dès qu'on sentira la fluctuation du pus, on ne devra pas hésiter à intervenir chirurgicalement.

OCCLUSION INTESTINALE

(Voir plus haut, pages 265 et 266.)

VERS INTESTINAUX

(Voir plus haut, pages 268-270.)

PÉRITONITE

La péritonite, ou inflammation du péritoine, est *aiguë* ou *chronique*.

La *péritonite aiguë* reconnaît pour causes, chez l'enfant, l'impression du froid, une contusion sur le ventre, une plaie pénétrante, une rupture de l'intestin par ulcération.

La *péritonite chronique* peut succéder à la péritonite aiguë, *mais elle est presque toujours de nature tuberculeuse.*

Les symptômes de la péritonite aiguë sont les suivants : ballonnement extrêmement douloureux du ventre ; vomissements incessants, verdâtres, bilieux (*vomissements porracés*) ; fièvre avec une température pouvant aller jusqu'à 41°, et un pouls fréquent et petit ; respiration courte très pénible, coupée d'un hoquet horriblement fatigant ; traits du visage crispés d'une façon caractéristique (*facies péritonéal*) ; refroidissement des extrémités et tendance au collapsus ; enfin, souvent épanchement considérable (péritonite à forme *ascitique*).

Ces symptômes sont plus ou moins accentués, suivant que la péritonite aiguë est *générale* ou *partielle*.

La péritonite aiguë générale, le plus souvent mortelle chez l'adulte, est moins grave chez l'enfant. Dans le jeune âge, il n'est pas très rare que le pus de l'épanchement qui a pu se former soit évacué au dehors par la rupture spontanée de la cicatrice ombilicale, et que la guérison s'ensuive.

La péritonite chronique se révèle par des douleurs sourdes et constantes ; par de la diarrhée alternant avec de la constipation ; par l'amaigrissement du malade et le trouble progressif de ses fonctions digestives ; par l'apparition, au bout d'un certain temps, d'une fièvre qui revêt la forme hectique ; par un ventre proéminent et une ascite peu marquée qui n'existe qu'au niveau des parties déclives ; quelquefois, enfin, par de la toux et divers signes de tuberculisation pulmonaire.

La péritonite chronique tuberculeuse s'accompagne souvent de l'infiltration tuberculeuse des ganglions mésentériques (*carreau*).

La péritonite chronique tuberculeuse peut être, comme la péritonite aiguë, *générale* ou *partielle*, mais dans tous les cas elle tue presque immanquablement le malade.

Dans le traitement de la péritonite, c'est avant tout *l'association défervescente infantile* qui s'impose comme *dominante*. On l'administrera de demi-heure en demi-heure ou d'heure en heure, en même temps qu'on prescrira l'application sur l'abdomen, suivant le cas, de quelques sangsues, d'un vésicatoire volant, des compresses d'eau glacée ou de glace, de fomentations calmantes, de frictions mercurielles, ou d'applications de collodion élastique.

Dans la *variante* du traitement, on s'attachera :

A arrêter les vomissements par la glace donnée par petits morceaux à l'intérieur et par le *chlorhydrate de morphine*, l'*hyoscyamine* et la *brucine* (un granule de chacun de ces agents de demi-heure en demi-heure ou d'heure en heure, jusqu'à effet) :

A imposer au petit malade une immobilité absolue et à lui supprimer toute alimentation et toute boisson, s'il se produit une perforation de l'intestin ;

A traiter l'ascite (*hydropisie du péritoine*), quand elle apparaît, par les diurétiques (*digitaline, scillitine*) et par le régime lacté ;

Enfin, à soumettre l'enfant au régime lacté rigoureux, à calmer ses douleurs abdominales par des fomentations calmantes et des vésicatoires volants, et à instituer la médication appropriée, dans le cas de péritonite chronique de nature tuberculeuse.

INDEX BIBLIOGRAPHIQUE [1]

La Dosimétrie, nouvelle Revue de Médecine et de Thérapeutique, paraissant tous les mois.

Compendium de Médecine dosimétrique, par le Dr Van Renterghem. Un fort volume in-8°.

Pharmacothérapie dosimétrique, par le Pr Laura. Un volume in-8°.

La Médecine et la Thérapeutique dosimétriques appliquées à la clinique, par le Dr Galopin. Deux volumes in-8° raisin.

La Thérapeutique de l'avenir, étude comparative, pathogénique, clinique et pharmaco-dynamique, par le Dr Ferran (de Lyon), Chevalier de la Légion d'honneur, ex-Médecin major de 1re classe. Un volume in-8° raisin.

Médecine de la Vieillesse, la validité et la prolongation de la Vieillesse par l'Alcaloïdothérapic dosimétrique, par le même. Un volume in 8°.

La Thérapeutique simpliste, nouveau Manuel du Médecin dosimètre. 2e édition, par le Dr E. Toussaint, rédacteur en chef du journal « La Dosimétrie ». Un volume in-8° couronne.

---

(1) Toutes les publications indiquées dans cet *Index* se trouvent à l'*Institut dosimétrique*, 54, rue des Francs-Bourgeois, Paris.

Du Sulfhydral, de son action physiologique, bactériologique et thérapeutique, par le Dʳ Albert SALIVAS (de Paris). Un volume in-8º.

Les Thérapeutes naturistes, par M. Gabriel VIAUD. Un volume in-8º.

La Dosimétrie dans les maladies du cheval de troupe, par M. H. JACOTIN, Vétérinaire principal de l'Armée, Membre correspondant de la Société centrale de Médecine vétérinaire. Un volume in-8º.

Le Sulfhydral dans l'Angine diphtérique, le Croup, la Tuberculose et les Maladies infectieuses, microbiennes et parasitaires, par M. Gabriel VIAUD. Un volume in-8º, avec figures.

TABLE DES MATIÈRES

PAR ORDRE ALPHABÉTIQUE

C

D

E

TABLE MÉTHODIQUE DES MATIÈRES

VII. — *Modificateurs sécrétoires et excrétoires*

1° VOMITIFS ET EXPECTORANTS

2° PURGATIFS

3° SUDORIFIQUES, SIALAGOGUES ET DIURÉTIQUES

APPENDICE

MÉDICATION INFANTILE

MALADIES GÉNÉRALES

MALADIES LOCALISÉES

I. — *Maladies du système nerveux*

II. — *Maladies des Fosses nasales et du Larynx*

Paris. — Société française d'imprimerie et de Librairie.